尹常健學術文集

◎尹常健 著

山东科学技术出版社

图书在版编目（CIP）数据

尹常健学术文集/尹常健著. —济南：山东科学技术出版社,2012（2021.1 重印）

ISBN 978-7-5331-5882-8

Ⅰ.①尹… Ⅱ.①尹… Ⅲ.①肝疾病—临床药学—文集 ②胆道疾病—临床药学—文集 Ⅳ.①R975-53

中国版本图书馆 CIP 数据核字(2012)第 061223 号

尹常健学术文集

尹常健 著

出版者：山东科学技术出版社

地址：济南市玉函路 16 号

邮编：250002 电话：(0531)82098088

网址：www.lkj.com.cn

电子邮件：sdkj@sdpress.com.cn

发行者：山东科学技术出版社

地址：济南市玉函路 16 号

邮编：250002 电话：(0531)82098071

印刷者：北京时尚印佳彩色印刷有限公司

地址：北京市丰台区杨树庄103号乙

邮编：100070 电话：(010) 68812775

开本： 880mm×1230mm 1/32

印张： 9.5

彩页： 8

版次： 2021 年 1 月第 1 版 第 2 次印刷

ISBN 978-7-5331-5882-8

定价：48.00 元

目录

前言

学术是美丽的。

中医学更以其真实丰富的科学内涵、多姿多彩的形式特征、幽远深邃的学术沉淀而分外美丽。

学术研究是快乐的。

中医学术研究更由于穿越时空、融汇古今,研究领域极其广阔,探索内容十分宏富而更加引人入胜、趣味盎然。

学术研究是艰辛的。

中医学术研究更因其治疗目标发生转换、科学环境发生变化,从而使理论及方法学瓶颈众多而尤其艰辛。

我从事中医临床研究特别是肝胆疾病临床研究已近四十年,在长期的临床实践中,我深切地感受到中医学真实的科学内涵,感受到古代医学家的经验与智慧;进一步认识到中医学是一块挖掘不尽的科学宝矿,更深深地为古人留给我们的这一宝贵的学术财富而感到自豪。

回顾近四十年的临床实践和研究过程,随着时间推移,在实践中完成经验积累,在探索中形成思想沉淀,使我的学术眼界和视野不断开阔,逐渐在肝胆病中医临床研究领域形成一些自己的看法,在理论与实践两个层面提出了一些个人的学术见解,这些见解和观点散见于我所发表的众多学术论文和著作中,故将其中一些最能反映个人学术思想的文章集中起来，铺陈罗列，以更好地与中医学术界同仁们交流就成为我很久以来的一个愿望。与此同时，2001年国家中医药管理局批准成立我个人的名老中医传承工作室，进行系统的学术回顾与总结也是工作室建设的重要任务。经过半年多来的编排和整理，在各方朋友们的关怀和支持下，这本学术文集终于出版了，在此向为本书出版提供过帮助的朋友们表示最诚挚的感谢！

在长期的临床实践中，我深切地体会到当前中医学术研究因为治疗目标的变化而遇到的许多理论和方法学瓶颈，有时甚至使我们进退维谷，而功利因素及学术界普遍存在的浮躁之风也对中医学术研究产生了巨大的负面影响，所有这些都增加了中医学术研究的困难。

中医学术研究要求研究者应具备深厚的学术素养、宽广的学术视野、敏锐的学术目光，能正确把握中医研究的方向和目标，具有独立的思想，要善于质疑和追问，要敢于提出独到的观点与见解，要具有鲜明的学术风格，应该用自己的声音在学术的舞台上说话，而不是学着别人的腔调，拿着别人的语言来来阐释自己的理解；还应自觉摆脱功利因素的羁绊，更要甘于寂寞，远离浮躁与喧嚣，以追求新知和探索真理为学术研究的唯一宗旨。

中医学术源远流长，典籍浩如烟海，人文和科学的渗透交融使得我们在感受中医学博大精深的同时，也难免会体味到科学主题不够凝练、内容庞大宽泛的缺陷与不足，给理论学习和经验传承带来诸多困难，因此，中医学术研究的一个重要任务之一就是化繁为简，变深为浅，不断凝练科学主题，从而搭建起中医学术研究的便捷路径。

中医学术进步是中医事业发展的核心所在，我们应当用智慧、学识和经验辛勤探索，不断思考，在中医学术传承和发扬特别是在构建新的中医理论体系的道路上激发灵感、沉淀思想、积累经验，应特别注重不断总结正反两方面的经验教训，探索中医学术研究的客观规律，注意发现中医学术研究的科学路径和方法，关注中医学术研究的焦点和热点问题，为促进中医学术的繁荣与进步贡献我们的聪明和才智。本书若能在这些方面起到抛砖引玉的作用，我将不胜欣慰。

感谢山东中医药大学附属医院王文正先生指引我走上中医肝病学术研究之路，他的学识和经验都使我深受教益；感谢首都医科大学钱英教授、上海中医药大学附属曙光医院王灵台教授对我的学术指导与帮助！

著名书法家、山东省书法家协会副主席赖非先生为本书题写书名，使本书增色不少，谨表由衷的谢忱！

感谢我的全国名老中医传承工作室张永、孙建光、王伟芹、宋洪泉、闫小燕、姜桂宁、安勇、杨铂、孙玉莉等诸位同仁对本书出版所提供的支持和帮助。

我的研究生高占华、路伟、吴韶飞等在书稿打印和校对方面都做了大量有益的工作，感谢他们付出的辛勤劳动！

因个人学识所限，文中不当之处在所难免，尚祈读者批评指正。

尹常健

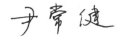

1 对若干中医学术问题的理性思考

学术是指系统专门的学问，是对存在物及其规律的学科化论证。毫无疑问，中医学术就是指研究中医学规律的专门学问。中医学术研究有不同的研究层面和众多专业领域，这些不同层面和领域的学术研究往往涉及一些非常具体的专业技术细节。如果从中医学的整体和宏观的视角而言，我个人认为应首先通过系统、卓有成效的学术研究，正本清源，解决和明确一些带有普遍性的常识和理论问题，从而消除人们对中医学一些基本问题的认识误区。现将个人对以下几个问题的认识与思考列陈于后，以求证于学界同道。

1.1 科学与人文

中医学具有科学与人文双重属性已成为学术界绝大多数人的共识，但是对二者主辅轻重及相互之间的关系仍多有歧义。当前对这一问题认识偏差的关键问题并不在于中医学科学与人文成份的实际比重和主辅关系，而是学界和舆论界普遍存在的对中医人文属性的过分夸大，很多人都热衷于从哲学人文的层面上谈论中医学的博大精深，有人甚至认为中医学以人文属性为主，从根本上颠倒了中医学科学与人文的主辅关系。近年来，在一些人的认识观念里还形成一种奇怪的现象，这就是似乎只有强调中医学博大精深和文化内涵才永远是正确的，而任何突出中医科技属性、反对将中医神秘化、复杂化的观点和言论则往往被视为异端，视为对中医学的轻视和不敬，这显然是片面的，甚至是错误的。

中医学是古人在与疾病长期斗争的实践中形成的一门医学科学和防病治病技术，中医学在形成和发展特别是在提炼升华到理论的过程中借用了大量的古代哲学思想如阴阳五行学说等，同时吸纳了儒、释、道等传统文化的精华，借用和吸纳哲学文化的目的是为了更好地认识和阐明人体的生理病理现象，是为防治疾病服务的，它们起的是工具和符号的作用，是从属的和辅助的。医学科学才是中医学的本质和主流，中医学的真正的生命力就在于其真实而丰富的科学内涵、完整系统的学术体系、具体而实际的诊疗方法，特别是独特真实的临床疗效。中医学的理论和经验穿越时空，以医学科技的属性定位而融入到我国医学科学和人民卫生健康事业之中，并继续发挥着不可替代的作用，是一块挖掘不尽的科学宝矿，这才是中医学生存发展的真正价值所在。而中医学的方法学和疗效学基础也主要体现在诊断学、治法学和方药学等科技层面上，中医学每一种理论的提出、每一种方法的建立都是以临床实践为基础的，因此，中医学的科学属性是毋庸置疑的。

近年来，一些从事哲学理论和中医文献研究者从纯哲学人文的角度去认识和阐释中医学，穿凿附会，演绎出种种使中医脱离真实科学轨道的学说和论点，如有人这样论断："科学化的结果是人妖化，附属于科学体系只能是不伦不类。"有人则认为中医是形而上的，是"道"，竭力淡化中医真实的"术"。其实中医学是在实践中产生的，只有从实践做起，具备丰富的经验积累和精湛的诊疗技术才会从"医术"升华到"医道"的境界，没有术，何来道？理论家们对中医学的了解系从纸上得来，他们并没有走进中医学的真实世界，他们所知晓和阐释的只不过是空洞的概念和术语而已。

清代医学家周佛海曾断言："宋以后医书，唯医案最好看，不似注释古书之多穿凿也。”章太炎先生也指出“中医之成绩，医案最著。欲求前人的经验心得，医案最有线索可循，循此钻研，事半功倍”。因为医案是医生诊疗的真实记录，极少人文色彩，所以医案也最具有科学实用价值，临床所见，这些论述确系经验之谈。这也从另一个侧面真切反映了中医学真实的科学内涵。

杨振宁博士说过：“科学就是科学，在科学问题上一定要摆脱‘天人合一’的观念，认同人世间有人世间的规律，有人世间复杂的现象，自然界有自然界的复杂现象，这完全是两回事，不要把二者合在一起。”

对于中医学科学和人文的属性关系，古今医家也都有明确认识与阐述，如对于传统文化代表儒学与中医的关系，明代徐春甫在《古今医统》中就指出“医术比之儒术，固其次也。然动关性命，非谓等闲……儒识礼义，医知损益。礼义之不修，昧孔孟之教，损益之不分，害生民之命”，在这里是将儒医分开的，明确指出医术才是事关生民之命的核心和关键。

今人王强先生说：“虽然当代医学无论中西均需要吸取人文和哲学社会科学的营养，但由于其研究对象的自然属性和物质属性，决定了医学科学是以自然科学为主。人文与科学可以你中有我，我中有你，但又始终你是你，我是我，这是因其对象的不同层次所决定。如《红楼梦》里有药方，但不是医书；《内经》通篇皆有韵，但不是诗歌。”此言可谓切中肯綮。中医学用哲学，但哲学是工具，中医学含人文，人文是从属。我们决不可主从混淆，本末倒置。

科学不等于真理，但我们还是要相信科学，我们要遵循科学的理念、科学的方法，特别是遵循科学的规律。我们首先应该肯定中医学的科学本质，摆正中医科学与人文的关系，我们既要肯定优秀的中华文化对中医学发展所发挥的重要作用，更要理直气壮地唱响中医科学的主旋律，应真正从科技层面上去研究和探索中医防病治病的基本规律，认真学习继承古人防病治病的经验，进行深入系统的自身挖掘性和对比性研究，适当淡化其人文色彩，凝练科学主题，充分认识中医学的优势和不足，不断融进现代科学理念，使中医理论更加完善，使中医诊疗更切合实用，从而真正提高中医在疾病防治中的贡献度，以适应人民卫生健康事业对中医学的迫切需求。

1.2 中医与西医

中医诞生在中国，西医诞生在西方。中西医虽然都姓“医”，但由于发生发展的地域和科学文化背景的差异，使中西医成为两种不同的医学理论体系，二者在思维模式、学术理念和诊疗方法等诸多方面都存在着很大差异，这是人所共知的。但当前对中医与西医及其关系的认识偏差不是否认二者的差异而是学术界过分夸大了中西医之间的本质区别，很多论点从根本上否定了中西医在科学实质上的趋同性和方法学上的互补性，这当然是片面的和错误的。

多年来，国内一些从事哲学和科学史研究的理论工作者一直在关注和进行中西医对比研究，提出了许多有关中西医各自的特质和二者关系的论点，这其中最重要和论述最多的论点如中医是系统论、西医是还原论；中医是形而上之医道、西医是形而下之医术等。有学者曾谓：“中医是以综合（系统）性方法研究人的形上（原形）属性的医学科学体系，西医是以分析分析（还原）性方法研究人的形下（原质）属性的医学科学体系。”由此得出“中西医之间存在的是不可通约的关系，各自的研究方法也不可以置换”。有人甚至称：“中医为‘和人’之道，而不是‘斗病’之学。……中医不是直接治病的，中医和于人，而病自治……所以中医不只是治病的医学，而主要是和人的医道。”还有人论断：“中华医道与中华文化是求本索源,西医学包括西方哲学是舍本逐末。”这些论点如果从纯方法学理论角度上去看有些提法也许并没有错,但是如果深入到中西医学的临床实践之中,我们就会感到这些提法是难以令人苟同的。其片面性、局限性及严重的认识误区是显而易见的,这也使我们真切地认识到中西医特别是中医学在很大程度上是一门实践性很强的临床医学,没有长期的临床实践甚至没有进行过系统的专业研究都不可能真正了解其科学全貌,更别说从总体上去进行判断。

翻开中西医发展的历史,走进中西医的医疗实践,我们会看到中医和西医都是在人类同疾病斗争的实践中产生的,中西医对人体生理病理的认识,对疾病防治的总体理念,连许多具体的诊疗思路和方法都是相近的、相同的、甚至是完全一致的。在中西医学里我们都可以看到解剖学概念、器官概念、数量概念、疾病防控概念等最基本的医学元素,中医望闻问切、西医视触叩听更有异曲同工之妙。其实,中西医都是“斗病”之学,病去人才能“和”,因此也都是“和人”之道。

中西医对许多疾病的认识都具有很强的对应性,如消渴与糖尿病、胸痹与冠心病、腹水与鼓胀、哮喘与喘息性支气管炎、腹泻与肠炎、痢疾与菌痢等等。无论对发病学规律的认识和诊疗方法的实施都有着广泛的趋同性,如中医清除湿热毒邪,西医消灭病毒细菌;中医止痛用缓急法,西医止痛用解痉药;西医治肠炎,中医止腹泻;西医抗凝溶栓,中医活血通络。这些看似不同的治疗方法和途径,却可能会有大致相同的效果体现,说明其背后的医理、药理等疗效学基础可能也是大致趋同的。

我们以中医鼓胀病为例,西医称之肝硬化腹水,中医认为其病因为疫毒杂气(具有物质性、致病性、致病的特异性、传染性、潜伏性、感染方式)、酗酒、虫毒、积聚等所致,而西医则认为乙肝或丙肝病毒、酒精性、血吸虫、门脉高压等是主要原因;对于本病表现,中医谓:“腹胀大,色苍黄,腹筋起”;西医描述:“腹膨隆,胸腹壁静脉曲张,皮肤可有黄染”;治疗中医用中药利水,西医用西药利尿,最为可贵的是中医在2 000年前就发明了放腹水法,这一方法与西医放腹水的穿刺部位、间隔时间及注意事项等都是大体一致的;对鼓胀预后的认识,中医认为“连忘惊狂”“吐、衄、泄”“脐心突出,利后复胀急”等为绝难治,西医认为肝性脑病、出血、顽固性腹水、脐疝多预后不良,二者几乎完全相同;而对于本病的生活调养、中西医都主张少盐、戒酒、避免过劳,更是毫无二致。可见中西医对本病的病因病机、症状描述、预后判断、治疗方法和生活调养等方面,无论是宏观理念还是具体方法都几乎是完全一致的,这就是我们今天应用中医理论和方法治疗西医疾病仍然有效的理论基础和实践依据,这也是中医具有强大生命力的关键所在,而这些又恰恰是哲学和理论家们所无从知晓的,因此,他们对中西医的认识是概念化的、片面的,是存在着很大的视角偏差的。

中医和西医是我国医学科学战线上的同盟军,中西医针对着相同的客体和目标,在科学阵营中二者有着最为亲近的学术亲缘关系,中西医各有所长,又各有所短,联合胜于单用,互补胜于竞争已被我国几十年来的医疗实践所证实。特别是当前疾病谱发生变化、生活方式病日渐增多、亚健康状态普遍存在、重大传染病防控任务艰巨等现实都需要中西医紧密合作,取长补短,补充完善,共同应对21世纪的医学挑战。我们要建立起这样一种理念,中西医联合是两种医学体系并存所作出的必然选择,只有两种科学元素的碰撞和交融才有可能催生出创新性医学成果,我们要挖掘好中西医学术沟通的渠道,架构起中西医联合的桥梁,使中医和西医在联合中共同完善,在交融中大放异彩。

1.3　继承与创新

继承与创新是中医学术发展的永恒主题。只有继承才能打牢中医理论的根基，而只有创新才能保持中医学术的活力。从某种意义上说，继承是创新的源头，而创新则是继承的动力。

之所以强调继承是由于中医学术与其他自然科学相比有着诸多不同，主要体现在如学术历史悠久、源远流长；学术流派纷呈，学派众多；中医典籍语境古老，义理深奥；经验医学色彩鲜明及人文色彩浓厚等等。而所有这些都需要全方位、系统化的学习和继承。而创新是科学研究的基本宗旨，也是中医学术发展的必然要求，强调创新这主要是基于当前中医学术研究面临疾病谱变化、科学环境变化和中医治疗目标转换等诸多挑战，，传统中医理论已经不能完全适应这些变化，只有通过理论和方法学创新的途径才可能改变这种状况，不创新是没有出路的。

所谓继承，并不是对中医学的理论体系、思维模式、诊疗模式、诊疗方法、诊疗经验等内容的简单学习和接受，而是一个完整而有序的过程，除学习和接受外，还应当包括思考和领悟、归纳和梳理、消化和吸收、应用和验证、提炼和升华、优化与重组等。只有经过这一过程，才算是对中医学术真正意义上的继承。

对中医学术的继承，还应遵循以下基本路径：质疑—追问—验证—形成结论—提炼升华为学术思想。首先对研究目标和事物提出“是这样吗”的质疑；其次是“为什么是这样或不是这样”；其三是对前人研究的结论、近人研究的结果进行不同形式、不同方法的验证，得出究竟是不是这样的结论；其四是对研究目标和事物应该是什么样提出自己的观点并形成自己的学术思想。王永炎院士曾说：“学术思想应该是学者高层次的学术成就，是长期锲而不舍坚持“读经典,做临床”,在取得若干鲜活诊疗经验的基础上凝聚的学术闪光点与提炼的思想精华,其中蕴含着创新思维和创新成果”,这句话高度精辟地概括了中医学术继承的全部内涵及与创新的关系。

继承的目的是创新,而创新的目的是产生新理论、新思维、新方法。创新应坚持在继承基础上创新的原则,创新的首要任务是理论创新,就是在深层次挖掘中医理论科学内涵的基础上,根据疾病谱变化和治疗目标转换的现实,不断融入现代科学理念,当前主要应该探索中医病证与西医疾病在发生学上的相关性、相近性、对应性、及背离性等内在联系,为用中医理论指导现代医学疾病防治找到或建立更多的理论支撑点,也许这才是中医理论创新真正的突破口。没有理论的创新,中医学术进步就是一句空话。

在理论创新的同时,我们还要进一步完善和创新中医诊疗模式,调整更新诊疗思路,创建新的诊疗方法、创立新的组方,研制新的药物,创制新的剂型等。没有方法学的创新和突破,所谓创新也就成为空中楼阁。

对于中医学术而言,继承更多的是遵循、是承接、甚至是补充、是完善;而创新则更多的是对传统的否定、纠正甚至是颠覆。我们要坚持实事求是的科学精神,要敢于否定,要坚决反对“寓创造于解释”的注解训诂和“寓革新于继承”的侈谈《灵》《素》现象。使继承的内涵是精华,使创新的结果见实效。

对于继承和创新的过程和关系,王永炎院士曾有一段精辟的论述和概括:“博览群书的目的在于溯本求源,在于继承,在于古为今用,但最终的归宿要体现学术的创新,要认真继承中医经典理论与临床诊疗经验,敢于质疑而后验证,诠释进而创新。经典读通了,读懂了,诠证创新自然寓于继承之中,进而才是中医现代化的实施。”可谓中肯之言。

明确继承和创新的实质和二者之间的关系,才会使我们端正中医学术研究的方向,调整研究思路,也才能真正促进中医学术的进步。

1.4 “已病”与“未病”

如果从字面概念而论,“已病”自然是指已经发生的疾病,而“未病”当然是还没有发生疾病,还没有发生疾病又包括几种情况:第一,不可能发生疾病;第二,可能发生疾病但还没有发生;第三,可能即将发生疾病,颇似当下普遍存在的亚健康状态。从预防医学的角度讲,有效的疾病预防当然要比病后而治重要得多,中医药在两千多年前的医学经典著作《内经》中就指出“圣人不治已病治未病”,形成了预防为主的科学理念,充分展示出中医学科学思想的光辉,这一理念无疑是永远正确的。

近年来,中医“治未病”的预防理念被不断拓而展之,扩而大之,成为中医学界炒得最热的话题。有的以“治未病”为专题召开学术会议,有的则筹划“治未病”专业,有的甚至成立“治未病”的业务科室,一时间提出倒好像中医学就是专门为“治未病”而诞生的一样。有人认为中医学的宗旨就是治未病,是未渴而穿井,未斗而铸锥,反对在已病的行列与西医一较高下。更有人甚至指出:“我们学习中医就是为了治未病,不是有了病以后才找中医”。这些描述显然是对中医“治未病”的误读和曲解,显然是片面的,甚至是错误的。

对中医“治未病”的内涵,有人将其定义为“未病先防,既病防变,病后防复”,这三项内容至少后两项在概念上是难以成立的,因为既病防变和病后防复已经是在“治已病”而不是“治未病”了。疾病发生以后进行及时正确的治疗不但是防止疾病发生不良变化的根本途径,也是减少病后复发机会的主要措施,但这些都是临床诊疗的题内应有之义，和“治未病”有什么关系呢？

学习中医医籍，我们反倒是可以找出古代医学家很注重疾病治疗时机选择的实例，有些疾病虽然将发亦不适宜治疗，如明吴又可说：“温疫之邪，伏于募原，如鸟栖巢，如兽藏穴，营卫所不至，药石所不及，至其发也，邪毒渐强，内侵于腑，外淫于经，营卫受伤，诸证渐显，然后可得而治之。方其浸淫之际，邪毒尚在募原，必待其或出表入里，然后可导引而去，邪尽方愈”。这些描述明确指出温疫邪毒侵入人体后，可在某一部位潜伏，在这一阶段往往无证可辨，无药可投。及至发病之后，诸证渐显，才能因势利导，施以治疗，驱邪务尽。这是典型的“病而后治”、“病显后治”的实例。实践证明，这是非常符合某些疾病的临床实际的，这与西医学某些疾病如乙型肝炎感染后必须ALT升高、免疫激活之后才适合抗乙肝病毒治疗竟然完全一致，充分体现了古人的经验和智慧。

总之，所谓中医“治未病”其实是一个预防为主的宏观理念，其真实的科学内涵是要求一个好的医生应该通晓养生之道，摄生之理，能够指导人们选择健康合理的生活方式，以增强体质和抵御疾病侵袭的能力，减少疾病发生的机会，如食饮有节、起居有常、精神内守等。当然中医药也有许多养生保健的方法和药物如太极拳、八段锦、五禽戏、药浴、滋补膏方等，在适宜人群中用之得当，也都可发挥健身强体，防病延年的作用。而这些也许才是中医治未病的真正的科学内涵，诚如朱丹溪所言“未病而先治，所以明摄生之理”。对于中医治未病而言，我们坚持秉承这样一种科学养生、预防为主的宏观理念就足够了。

朱丹溪说：“是故已病而后治，所以为医家之法”。中医学作为一门医学科学，其主要的任务当然还是治疗“已病”的，在古人留给我们的大量医学典籍中的主要内容也还是疾病诊疗的经验包括证治规律、治疗方法、临床用药等记载和论述，成为中医学宝贵的科学财富。古人认为疾病发生之后是有一定的传变和发展规律的，一个好的医生还要熟悉和掌握这些规律，从而采取积极有效的措施，以防止疾病进一步的传变和发展，促使其发生良性逆转。如《金匮》所言："见肝之病，知肝传脾，当先实脾"。《内经》所论："邪风之至，疾如风雨，故善治者治皮毛，其次治肌肤，其次治筋脉，其次治五脏。治五脏者，半死半生也。"说明了疾病发生后由表及里、由腑入脏、由浅及深、由轻到重的传变规律及治疗难易和结果的不同。强调医生要重视早期治疗，并注意防止疾病向内脏传变，而这已经不是"治未病"而是在"治已病"了。

此外，从预防医学的角度讲，"治未病"亦并非中医的专利，现代医学疫苗接种的广泛应用已使许多传染病得到有效的预防与控制，现代医学关于营养的合理摄取，各种科学的健身强体方法、心理学疏导等也都对预防某些疾病的发生发挥着重要的作用。同时，因为现代医学对绝大部分疾病的发生发展规律都已有明确的认识，所以目前很多疾病的早期积极治疗很好地防止了疾病的传变与恶化。如对乙型肝炎患者，进行积极的抗乙肝病毒治疗，就可以有效减轻肝脏炎症，因而祛除了肝纤维化的始动因素，防止了肝纤维化发生，从而也就延缓或减少了肝硬化发生的机会，还可以使肝癌的发生率大大降低，而这些都已有确切的循证医学的证据，我们能说西医不治未病吗？

总之，我们要正确理解中医"治未病"的科学内涵，既要坚持预防为主的科学理念，也要清醒地认识到中医学当前的主要使命和任务还是要承担起"已病"的诊疗任务包括西医疾病的防治任务，我们要把主要精力投入到不断探索中医证治规律、总结中医临床经验、提高诊疗水平和临床疗效的研究之中，促进中医学术进步和事业繁荣，使中医学为人民卫生健康事业发挥更大的作用。

1.5 特色与规范

所谓特色就是指事物区别于参照物或参照对象的本质特征，中医学特色就是指区别于西医学而独有的理论体系、诊疗方法、管理模式等。这些特色首先是独有的，是相对于西医学而单独存在的。

所谓规范，是指对某一工程作业或者行为进行定性的信息规定，对思维和行为的约束力量；所谓标准，是指为了在一定的范围内获得最佳秩序，经协商一致制定并由公认机构批准，共同使用和重复使用的文件。标准要以科学、技术的综合成果为基础，以提供最佳的共同效益为目的。

长期以来，我们在中医学术研究、学科建设、医院建设、中医教育及临床诊疗等诸多领域，一直都把突出中医特色作为一切工作的指导方针，有人甚至把是否突出中医特色、有没有突出中医特色视为关系到中医兴亡的关键所在。20 世纪 80 年代初，衡阳全国中医工作会议的主题就是“保持和发扬中医特色”。虽然特色并不等于优势，但是中医学的许多优势却正是通过其鲜明的特色所体现出来的，失去了特色中医的优势就会荡然无存，因此，中医学术和事业发展强调突出中医特色特别是个体化诊疗特色无疑是完全正确的。

与此同时，我们也应该清醒地认识到中医学作为一门生命科学和防病治病技术，生命运动和疾病发生发展是有其自身规律的，从科技层面讲，规范化、标准化建设更应该成为中医学术研究的终极目标，规范诊疗自然也是中医临床研究的最高科学境界。孟庆云先生曾说：“所谓规范化，就是达到以一定的典范为标准的状态，其意义深远：一是可使临床对病和证的诊断有章可循；二是规范化的内容有明确的界限，可以提高理论的清晰性，便于学习和普及；三是有利于信息检索和学术交流，为中医学走向世界及与现代科学对话创造条件。”可谓精辟之极。近20年来，国家中医药管理局大力倡导和积极推行行业和专业规范化、标准化建设，出台了一系列行业规范，如中医病历书写规范，中医处方格式规范等，对规范中医医疗行为发挥了重要作用。可以预见，随着中医学术和事业发展，规范化、标准化建设将全方位、多领域、深层次继续向前推进，这是毫无疑问和完全正确的。

强调突出中医特色是正确的，加强规范化、标准化建设也是必要的，二者对于中医学术建设而言都是不可或缺的，但是从概念和涵义上讲，特色和规范却是一对矛盾的统一体，二者的目标是一致的，实质和内涵却是矛盾的。

特色是强调和体现特质，规范和标准则要求达到约束和统一，因此，如何在保持中医特色的前提下开展规范化、标准化建设，如何在科学规范的基础上突出中医特色就作为一个重要的理论和方法学问题摆在我们面前。

强调保持和发扬中医特色，我们首先应该认识到特色与优势本不是同一个概念，只有当这些特色具有真正的优势时，才能长久保持下来，才能有恒久的生命力。如果虽有特色但并无优势或优势不明显，则势必逐渐淘汰，自然消亡。因此，保持和发扬中医特色，要求我们首先应当明确在当前全新的科学背景下，中医学究竟哪些特色具有优势，而哪些是虽有特色但无优势或优势不明显，从而确定中医学术研究的方向和目标。对那些既有鲜明特色，又具有明显优势的理论和方法，我们都应当将之很好地继承下来，并不断赋予其新的科学内涵，从而使这些特色不断得到强化。只有如此，才会使这些特色永远立于不败之地。如果将特色与优势在概念上混为一谈，片面强调突出特色，为特色而特色，则势必事与愿违。

对于保持和发扬和中医特色和优势而言，我们应完成三项任务：一是继承，就是保持和传承好具有优势的中医特色，并使之发扬光大；二是强化，就是根据治疗目标的转换和疾病谱变化，不断强化中医现有特色，进行理论和方法学的不断完善和补充，使这些特色优势长存；三是促变，在不断强化的过程中，促使这些特色真正转变为优势。在这一“保特促优”的过程中，我们还应清醒地认识到中医学的特色和优势都是相对的，是可以变化的，甚至是有阶段性的，我们应当牢固树立起与时俱进的理念，随时根据医学科学的进步与发展而调整思路，更新方法。如我们以中药剂型改革来弥补水煎服可能遇到的不便；我们进行“证”的生物学本质研究，制定科学统一的疗效评价体系来克服中医诊疗的直观笼统性与主观随意性等就都是强化特色和优势的有力措施。

加强规范化标准化建设，主要应做到两个符合，第一要符合中医学理论体系自身的规范。中医在2 000多年的发展过程中，经过历代医家的辛勤探索、总结、补充、完善，建立并形成了中医学一整套自身的学术规范如望闻问切的诊断方法、君臣佐使的配伍原则、中药配伍禁忌的要求及对单味药量的规定等等，这些规范和要求都是古代医学家在长期医疗实践中不断探索和总结出来的，是符合人体发病学实际和中医诊疗学规律的，绝非空想和臆造，我们是应该坚决遵循的；第二，要符合西医疾病的防治规范和要求。这是因为当代中医的实践范围和诊疗方式都与前代有所不同，这就要求有法规化意义，如当代中医必须承担起繁重的西医疾病的防治任务，这就要求中医诊疗不但要符合中医自身规律，也要符合西医疾病的防治规范。由于当前在中医医院管理，专业划分、科室设置等都大量借鉴和沿用了西医的行业规范，中医的诊疗就当然地要遵守这些规范的约束，如医疗质量检查、医疗事故鉴定等，更多地是以这些规范和标准作为依据的，因此，当代中医必须从当代的学术意识和社会需要出发，确立新的科学规范，片面强调特色而脱离现代医学的规范和标准是寸步难行的。

陈竺部长最近在一次中医药发展的重要讲话中指出:“中医药的发展,从临床到科研,要更多纳入法制化、规范化和标准化范畴。对有效中药要确保有效成分的存在,就要发展能够验证产品有效成分的标准化体系。无论是药品、治疗方法和技术,都要建立一个标准化平台,对疗效评估也要有标准。”这段话对我们进一步深入开展中医规范化、标准化建设指明了方向。

2 中医科学论

2.1 对中医真实属性的理性审视

所谓属性是指事物性质的归属或归类，中医属性自然是指中医的性质归属或归类。中医是医学，医学是科学，其属性看似简单，但仔细探究起来却又往往不是一言所能定论的，故近年来每引致众多关注和热议，观点又往往大相径庭，有力主中医为科学者，有认为中医为人文者，竟还有认为中医为伪科学者。多数人所认同的观点为中医具有科学和人文双重属性，此论虽然尚属公允，但是由于忽略了中医的形式属性，因此，此论亦非全面。

从总体而言，中医有两大属性，认识和讨论中医属性也应从这两个层面上展开。一是实质属性，主要是回答中医到底是什么这样一个实质问题；二是形式属性，主要指中医在形式表现上的种种特征。只有真正认识中医的这两大属性，才可能系统了解中医的本质归属和表现特征，从而避免出现不应有的中医视觉偏差。

从实质属性而论，中医首先是自然的，又是人文的。中医的产生与存在以疾病防治和提高人的生命质量为唯一目的，中医学所面对的人和疾病都产生于天地之间，发生于四时之内，是自然的、真实的，都具有自然发展的规律。中医正是不断观察、探究、认识人的生理活动的现象与病理变化的特征，从而顺应这些自然变化的规律来解决疾病防治的实际问题。通过精神内守、起居有常、食饮有节、劳逸适度及“虚邪贼风，避之有时”等措施来预防和减少某些疾病的发生；通过药物、针灸、推拿、砭石、熏洗等各种治疗手段来使某些疾病好转或康复。在这一过程中，中医同时又是一门具体的防病治病技术，望闻问切、辨证论治是技术，针灸推拿、手法正骨等更是真实可见之技术。在中医理论中我们可以看到解剖概念、器官概念、量化概念、时间概念及对疾病的防控概念，而这些概念恰恰是医学科学所必备的基础。因此，中医的本质属性首先应当是医学自然科学，这是毋庸置疑的。

与此同时，人又具有真实的社会属性，人的健康与否，疾病的转归与预后除自然发展的规律之外，还受到社会人文环境的深刻影响，因此，医学与其他自然科学有着本质的不同。医学的价值除追求自然的真知和理性之外，还要求具有灵性和情怀，要求具有超越科学的人性禀赋，这就使医学自然地具有了人文的色彩。医学人文虽非中医所独有，但中医由于根植于优秀的中华传统文化的土壤，其产生与发展的历史厚重久远，深受中国古代哲学和文化的浸润和滋养，因此，中医的哲学人文属性较之西医就显得更为厚重而深沉，博大而广阔。

从中医的形式属性而言，中医是古老的，也是现代的。中医的产生年代久远，发展源远流长，著作浩如烟海，典籍汗牛充栋，完整地记载了古代医学家的理论和经验。“神农尝百草，始有医药”揭示了中医古老的起源。学习中医文献，我们可以感受古人的智慧，体味中医深厚的学术积淀。中医幽远深邃，含容宏富，精深博大，散发着古老而深沉的气息。岁月流转，随着西方医学进入中国，中医与西医两种医学在同一块土地上相遇。中医发展到今天，不得不面对全新的科学环境和西医规定的疾病的防治任务，因此，中医必须同时做好传承和创新，方能适应治疗目标转换与疾病谱变化的客观要求。这使得中医必须吸纳现代医学科学的新理念、新成果、新方法，而中医的理论和实践正是随着科学的进步而不断充实、完善和发展的。当前,中医的诊疗范围日渐扩大,研究领域进一步拓展和深入,中医这棵古老的科学之树上不断绽放出新的科技之花,结出新的科技之果,焕发出新的生机。因此,中医又是现代的。这也再一次证明,真知可以纵贯千古,科学可以穿越时空。

中医是宏观的,也是具体的。中医强调整体观念,认为天地人一体、四时一体、六气一体、万物一体;注重宏观调控,主张明标本、识异同、辨逆从、知邪正、权重轻,从整体上平衡阴阳、调理身心、却病延年、改善生命质量。

中医同样注重微观识病,中医诊查和治疗无不先辨具体疾病,具体部位、具体病变、具体属性、具体程度、具体证候、具体舌象、具体脉象,大处着眼,小处着手,分别施以相应治法,选择相应方药,从而使这些具体病证得以减轻或恢复。纵览古今医籍,载录了许多如消渴、痢疾、黄疸、鼓胀等具体病证的具体诊疗经验。我们可以这样认为,从中医的特征来说,所谓宏观,反映的是中医认知疾病的理念,所谓具体,体现的则是中医治疗疾病的方法。

中医是理论的,也是经验的。中医理论以脏腑学说、经络学说、病因病机学说、诊法与辨证学说、方剂药物学等为主要内容,以阴阳五行作为说理工具,架构起中医学完整的理论体系,理法方药,环环相扣,细密严谨。

中医又是在实践中形成的,具有鲜明的经验医学色彩。中医理论和实践在经验积累中逐渐成熟,又在经验总结中不断完善,不同的经验和体悟可使中医诊疗显现出不同的特色与风格,从而鲜活灵动,色彩纷呈。没有长期的经验积累就不可能领悟中医的科学精髓。中医真正的精华其实往往蕴藏在临床医生的宝贵经验里,没有哪一门科学像中医这样更为依赖和重视实践和经验的作用。

中医是深奥的,也是浅显的。中医典籍如《内经》、《伤寒论》等著作,辞章华美,义理深奥;其阴阳学说、五行学说、五运六气学说、精气神理论等更是哲理深邃、语意抽象。而《药性赋》、《汤头歌诀》等著作则平朴浅显、简要明了、通俗易懂,易于阅读、记忆、理解和应用;至于中医诊法之"一问寒热二问汗,三问头身四问便"等更是白话、实话,浅显直白,易学易用。中医以精深的医理、诗化的语言,使深奥与浅显同在、典雅与朴素并行。

中医是经院的,也是民间的。半个世纪以来,中医院校教育蓬勃发展,众多的中医硕士、博士毕业于高等学府,中医专家上得国际讲台,登得大雅之堂。高规格中医医疗机构、研究机构相继建立,规模不断扩大,层次不断提高,新理论不断涌现,新技术不断应用,新成果不断产生。专家学者,人才辈出,使中医成为中国医学科学的重要学术体系。中医又是民间的,它发端于民间,根植于民间,具有鲜明的民间属性。中医治疗,简便易行;经验学习,口传心授;单方验方,特殊疗法,简单实用,城镇社区与乡下农村尤宜为之,是真正意义上的平民医学。

只有深刻认识中医以上这些本有的属性,我们方能感悟中医的特色与优势,洞察中医的缺陷与不足。特色保留之、优势发挥之、缺陷纠正之、不足完善之。唯有如此,中医学才能不断发展,蒸蒸日上,以崭新的面貌立于世界科技之林。

2.2 从临床实例看中医的医学科学属性

大概不会有人对中医是医学产生疑问,而医学研究的主要对象人和疾病都具有自然属性和物质属性更是人所共知。人的生命首先是以物质运动为基础的,因此作为医学的中医具有自然科学属性原本是理所当然的,但偏偏就是这一看似简单的问题不仅近百年来引发无数激烈的争议,直到现在,知识界和学术界仍对此众说纷纭、莫衷一是,仍有人对中医的科学属性持怀疑甚至否定的态度。长期以来,中医不但时常遭到少数人“非科学”和“伪科学”的无端指责,还不断受到来自“唯科学主义者”对中医进行的所谓的科学考量,他们从纯概念角度列举出中医不属于科学的种种理由。造成这一现象的原因除极少数人对中医的偏见和无知外,大多数情况主要在于他们缺乏对中医科学本质的系统了解和对具体专业和疾病的深入研究。他们可能知道科学的概念,却不一定了解中医的科学内涵;他们也许知道哲学的名词,但却不一定清楚中医学中阴阳的真正含义,因此他们许多观点是想当然的、肤浅的甚至是错误的。一个没有进行过中医临床专业研究的人是难以准确领悟中医的科学精髓的。

科学是求实的。对于中医的科学归属,我们最需要的是科学事实。根据达尔文“科学就是整理事实,以便从中得出普通规律或结论”的观点,结合我个人从事中医肝病研究四十年的所知所悟,以黄疸和鼓胀二病为例,列举中医关于这两个疾病的理论和实践的实际例证,以求证中医的科学属性和医学属性。

一、中医学对肝的物质认识始于解剖

中医认为肝有两层含义,一为肝体,一为肝用,即肝的功能活动。肝以血为体,以气为用,用阴阳来概括,即“体阴而用阳”。中医对肝的物质认识首先是建立在解剖学基础上的,中医所阐述的肝的解剖位置,包括肝的大小、分叶甚至重量,都与现代医学基本一致。《灵枢经》说:“阙……在下者肝也。”这里“阙”指的是胸部,在下即指季肋部。《医贯》说:“膈膜之下有肝……肝短叶中有胆附焉。”对肝脏的形态与重量,《难经·四十一难》说:“肝独有两叶。”这里主要指肝脏本身的左右两叶;《难经·四十二难》说:“肝重四斤四两(一说二斤四两)。”以当时的度量衡制来计算,四斤四两折合成现在的重量单位约为1 062.5 g,与现代我国成人肝的重量(男性为1 157~1447 g,女性为1 029~1 379 g)十分接近。

二、对肝脏生理功能的认识源于对生命的真切体验

中医将肝的生理功能归纳为主疏泄，主藏血，养筋爪，开窍于目，性喜条达而恶抑郁。系统阐述了肝周转气血、分泌排泄胆汁、辅助消化、调节血量等主要，这些功能与现代医学肝脏的生理功能是大致相近的。当然，中医所指的“肝”在广义上还具有某些现代医学神经系统、内分泌系统、循环系统、运动系统及视、听觉器官的功能，这些功能在《内经》“肝为将军之官，谋虑出焉”“肝为罢及之本，其荣在爪，其充在筋”“肝受血而能视”等论述中都有充分的体现。这些功能看起来好像并不属于现代医学肝脏生理功能的范畴，甚至有人视此为中医不科学的证据，但是深入研究会使我们发现当肝脏发生某些疾病时，这些系统往往出现相应的紊乱。以病毒性肝炎为例，不但可以出现肝脏本身及消化系统的症状与体征，还会常常有精神症状如烦躁易怒、失眠多梦，甚至肝昏迷，更有因暴怒等情志刺激而使病情加重者；运动系统症状如乏力疲惫、肌肉酸痛。“肝开窍于目”的理论也在现代医学理论中得到了印证和体现。肝脏是维生素 A 的主要储存部位，体内 95% 的维生素 A 储存在肝脏，在肝内完成其摄取、转化、吸收和储存过程。肝病影响维生素 A 的代谢，可影响视网膜成光细胞的合成，从而出现两目干涩、视物昏花、夜视力下降等眼部症状。另据报道，将成年人肝组织移植到原肠胚腔中，能诱导双目形成。说明肝脏与眼在胚胎发生学上具有特殊亲缘关系，一定程度上为“肝开窍于目”的理论提供了实验依据与理论解释。所有这些都从不同侧面证明中医对肝生理功能的认识经过了真实的生命体验和长期的实际观察，是符合临床实际的。

三、对肝脏疾病的认识来自长期的临床观察

早在两千多年前，《内经》一书中就已经有了关于黄疸和鼓胀

的记载与论述，从证候表现、病因、治疗、预后及生活调养等各个方面都形成完整的认识体系，在今天看来仍具有很高的科学性和实用价值，这不仅说明肝病是十分古老的疾病，也反映了中医对肝病研究的悠久历史。《金匮要略》中提到"见肝之病，知肝传脾，当先实脾"，更充分说明了中医所说的肝病与西医所说的肝脏疾病虽不完全等同，但古人所论之肝病主要的还是指的肝实体的病变，当肝病时，首先传脾，引起消化系统的功能紊乱，并出现相应症状如恶心、厌油、食少、腹胀、腹泻等，这与现代医学肝脏的发病规律是相当一致的。

(一) 对证候表现的准确描述

在中医中黄疸是一个独立的疾病。黄疸之名首见于《素问·平人气象论》："溺黄赤，安卧者，黄疸……目黄者，曰黄疸。"《灵枢·论疾诊尺篇》也说："身痛而色微黄，齿垢黄，爪甲上黄，黄疸。安卧，小便黄，脉小而涩者，不嗜食。"这些阐述不仅描述了肝病目黄、身黄、尿黄的主要特征，还都提到安卧、不嗜食的症状，临床所见，乏力懒动、食欲减退也正是可以出现黄疸的病毒性肝炎等疾病最为常见的症状。

鼓胀之名首见于《灵枢·水胀篇》："岐伯曰：'腹胀身皆大，大与肤胀等也，色苍黄，腹筋起，此其候也。'"《肘后备急方》也说："唯腹大，动摇水声，皮肤黑，名曰水蛊。"这些话将肝硬化腹水疾病的腹部胀大、胸腹壁静脉曲张及皮色或黄或黑等主要症状进行了准确描述，是非常符合临床实际的。

(二) 对病因的正确认识与描述

临床上，由不同肝炎病毒引起的病毒性肝炎等肝脏疾病是出现黄疸和鼓胀的主要原因，中医虽然未能直观了解和认识肝炎病毒的实质，但其有关温热病和传染病的理论与实践却有着极其丰富的内涵，许多论述和记载可与现代医学互相印证，为我们进行肝病中医病因研究提供理论依据。两千多年前，《内经》中就对某些传染病的病因及发病规律有明确的认识和阐述,“五疫之至,皆相染易,无问大小,病状相似”,形象地描述了传染病的发病特点。明清温热病学的兴起,更使传染病的病因学、发病学、防治学达到了新的高度。吴又可创“杂气”致病学说,他在《瘟疫论》一书中设专篇论及“杂气”是“乃天地间别有一种异气”,瘟疫等传染性疾病正是由于这种“杂气”所引起的。他阐明“杂气”作为一种特殊的传染性致病因子具备以下特征。

1. 物质性　吴又可认为“杂气”作为致病因子首先是物质性的,可采用药物制服。《瘟疫论》中写道:“杂气……无象可见,况无声无臭,何能得睹得闻。”但它确实是客观存在的物质,他肯定地指出:“夫物者气之化也,气者之变也,气即是物,物即是气……夫物之可以制气者药物也。”

2. 致病性《瘟疫论》说:“至于一切杂证,无因而生者,并皆杂气所成。”并指出“杂气”致病“不可以年岁四时为拘……或发于城市,或发于村落”。充分提示“杂气”的致病性与致病的广泛性。

3. 传染性　吴又可明确指出:“其年疫气盛行,所患者重,最能传染,即童辈皆知其为疫。至于微疫似觉有无,盖毒气所钟有轻重也。”这里所言“疫气”与“毒气”在概念与实质上均属“杂气”范畴。

4. 致病的特异性　“杂气”致病的特异性主要体现在两个方面:一是不同的“杂气”可以导致不同物种的疾病,人类疫病和动物瘟疫不同,如《瘟疫论》所说:“……人病而禽兽不病,究其所伤不同,因其气各异也,知其某气专入某脏腑经络,专发为某病,故众人之病相同,非关脏腑经络或为之征也。”

5. 潜伏性　吴又可明确指出:“瘟疫之邪,伏于募原,如鸟栖巢,如兽藏穴,营卫所不关,药石所不及,至其发也,邪毒渐张,内侵于腑,外淫于经,营卫受伤,诸证渐显,然后可得而治之。方其浸淫之际,邪毒尚在募原,必待其或出表或入里,然后可导引而去,邪尽方愈。”这段论述明确提出作为具有传染性的瘟疫邪毒侵入人体后,可在某一部位潜伏,这一阶段往往无证可辨,无药可投,及至发病之后,诸证渐显,才能因势利导,祛邪务尽。这一过程与乙肝病毒侵入人体后的发展规律亦颇相近。

总之,“杂气”学说有关传染性疾病的理论具有很高的科学性,从这些理论中获得的启示使我们可以这样认为:“杂气”作为一种传染性致病因子虽然不等同于肝炎病毒,但其发病与肝炎病毒感染人体确有颇多吻合之处。肝炎病毒也可以看作是一种“杂气”而有选择地危害人类及灵长类动物,感染人体后专入肝脏,或使人体处于病毒携带状态,或造成发病而表现为黄疸,甚至发展为鼓胀。

具体到黄疸的病因,古人已认识到疫毒、杂气等传染性致病因子是黄疸的主要原因,《沈氏遵生方》亦说:“有天行疫疠以致黄者,俗谓之瘟,杀人最多,且蔓延亦烈。”都说明了疫毒引致黄疸不但具有很强的传染性,且变化迅速,病多危重,这与现代医学重症肝炎所出现的黄疸是十分吻合的。古人还认识到过度饮酒也是黄疸的主要原因,《金匮要略》对黄疸分类专设酒疸一项,《诸病源候论》说:“凡诸病疸者……皆由饮食过度、醉酒劳伤,脏腑不和……发为黄疸。”临床所见,酒精性肝损伤引起的黄疸确实十分常见。

鼓胀的原因虽多,但纵酒无节、虫毒、黄疸、积聚失治则是该病的主要原因。《景岳全书》说:“少年纵酒无节,多成水鼓。”《诸病源候论》说:“此由水毒气结聚于内,令腹渐大,动摇有声……如似肿状,名水蛊也。”按《说文解字》解释“蛊,腹中虫也,从虫从皿”,说明古人已经认识到水肿多虫为患;《医门法律》说:“凡有癥瘕、积块、痞块,即是胀病之根,腹大如箕,腹大如瓮,是名单腹胀。”这些关于病因的阐述是非常真实而科学的。临床所见,肝硬化腹水的主要原因确为酒精、血吸虫及以脾肿大为主要表现的特发性门脉高压等引起。

（三）对疾病预后的正确判断

《伤寒论》中说："伤寒七八日，身黄如橘子色，小便不利，腹微满者……"指的是在发热几天以后，才出现黄疸；而对黄疸的消退时间和预后，《金匮要略》指出："黄疸之病，当以十八日为期，治之十日以上瘥；反剧，多难治。"朱丹溪则认为"时行疫疠，亦能发黄，杀人最急"，指出了此类黄疸变化迅速，病情凶险，预后多差。

对鼓胀的预后，《沈氏遵生书》说："空胀烦躁漱水，连忘惊狂……绝难治。"《医宗金鉴》说："腹胀身热，阳黄胀也，若吐、衄、泄血则亡阴矣。"临床所见，腹水患者如出现肝性脑病等精神症状及伴发出血多预后不良，常常危及生命，与古人描述是一致的。《得效方》中则认为"若脐心突出，利后复腹急……不治"也是符合临床实际的，患者出现脐疝多为顽固性腹水，预后多不良。

四、对肝病治法的科学设立

对于肝病的治疗，《内经》首创甘缓、辛散、酸收三大治法。《金匮要略》指出："肝之病，补用酸，助用焦苦，益用甘味之药调之。"后世医家在实践中不断创立新的治法，如李冠仙治肝十法，王旭高创肝病三十法等。这些治疗原则符合中医对肝病的认识，符合肝病的临床实际，至今仍有重要的临床指导意义。有些治法与药物与现代医学竟然也有许多的契合点，现代医学从酸味药五味子中提取联苯双酯，从甘味药甘草中提取甘利欣，而这些都是重要的保肝药物。张仲景创立的治疗黄疸的专方茵陈蒿汤，至今仍为临床所常用。以此方制成的中成药茵栀黄颗粒良好的利胆退黄作用也已得到临床的广泛肯定，这些都充分反映了中医治法和方药的科学性与实用价值。

对于鼓胀的治疗，古人不但创立了众多利水消肿的治法与方药，尤为难能可贵的是中医学典籍中很早就有穿刺放腹水的记载，《灵枢》曰："徒水，先取环谷下三寸，以铍针针之，已刺而筒，而内之，入而复之，以尽其水……间日以针刺之，筒尽乃止。”《肘后备急方》中提到：“若唯腹大，下之不去，改针脐下三寸，入数分，令水出孔合，须臾腹减乃止。”证明古人不仅早就发明了放腹水法，而且对穿刺的部位、间隔时间和进针深度都提出了符合实际的具体要求。

五、对肝病生活调养的科学主张

中医历来重视病后调养，对黄疸、鼓胀等病提出了非常科学的原则与方法，至今仍不失其指导意义。金代张从正在《儒门事亲》一书中举过一个十分生动的例子：“周黄刘三家，各有仆病黄疸，戴人曰：‘仆役之职……恐难调摄，虚费治功。’其两家留仆于戴人所，从其饮食。其一仆不离主人执役……果两仆愈而一仆不愈。”这个例子充分说明了适当休息对黄疸预后的重要意义，这与西医学所主张和强调的肝炎患者必须卧床休息的要求是完全一致的。

而对鼓胀，中医则强调严格控制盐的摄入，朱丹溪说：“却盐味以防助邪。”李梴在《医学入门》中则强调“更断盐酱”，清朝陈士铎在《石室秘录》一书中告诫人们：“……然必禁盐，三月后可渐渐少用矣，即秋石亦不可用。”这里将秋石与盐同样对待，这是非常科学的，因为古人习惯用秋石代盐，近代研究秋石亦主要含氯化钠，故亦不宜用。

此外，过度饮酒是鼓胀的重要原因，因此，主张鼓胀患者应绝对戒酒。

以上这些真实的例子使我们认识到，中医对肝脏生理功能及病理变化的认识乃至治疗方法的应用绝非凭空臆想，而是建立在解剖学和长期的临床观察基础之上的，是符合肝病生理病理变化规律的，是科学的，是来源于医疗实践的，已经形成了一个系统完整科学的理论体系，只是因受历史条件限制，其走的路程更长了一些、时间跨度更大了一些而已，这也就是我们今天用中医理论与方法治疗现代医学肝脏疾病之所以仍然适用并可收效的理论基础和实践依据。目前,我国80%以上的病毒性肝炎患者接受过和正在接受中医药治疗,中医药在肝病防治等诸多领域都发挥了现代医学难以替代的重要作用。

这些例子足可以窥斑见豹,使我们真切感受到中医真实的科学属性,我们将中医中的科学实例与现代医学的相关内容进行对照与比较,决不是以现代医学的标准来衡量中医,而是为了进一步使我们感受古代医学家的理性和智慧,科学是可以穿越时空的。中医的发展也经过实践——认识——再实践最后上升到理论的过程,只是运用了独特的认识与阐释方法而已。

2.3 中医的本质是科学

长期以来,学术界对中医、哲学、文化三者之间的关系缺乏共识,对三者孰主孰从、孰先孰后及它们之间的因果关系及内在联系等问题,均存在着较为普遍的模糊认识。有人无视中医产生的历史和文化背景,仅局限以纯医疗技术的标准去对中医进行片面的学术评判;有人则过分强调中医的哲学人文属性,热衷于在哲学人文层面上谈论中医的博大精深,甚至错误地认为中医以人文科学为主要特征,极力淡化中医的科学本质;也有人在强调中医特色时,想当然地夸大中西医之间的本质区别和学术差异,从根本上否定中西医学在科学本质上的趋同性和方法学上的互补性,这些认识上的混乱,让人无所适从,无法展开实质性的学术交流和对话,从而阻碍了中医学术的进步和发展。

我们究竟应该怎样正确认识中医、哲学、文化三者之间的关系呢?

首先,我们应当明确中医首先姓“医”,医学是中医的核心,科学是中医的实质。

中医是古人在长期生活和防病治病的实践中产生的,中医的理论和方法来自古人对生命的切身体验和精微感悟,是历代医学家经验和智慧的结晶。中医的主要任务是探索生命奥秘、健康要素、养生真谛和疾病防治。既有对人体生理病理变化规律的科学认识体系,又有疾病防治的具体方法,中医面对的人和疾病的属性都是自然的、真实的和具体的,都是有其自然发展规律的,中医就是顺应这些规律,从而解决疾病防治的实际问题。因此,中医的自然科学属性是毋庸置疑的。

对于广大中医从业者特别是中医临床工作者而言,也许他们对中医的科学属性比哲学家和理论家们具有更为真实的体会,因为中医在诊疗过程中既需要对疾病本质宏观把握,更需要对具体病变的细微认知,既有实际的诊查、判断和分析,又要采取具体的治疗方案、方法和药物,这些方法与药物是针对疾病的,每一法都有具体作用,每一方都有真实功效,这些是疾病好转或康复的基础;细致的诊查,正确的判断,准确的立法,合理的组方,恰当的选药也是获取临床疗效的保证,而这些表现的是医学科技层面上的内容,而无论中医整体观还是辨证法等哲学思想的运用都是为这些具体治疗服务的。

其次,哲学是中医重要的思想和方法学武器。

中医是古代医学家在辩证唯物论等哲学思想的指引下,不断探索和总结长期与疾病斗争的经验而产生的,阴阳五行的对立统一观、天人合一的整体观、生命状态的恒动观及辩证法等哲学思想对中医的诞生、延续和发展所发挥的重要作用都是不可或缺的,成为中医主要的思想和方法学武器。中医从基础理论的创建、临床诊疗模式的设立及具体疾病的防治等,都离不开哲学的指导,中医的整体与局部、宏观与微观、动与静、标与本等无不闪烁着哲学思想的光芒。正是由于哲学思想的指导,中医才不仅仅表现为医术,而能够升华至医道的更高层次。没有哪一门科学能像中医这样全面地包含了如此众多的中国哲学的思想精华。

第三,文化是中医的土壤、营养剂和主要载体

因为中医根植于优秀的中华文化的土壤,传统文化如儒学、道学、佛学、哲学等广泛而深入地渗透于中医的理论体系之中,在思维方式、认知模式、行为规范、语言表述等方面都对中医产生了极为重要而深刻的影响,使中医具有了浓厚的人文色彩。从某种意义上来说,正是优秀传统文化的影响才使中医形成了自身鲜明的学术特色,也正是文化的濡养才使中医既严谨规范,又鲜活灵动,在关注人体疾病的同时有了对生命质量更高层次的追求。中华文化与中医互为载体,在中医的产生、传播、发展的进程中发挥了极为重要的作用,没有哪一门科学与中华文化结合得如此紧密、水乳交融。

毫无疑问,对中医而言,中国古代哲学思想的指导、中国优秀传统文化的滋润是永远需要的,也是永远不会过时的。但是,我们也应该认识到,所有这些都是为中医的医学科学属性服务的,是为防病治病服务的,是从属的,如"阴阳五行"等概念对中医而言,不过是特定的符号和说理工具而已,其本身并不具有实际意义,而是用来认识和阐明人体的生命现象和疾病规律的一种"模型"。因此,这些学说既非虚幻,也不应该对中医的科学属性产生任何影响,科技为行医之术,人文乃行医之魂,二者决不能相互替代。

正确认识中医、哲学、文化三者之间的关系,有助于我们更好地把握中医的科学精髓,认识中医的发展规律,中医的一些基本的理论和实践问题也才有望逐步得到解决,中医学术研究才会不断深入、有所发展并由此走出困境。

2.4 不应忽视中医的经验和民间属性

近年来，理论界和学术界对中医属性的讨论关注最多的主要是中医的本质属性，如医学科学属性、哲学人文属性等，而对于最能体现中医特色的形式属性，如经验属性和民间属性，则有所淡忘和忽略。充分认识中医的经验和民间属性对于明确中医发展方向、传承中医学术、制定中医政策、调整工作思路都具有十分重要的现实意义，我们应该给予足够重视。

一、中医诞生于临床实践，成熟于经验积累。有人曾称中医为“经验医学”，这一称谓虽非准确，但确也从某一侧面反映了实践和经验对中医学的重要性，因为经验医学的特点就是它长期的实践性，中医学的诞生和不断完善与发展就是历代医学家长期医疗实践的结果，没有那一门科学像中医这样重视和依赖实践的作用。

对于中医的起源，史书记载“神农尝百草，始有医药”“氏有疾病，未知药石，炎帝始味草木之滋，尝一日而遇十毒”“帝使岐伯，尝味草木，典至医药、经方、本草、素问之书咸出焉”，这些记述都生动地反映了中医的起源和人们认识药物的实践过程。

在中医两千年的发展历程中，正是由于历代医学家在长期的医疗活动中勤于实践、勤于思考、勤于总结，才不断由经验上升到理论，又反过来指导实践，经过实践——认识——再实践——再认识的过程，使中医形成了完整的理论体系，并逐渐分化为门类齐全的不同学科，如本草学、针灸学、内科学、疮疡科、骨伤科、五官科、妇科、小儿科等，从这些学科的文献中，我们可以系统领略历代医学家的学术思想和理论成果，而更多地则是感受和体会他们丰富的实践经验，如对病症的总体把握，对方药的具体应用等。纵览历代医籍，所载录的主要内容也是古代医学家诊疗各科疾病的经验。

古人有言"熟读王叔和，不如临证多"，确为经验之谈。缺乏临床实践的过程，没有长期的经验积累，就不可能真正领悟中医的科学精髓，这就是为什么一些理论家虽然满腹经纶，甚至著作等身，名满天下，却不一定能开出一张合格的中医处方的原因所在，因为他们对中医的认识多是概念化的，是概念中医而非真实中医，"纸上得来终觉浅"，离临床实际还是有很远距离的。一般而言，临床实践的时间越长，积累的经验也就越多，诊疗就越准确，临床疗效也就越好，中医的优势也就容易得以发挥，而这也正是人们找中医看病往往愿意找"老中医"的真正原因所在。

现代医学对疾病的治疗都有相对固定的方案，对所用药物医生只需照单开药即可，如对某一疾病的治疗，教授和实习医生所开的处方药物可能完全相同，在疗程、剂量及用法等方面更是如出一辙。中医则不然，中医是医生用经验和智慧在对治法和药物进行选择、组合及调配。因此，临床上对相同的病证，不同的医生由于学识悟性及经验多寡的差别，则可能会开出完全不同的方药，而这也正是中医个体化诊疗特色的真实反映。

肯定中医的经验属性，可以使我们进一步认识到对中医而言，经典理论是重要的，而实践经验更是不可或缺，理论给我们宏观的指导，而经验则给我们具体的借鉴；基础研究是重要的，经验积累亦不可少，基础研究可以帮助我们寻找中医科学实质的正确答案，而临床经验的积累则有助于我们更好的认识疾病的证治规律。一病一证，一方一药，得失成败，真实具体，实践获得的结论也许具有更为现实而普遍的意义。而对中医教学而言，院校教育是重要的，而师承教育则更有利于经验的传承，二者是互为补充、不可或缺的。

肯定中医的经验属性，使我们深切地感到对于中医工作者特别是广大的临床工作者，要格外看重和珍惜临床实践过程，细心体察,认真领悟,科学验证,勤于总结,不断积累经验,切实提高诊疗水平和临床疗效,而这正是中医生存和发展的根基所在。而作为中医行政主管部门要牢固树立中医"实践第一,经验至重"的理念,在人才选拔使用方面要建立科学合理的机制,在制定选拔条件时要即看学历也看经历,将临床经历特别是能否用中医的理论和方法治疗病、治好病,将能全面反映临床医生的经验和水平的门诊量、患者满意度等作为重要的考核指标,彻底改变目前科研奖项重于一切的现状。

从某种意义上说,中医真正的瑰宝有时可能就在某位中医老先生的经验里,也可能浓缩在某一位中医临床工作者所开出的处方里。

二、中医发端于民间,扎根于民间。我们说中医具有浓厚的民间属性,首先是因为中医原本发端于民间,与人民群众的生产实践密不可分,是广大劳动人民与疾病斗争的经验总结。中医学的主要理论和实践无不吸取大量的民间智慧,其发生与发展都深深地烙着我国农耕文明的印痕,是中国农业文明的产物。中医药广阔的服务天地在民间,众多的服务对象也在民间,中医所应用的植物药、动物药、矿物药也主要来自天然和农业生产。中医的根是深深地扎在民间的。中医科学的内涵、朴素的形式、简单的方法在民间得到了最充分的体现。中医往往不需要大型仪器,不需要复杂设备,有时一根针、一把草药、一贴药膏、一个手法,往往即可药到病除,简便易行,具有平民化、大众化色彩,是真正意义上的平民医学。

其次,民间蕴藏着极其丰富的独特的中医治疗方法、治疗经验,蕴藏着大量的效方验方。这些方法与验方或来自师承,或来自家传,专门治疗某病某证,方药相对固定,针对性强,疗效确切,具有较强的实用性和可重复性,对常见病、多发病、传染病及季节病的治疗发挥着不可替代的作用。丰富多彩的民间疗法和单方验方是中医科学财富的重要组成部分。

第三,我国有一支庞大的民间中医队伍,有众多的民间中医医疗机构。有人统计我国各类各级民间中医医疗机构约占全国医疗机构总数的15%以上。全国民间中医有近40万人,他们分布在广大农村地区和城镇街道。他们生活在百姓之中,为群众提供最直接的中医药服务。他们中间不乏优秀的中医人才。他们可能学历不高、没有职称,甚至半耕半医,但他们对某些疾病的治疗却可能有妙方、有奇招、疗效好,深得群众信任。他们治病的地点可能在简陋的农村和社区诊所,甚至地头田间,他们的处方有时会开在一张废旧的纸片上,但这些丝毫也不能降低处方的科学和实用价值。有调查显示,民间中医提供的医疗服务中医药服务量的比例都在95%以上。民营中医专科医院提供的中医药服务比例也在90%以上,而公立中医医疗机构提供的中医药服务量的比例占不到40%。因此,近来有人提出"民间中医药是中医药事业复兴的希望所在,民间中医是复兴中医药事业的主力军",此言实不为过。

应该看到,当前在广大农村和城市社区中医普及和发展还很不均衡,基层中医机构人才匮乏,资金短缺,很多有一技之长的民间中医难以合法行医,基层中医在任职资格获取、职称晋升等许多方面都受到很大限制。基层中医机构学术平台低,发展机遇少,目前又没有制定出相应的优惠政策,难以吸引高层次人才,使中医队伍建设步履维艰。

肯定中医的民间属性,我们必须牢固树立起中医这棵大树只有扎根民间才能枝繁叶茂的观念,做到目光向下,关注基层,支持民间中医事业发展,发挥民间中医的巨大作用。当前,应主要从以下三个方面入手。

首先,建设一支热爱中医,扎根民间,服务大众的中医专业技术队伍,根据目前民间中医的实际情况,制定特殊政策,放宽准入标准,吸纳确有一技之长的民间中医到基层各级中医医疗机构从事中医临床工作；要采取集中培训、进修学习等方式不断提高民间中医的理论水平和专业技能，提高民间中医队伍的整体素质。要采取优惠措施，吸引中医院校毕业生到农村医疗机构工作，在人才录用、工资待遇、职称晋升、业务培训学习、学校流等方面提供优惠条件，这样既拓宽了他们的就业渠道，又能充分发挥他们的聪明和才智。

其次，要支持多渠道、多方式办医，鼓励民间中医在乡镇和城市社区创办个体中医诊所或专病医院，使群众就近享受中医服务，从而充分调动民间中医的积极性，做到人尽其才。

第三，高度重视民间验方、特殊疗法、特殊制剂的搜集整理工作。要充分认识民间验方和特殊疗法是中医宝库中真正的瑰宝，我们应当深入挖掘、广泛搜集、科学验证、系统整理、推广宣介、扩大应用。切实让民间验方和特殊疗法发挥其独特的作用。要上下结合，统一布置，科学规划，要作为国家重大课题立项，要有充足的经费投入，要以病为纲，以证为目，在预定的时限之内，完成绝大部分疾病的验方、效方、特殊疗法和制剂的搜集和整理工作，在科学验证的基础上，逐渐推广应用。

3 处方论

曾有人说，临床医学在本质上是科学与艺术的结合，临床诊疗过程既需要科学的缜密与严谨，又需要艺术的灵感与智慧，中医则尤其如此。在中医诊疗过程中，需要把握理法方药的清晰脉络，坚持君臣佐使的配伍原则，追求鲜明独特的用药特色，而这一切往往都可以在一张好的中药处方中得到最完美的体现。

整体的眼光、宁静的心灵、清晰的心路是临床工作的三条基线，而每一张处方就是检验这三条基线的标准。一张好的中药处方高度浓缩了开处方的人的学识与经验，灵感与悟性，从而折射出科学的美丽，有时简直就是一件透着智慧灵光的艺术品，而且它不但给我们美的视觉享受，更通过达到的疗效使我们真切地感受到它的科学价值。

处方是典雅的，也是朴素的。它可以出自教授学者之手，也可以出自乡村中医笔下；它可以写在华贵的处方笺上，也可以写在一张普通的小纸片上，而这丝毫不影响处方本身所具有的科学与实用价值。

处方是宏观的，也是具体的。处方既可以平衡阴阳，调理身心，健身祛病，改善生命质量；又可以针对具体疾病、具体部位、具体病变、具体证候、具体指标，使之得以减轻或消除。

处方是理论的，因此是严谨的；也是经验的，因此又是灵动的。我们可以从处方中感悟中医理论的精髓，体会君臣佐使的配伍原则；也可以领略处方人的学识、经验与悟性，特别是独到的用药特色和风格;我们可以品味古典经方的魅力,也可以感受民间验方的独特功效。

处方向我们展示了中医的科学性、实用性、经验性、民间性及艺术性等众多属性,而这些属性也正是中医的特色与优势所在。

从某种意义上说,我们研读中医经典,进行临床探索,总结证治规律,进行科学研究的最终目的就是为了提高中医诊疗水平、提高临床疗效,换言之,也就是为了开好这张处方,因为处方是临床治疗和用药的最终落足点,处方优劣则直接关乎疗效优劣和疾病预后。因此,我们也可以说,中医药的瑰宝有时并不在理论家的宏篇巨著里,也不在演讲家那滔滔不绝的演讲中,他可能就在一张发黄的纸片上,他就浓缩在一张张中药处方里。

我个人认为,处方的最高境界应该是规范、准确、有效、安全,要符合君臣佐使的配伍原则,既要明确针对病因、病机、性质、证候,还要通过疗程长短、用量大小来对病程久暂、体质强弱、程度轻重等进行整体调控,体现辨证论治的原则;同时,面对治疗目标转换的临床现实,还要不断融进现代科学的理念,使处方对现代医学疾病或疾病的某一阶段、某一环节、某一具体病变、某一客观指标有所针对或兼顾,更要明确处方在疾病治疗中所应发挥的治疗作用、增效作用、协同作用、减毒作用等不同疗效体现,要熟悉每一味中药的现代药理学,将其作为中药四气五味、作用功效的有益补充,只有这样,处方用药才能目标明确、合理,也才能保证疗效的取得,使处方用药既适用于中医的证,又针对西医的病,既有证的改善和消除,又有病的好转或康复。此外,还要加强中药复方的安全性控制,除严格掌握中药配伍"十八反""十九畏"原则外,还要熟悉并参考每一味中药的现代毒理学研究,提高处方的安全性。

在这样的前提下,临床医生又可将自己独到的用药经验与特色充分体现于处方之中,如药味多寡、用量轻重、疗程长短、用法选择等,从而反映出处方人的学识、经验与悟性。真正达到在实用有效的基础上体现处方特色，在符合规范的前提下反映用药风格——也许唯有中药处方才有如此独特的神韵与魅力。

古人有言，欲使临证好，先背汤头歌，纵观古今名家，先背汤头歌，而后临证处方、积累经验、感悟日深，而最终成为名家的并不少见，他们的学识与经验又无一不是体现在他处方用药的深厚功力上。

盖因如此，方剂历来是中医最重要的内容，也是中医真正的精华所在，作为联系中医基础理论与临床的桥梁和纽带，历来备受医界重视，我们不仅可以在中医经典著作中领略名方的无穷魅力，而且，中医学诞生后的二千年中，代有方书，新中国成立后半个多世纪以来，方剂的出版、教学与研究更是盛况空前，方剂学对中医人才特别是临床人才成长所发挥的作用是极其重要和无可替代的。

在学习经方的过程中，我们深切地感受到古代医学家的聪明和睿智，他们像机械师一样，将每一味中药像零部件一样进行科学组装，使之成为方剂这样一种特殊的治病武器，在与疾病斗争的过程中发挥其独特治疗作用。学习经方，我们知道了何为清轻透灵、精炼简约，我们了解了何为厚重平实、量大力专，经方给我们的启迪是无限的。

使我们仍感遗憾的是，纵观各类方书，大都为介绍历代经方，近几十年来我国中医、中西医结合临床实践中不断创立的新治法、新组方，却从未在教科书中正规推介，特别是一些知名专家在他们各自领域的组方用药及对现代医学疾病治疗的经验与成果，亦未系统征集、评介、与推广，这不能不说是中医学术界的一大缺憾。

我们还应当看到目前中医处方还存在许多的片面性和局限性，甚至是缺陷与不足。还有许多不尽如人意之处，亟待我们去进行认真研究和克服。如处方的主观随意性及忽略规范的倾向，药味多少尚无标准、用量大小仅凭经验、调方指征缺乏依据等都使处方的科学实用和可重复性受到影响。

之所以对现代名医处方、甚至对有一技之长或对某一疾病有独特疗效的验方如此推重，主要是因为近几十年来各领域所新创立的治法和组方已经不同于方剂学的经方，这些组方针对治疗目标的转换和疾病谱的巨大变化，已经在君臣佐使配伍的原则基础上融入了新的理念与创意，这对于现代中医临床研究的开展就更具意义。我个人认为经常对不同专家的处方进行研究，领悟他们的临床经验，感受他们的用药特色，是启迪心智、提高中医临床水平最直接、最有效的途径。

中医真正的生命力在疗效，而疗效的获取在于正确诊疗和处方用药的准确合理。处方作为临床诊疗和用药的最终落足点又可作为检验诊疗是否正确的重要依据。因此，处方研究也许比时下某些所谓的科研课题具有更为真实而普遍的意义。如果我们每一个中医临床工作者都能开出一张合格的处方，那就标志着中医临床研究至少成功了大半。

我们要永远重视经方的学习与应用，我们也要呼吁现代名方的研究与推广。对于临床治疗，成功时，我们要审视处方，总结规律，积累经验；失败时，我们更要审视处方，分析不足，吸取教训。经常对自己的处方进行审视与反思，是提高中医临床水平和处方能力的唯一正确的捷径。

对于中医来说，处方就是衡量医家思维水平、医学造诣和专业技能的试金石。

4 中医的特色与优势

长期以来，我们在中医药学术研究、学科建设、临床诊疗等诸多领域，一直都把突出中医特色、发挥中医优势作为一切工作的指导方针，因为中医的很多优势是通过中医特色体现出来的，因此保持中医特色就成为势所必然。

所谓特色是指区别于参照物或参照对象的本质性特征，而中医特色就是指区别于西医而独有的理论体系、诊疗方法、管理模式等。这些特色首先是独有的，是相对于西医而存在的，正是这些特色承载了中医独特的理论体系，体现了中医方法学、疗效学、卫生经济学、诊疗依从性等诸多方面的优势，因此，在大多数情况下，中医特色与优势常常是相辅相成、密不可分的。我们现在所说的保持和发扬中医特色主要是指学术层面上的，从总体而言，主要表现在以下几个方面。

一、独特的理论体系——强调整体观念，注重宏观调控

中医认为人体是一个不断运动着的有机整体，各脏腑、组织、器官在生理上互相联系，病理上互相影响，局部病变可影响全身，全身病变可以反映于局部，即所谓"有诸内必形诸外"，这是人体本身的整体观；中医学还认为人生存于自然界，季节、气候、昼夜、晨昏及地域环境等的差异都对人体健康和疾病产生着极为重要的影响，这是人与自然统一的整体观，即"天人合一"。人生活在社会中，社会因素和人文环境对人与健康和疾病关系极为密切，这是

人与社会的整体性。因此，中医从整体观出发，诊治疾病注重宏观调控，追求综合疗效，强调适应自然环境，主动改善自然条件，建立合理的生活方式，要求适应社会，努力创造良好的人文环境与和谐的氛围，以保持人的心理与身体健康。

如果说现代医学更多关注的是人体的疾病，则中医既关注具体的病，又全面认识、综合调治患病的人。所针对的目标，所追求的疗效往往是整体的、综合的，既有疾病的改善和康复，又有全身状况的好转与生活质量的提高。中医整体观念符合医学模式由单纯生物医学模式向生物—心理—社会医学模式的转变，也符合当前疾病医学向健康医学理念的转变。

二、强调微观识病，重视具体调治

整体观念、宏观调治一直被认为是中医的重要特色与优势，这一理念作为中医主要的指导思想，对中医的学术发展产生了极其深远的影响，这一点是毫无疑问的。

与此同时，中医作为一门医学科学和防病治病技术，针对人和疾病两个目标都是自然的、实际的、具体的，中医历来更为强调微观识病，更为重视具体施治，这一理念和思想一直贯穿于两千多年来的中医临床实践，而这一特色和优势却一直被人们淡化、忽略和遗忘。

中医以望闻问切四诊为诊查疾病的主要手段，这一诊查过程要了解、观察和掌握各种不同疾病的每一细微变化，如对舌象要观察舌体胖瘦、舌体形态，舌苔厚薄、颜色润燥与腐腻；对脉象要分辨脉体、脉率及部位；小便要分清、浊、白、黄、赤等不同；痰液要看稠、稀、黄、白或带脓血；面色或红润、㿠白、紫黯、萎黄等等。医生就是根据这些微观变化来对病症做出诊断，对病症性质、轻重、久暂、深浅、部位做出判定，从而确立相应的治法，选择不同功效的方药组合，或施行针灸、手法治疗。

以痢疾为例，中医治疗痢疾先辨痢色，痢下白色或为黏冻属寒、属气；白而为脓者属热；痢下赤色或纯血鲜红者属火、属血；赤多白少为热，赤少白多为寒；痢下紫黑色为瘀血。观察细致入微，在治疗上湿热者予清热利湿、行气导滞法，用芍药汤；寒湿者治以温化寒湿，予胃苓汤加温化药。

又如鼓胀，中医多以气血水三鼓区分，各有特点：腹大，叩之如鼓，朝宽暮急为气鼓，治以行气利水；腹胀大，如囊裹水，下肢肿按之如泥为水鼓，治以温阳利水；腹胀大，消瘦，胸腹壁青筋暴露，或见蟹爪纹缕为血鼓，治以活血利水，真实而具体。

中医历来强调从这些细微变化中，探求疾病规律，施以具体治法与方药，立法、组方、用药都是针对这些具体病变的，每法都有具体作用，每一方都有实际功效，每一药都有各自真实的性味归经、功效主治和适应证侯，黄痰用川贝，白痰用浙贝，尿黄用竹叶，尿血用小蓟，便脓用白头翁，便血用地榆，便秘用大黄，腹泻用扁豆等等，均法有所对，药有所指。中医真正的疗效学优势正是在强调微观识病，重视具体施治这一理念指导下取得的，在疾病治疗过程中，治法丰富多彩，方药灵活变通，几乎对疾病的所有细微病变都有明确针对，这也正是现代医学所难以具备的。

三、强调治未病，重视疾病预防

中医历来强调治未病，重视疾病预防。《淮南子》提出“良医者常治无病之病，故无病，圣人常治无患之患，故无患也”。《素问·四气调神大论》也说：“圣人不治已病治未病，不治已乱治未乱……”这种无病早防，有病早治的理念具有很高的科学性。中医认为一个好的医生应通晓养生之道，能够帮助人们建立合理的生活方式，以减少和杜绝疾病的发生机会。中医提出了调精神情志、避惊恐喜怒、忌忧伤怒思、调饮食五味、慎起居、适劳逸、选择居处环境等主张，并进行药物预防和人工免疫。历代医家还在实践中创立了导引、五禽戏、太极拳、八段锦、易筋经、中草药预防疾病等健身防病方法，为促进民众健康及预防医学的进步作出了重要贡献。

中医认为疾病发生之后是有一定的传变规律的，一个好的医生要熟悉和掌握这些规律，采取积极有效的措施，以防止疾病的进一步传变和发展，促使其发生良性逆转。如《金匮要略》所言“见肝之病，知肝传脾，当先实脾”；《内经》也提出“故善治者治皮毛，其次治六腑，其次治五脏，治五脏者半死半生也”。这些论述都强调有病早治，防止疾病传变，从而改善疾病的预后。

中医学重视疾病预防，提倡无病早防、有病防变的科学理念和方法至今仍具有十分现实的指导意义。

四、独特的诊疗方法

辨证论治是中医诊治疾病的基本原则，是中医对疾病独特的思维方式和诊疗方法。证是疾病在发展过程中某一阶段的病理概括，包括病因、病位、性质、邪正关系、病变实质及相应的临床表现等。辨证的过程则是通过望闻问切四诊采集的资料，进行综合分析，判断确定为某病某证，然后有是证用是药，据证立法，据法组方，按方选药，形成理法方药完整的诊疗体系，是理论与实践结合的具体体现。

辨证论治可以最大限度地实现宏观调控的目的。因为“证”既反映局部病变，又反映全身状态，对证而立法组方进行的治疗对病因、病位等都有较强的针对性，因而最有可能获得较好的综合疗效。

辨证论治的又一大优越性在于可以最大限度地发挥治疗的灵活性。按照有是证用是药的原则，可以异病同治，也可以同病异治，可以极大地丰富临床治疗学的内容。同一疾病可因临床证候不同而采用不同的治法和方药，也更适宜于个体化诊疗方案的制定，而这常常是西医所难以做到的。而这也恰恰适合疾病不同阶段和不同环节的治疗需要，在疾病的不同阶段、不同环节，可采用不同的治法与方药。

辨证论治还可以作为某些疾病的最好的对症治疗。因为包含了患者症状与体征的中医证候是最直接的辨证依据，因此，中医治法对主观症状与客观体征针对性更强，如理气消胀、和胃止痛、利胆退黄等，中医就是通过治法和方药的消胀、止痛、消食、镇静、退热、利水等功效达到消除症状体征的目的，因此，辨证论治在某种意义上可以视作某些疾病之最好的对症治疗，这也是西医所难以替代的。如对乙型肝炎的治疗，西医强调病因治疗即抗病毒治疗，而乙型肝炎的许多症状与体征在许多时候并不因为病毒指标的改善而减轻，施之以辨证论治则有可能使这些症状与体征得以改善和消除，这样优势互补，才有可能达到医生与患者共同期望的客观指标与主观症状的同步改善。

五、鲜明的治法学特色

中医鲜明的治法学特色主要体现在中医所创立的总体原则，具体治法和外治手法三个层次。

首先，中医治法学从总体上设立三大原则，即扶正与祛邪、正治与反治、治标与治本。根据不同的情况，分别轻重、缓急、先后，以此三大原则统领具体治法的确立。以扶正与祛邪而言，根据正气与邪气的关系，可先扶正再祛邪，也可以先祛邪再扶正，也可以二者同时进行。这一原则充分兼顾了外邪和内在因素，具有很高的科学性。正治与反治也具有十分科学的内涵，"坚者削之，客者除之，劳者温之，结者散之"均为正治法，而"热因热用，寒因寒用，塞因塞用，通因通用"为反治法，所谓反治是指治法与表象趋同，在实际上仍然是正治，如塞因塞用之塞实际上是因虚致塞。治标与治本应用就更为广泛，如病毒感染性疾病，病毒是病因为本，症状表现为标，祛除病毒是治本，改善症状是治标，症状严重时可先治其标，再治其本，病毒活动时可先治其本，再治其标，也可标本兼顾。有了这样的大思路，具体的治疗方法就容易确定了。

其次，在总体治则的指导下，根据不同疾病和疾病的不同环节、不同阶段、不同性质、不同程度、不同表现、不同体质，不同环境等，再分别制定具体的治法，如清热解毒法、活血化瘀法、健脾止泻法、疏肝理气法、镇静安神法等，这些治法是针对具体疾病和表现的，既可单独应用，如辛温解表法；又可合并应用如清热解毒法与凉血活血法合用，来治疗血热毒盛证；治法的确立完全依病情需要而定。

近年来，大量的研究证实，中医治法学具有十分丰富的科学内涵，如活血化瘀法对微循环的改善，益气养阴法对免疫功能的调节等都已经得到临床和实验研究的证实。各地在临床实践中还根据疾病谱变化和治疗目标的转换，不断创立了许多新的治法，大大丰富了中医治法学的内容。合理的治法在改善和消除包括症状和体征在内的中医证候的同时，还对现代医学疾病的许多病变实质发挥相应的治疗作用，从而促使疾病向愈。

第三，在以上总的治法学原则的指导下，中医还创立了许多具体的治疗手段，如手术、砭石、针灸、熨法、熏蒸、按摩、导引等，这些主要表现在技术层面上的治疗方法丰富而独特，真实而具体，简便易行，疗效确切，是中医学真正的瑰宝。

六、独具特色的方药配伍——君臣佐使

中医疗效的取得不是单味中药药效相加的总和，而是通过中医组方的整体取效、相关奏效和中介调节的复杂机理而实现的，而中医“君臣佐使”的配伍原则恰恰可以适应这一要求从而保证了临床疗效的获取。根据这一原则，按照中药的性味归经、功效主治、用法用量、配伍禁忌等进行药物选择和配伍，使组方的治疗作用、协同作用、反佐作用都具有充分的体现，保证中药复方真正达

到增效、减毒、纠偏的效果及目的。实践证明,这一原则是科学的。

临床疾病的治疗有时往往需要针对若干目标和治疗环节,而每一目标和环节又都有主要矛盾、次要矛盾、兼有矛盾;有时需要清除病因,有时需要减轻证侯,而在多数情况下病因并非单一,证侯更是纷繁复杂。通过君臣佐使的方药配伍,使整个方剂形成有机的整体力量,来针对和解决不同问题,使治疗主次有别、先后有序。同时,君臣佐使的配伍还在很大程度上减少和避免了不良反应的发生,从而使处方的安全性得到保证。

七、独特的疗效优势

中医以辨证论治为基本诊疗方法,临床上是以证侯作为治疗的针对目标的,根据周东浩先生对证侯概念的界定,即"能反映机体自稳调节紊乱所致的相对稳定的生命系统异常状态实质的特征性的、具有内在联系的各种症状、体征以及各种检查结果的总和"的说法,中医独特的疗效优势首先体现在改善和消除中医证侯包括现代医学疾病的症状和体征方面。而症状疗效恰恰是中医的优势,而这正是中医辨证用药的主要依据,如理气止疼、和胃消食,利胆退黄等,因为目标集中、针对性强,所以更易收效,而这些针对症状体征的众多功效也正是中医适应治疗目标转换、治疗现代医学疾病的疗效学基础。

其次,中医治疗常常不仅仅追求某一指标的改善,而强调综合疗效。实践证明,中医疗效的体现往往是整体的、综合的,有时还表现为双重或多重疗效,在治疗某一环节的同时,其他环节也会相应得到改善。

此外,20世纪80年代中期,世界卫生组织(WHO)提出了对人的主观生存质量的测定及其概念化以来,大量研究认为生存质量是"患者个人主观的对自己健康状况和生活的非医疗方面的认识",中医药在改善主观生存质量方面的作用是西医的疾病医学的医疗观要求的化学物质的直接对抗、补充的疗效观所不具备的，因此也更适合健康生态医学的疗效要求。

中医药治疗还在对抗肿瘤化疗的毒副反应、增强术后体质、减少临床耐药的发生、防止疾病复发、巩固疗效等方面发挥积极的作用，针灸镇痛和麻醉的效果，推拿、导引对肢体功能的康复作用等也日益受到人们的重视与肯定。许多中医治法与方药还常可以作为善后治疗之用。

中医的疗效优势还有赖中医方药的众多具体的作用功效，如止咳、止呕、止痒、止痛、止血、平喘、化痰、消肿、消食、化积、利水、退黄、安神、开窍、镇静、化瘀、通淋、清眩、益智、复聪、明目、消翳、利咽、通便、催乳、驱虫、利胆、退热、消痈、消胀、清眩、止泻、祛痰、通经等等，这些效能是通过中药药性的四气五味和升降浮沉等特性得以实现的，丰富多彩的治法与方药配伍保证了这些效能的发挥，大大丰富了临床治疗学内容，许多作用功效是西医所不具有和难能替代的。

正因如此，目前中医药已成为许多疾病难以替代的治疗方法，如慢性乙型肝炎等疾病，接受过和正在接受中医药治疗的患者已达80%以上。

八、丰富的药物资源

我国幅员辽阔，分布着种类众多、产量丰富的天然药物资源，包括植物药、动物药和矿物药，是中药原产量最大的国家。据全国中药资源统计，我国中药资源类有12 807种，其中药用植物有11 146种，药用动物有1 581种。全国民间草药约7 000种，占60%；民族药约4 000种，占30%；商品中药材约1 200种，占10%。这些宝贵资源的开发与有效利用，已经有悠久的历史，也是我国医药学发展的物质基础。几千年来，作为防病治病的主要工具，为保障华夏民族的健康和繁衍发挥了重要的作用。我国疆土辽阔、气候复杂多样，为野生中药材的生长创造了有利条件，加之水平和垂直地带分布的特点，逐渐形成了与当地气候和地理条件相适应且具有自身特有品质的川药、广药、贵药、怀药、浙药、关药、西药、南药等道地药材。随着社会经济与人类保健事业的发展，中药愈来愈受到世界各国的关注和重视，近年来，亚洲和欧美国家对中药的认可和接受程度日益提高，为中医药走向世界发挥了重要作用。丰富的药物资源是中医药的主要优势之一，为新剂型研究、中药提取物制剂研究和中药新药研制都提供了可靠的物质基础，随着中医药事业的发展，中药的作用领域必将日益扩大，必将为人民卫生健康事业作出更大的贡献。

九、系统科学的养生学理论与方法

养生是中医的重要组成部分，在中医这个大宝库中蕴藏着极其丰富的养生保健的内容，其系统完整的理论体系和形式多样的养生方法，具有很高的科学性和实用性，不仅对中华民族的繁衍生息发挥过巨大作用，至今仍有其现实的指导意义，受到我国和世界人民的重视。日本人富田道夫曾称中医为“养生医学”，可谓中肯之言。

在精神养生方面，中医主张豁达开朗，乐以忘忧，淡泊宁静，清心寡欲，喜怒有节，不妄作劳，省思少虑，定志宁神，避免惊恐与伤悲，重德修身；在饮食养生方面，中医提出食宜清淡，调配适宜，按时节量，寒热适宜，清洁卫生等原则。

中医倡导善养生者应当顺应四时，起居有常，安卧有方，顺应自然，讲究卫生，更要劳逸适度，选择和调适居住环境，坚持体育锻炼和适量劳动等一系列符合人体养生保健的原则和方法。

中医养生的一个基本宗旨就是“长寿求己”观，正如唐代施肩吾在《修仙辞》中所说：“丹田自种留岁月，玄谷长生续命芝，世上漫忙且漫走，不知求己更求谁。”这种长寿求己观具有积极的意义，符合养生原则和要求。在科学高度发达的今天,人们的生活节奏日益紧张,社会竞争日趋激烈,要保持健康的身体就必须掌握正确的养生保健方法,而中医养生的理论和方法给我们提供了科学实用的指导和借鉴。

除以上优势之外,在大部分情况下对大部分疾病而言,中医药治疗相对价廉,具有一定的经济优势,对于需要长期治疗的慢性病患者和贫困患者更为适宜,他们因此可以坚持较为长期的治疗。同时,中医药治疗方法如汤剂、中成药及针灸、推拿等相对简便易行,对某些疾病疗效较为确切,更易为广大患者所接受,绝大部分患者都有较好的治疗依从性,保证了治疗的正常进行,从而较易达到治疗目的。

中医的特色与优势是体现在多个方面的,这些特色与优势是在中医长期的发展过程中自然形成的,较好地反映了中医自身的规律,是中医赖以生存和发展的根基所在,我们理应很好地继承下来,并使之发扬光大。

5 中医的缺陷与不足

同所有门类的自然科学一样,中医也有自身的片面性与局限性。其中有些是由于中医产生和发展过程中的历史条件限制所决定的,有些则属于理论缺陷。中医的缺陷与不足一是自身固有的,二是面对现代医学科学的飞速发展而日益凸显出来的。充分认识中医自身的局限性与不足不但是我们应有的科学态度,也是中医今后发展和进步的前提,当然,我们是用现代的发展观点和视角去看待和认识这些片面性与不足的。

一、诊断方法的直观笼统性

中医在临床上通过望闻问切四个主要途径和诊查手段来获取有价值的资料,然后经过综合分析,作出病或证的诊断。从中医理论层面上看,四诊合参,综合分析,对中医证的判断与确立是可行的,也是适用的,但是,对于中医目前必须面对的现代医学疾病而言,这显然是不够的。因为这些疾病的诊断是建立在生理学、病理学、组织学、细胞学、分子生物学、免疫学、影像学、生物化学等研究基础之上的,望闻问切的观察方法就难免存在直观笼统的弊端。仅依靠人体感官获取信息,导致信息采集不足,对质的判定和量的分析能力较低,无法对病变实质作出确切的分析与判断,治疗和用药对实质病变的针对性就不强,有时难免带有一定的盲目性。如黄疸之阳黄,通过望闻问切,对肝胆湿热的判断也许并不难,但对黄疸的成因如结石梗阻、肝胆或胰腺占位、病毒性肝炎等就难以定论；对于一个胃脘痛的患者，通过望闻问切，也许很容易就可以做出脾胃虚寒、肝气犯胃、胃阴不足的诊断，但却无法明确胃炎、溃疡、胃癌等引起胃痛的根本原因所在，而这些原因才是直接影响疾病预后的关键，因此，明确这些病变实质对于采取中医辨证和其他相应的治疗措施和手段又恰恰是最重要的。毫厘之差，有时会对疾病的预后带来完全不同的结果，甚或延误病情，使患者失去治疗的机会。可见单纯望闻问切的观察方法是远远不能适应临床实际需要的。对此，我们应有清醒的认识。

二、辨证论治的主观随意性

证候是疾病过程中机体某一阶段整体病理状态的综合表现形式，是中医学辨证论治的主要依据，是中医学有别于西方医学的认识疾病的独特理论体系的核心内容之一。传统上，证候是通过望闻问切所获得的表观现象的思辨、规律性的分类所得到的。然而疾病证候的内在本质及其生物学基础是什么？这是中医近几十年来虽经不断探求而仍未能获得突破的重要科学问题。

多年来不少学者在探索中医证型与某些客观指标的关系方面做了大量的工作，但至今仍未完全证明“证”与某些实质病变有必然的相关性，“证”的规范化标准亦未建立。受学识、经验与悟性差异的影响，临床医生对“证”的确立及证的量、度的判断，经常带有较大的主观随意性。患者的主诉也往往会因患者年龄、性别、职业、文化程度等个体差异，而影响对疾病的敏感度及语言表述，使之带有很大的随意性和偏差，从而对医生的辨证和思维产生不同程度的干扰与影响。另外，有时患者的证候表现所提供的信息量严重不足，所有这些都影响了辨证的准确性。因此，“证”就难免带有表象化问题，常难以反映疾病的本质。在治疗上治法与方药对“证”而言可能是恰当的，但对病变实质却不一定有很强的针对性，疗效就会出现“证”与客观指标分离的现象，“证”清除了，客观指标却不一定改善，或某些指标虽有改善或恢复，而“证”却依然存在，或二者疗效都是确切的，而经验却难以经得起重复，不能推广到其他同“证”的患者身上，只能作为个案。

临床上，不但对证的认知和判断普遍存在主观随意性等偏差，在辨证用药方面更是千差万别。同一个肝胆湿热证，一百名医生可能开出一百张不同的药方，方药选择迥异，用量大小不一。这在体现临床医生用药特色与经验的同时，更使我们深为困惑：肝胆湿热证最佳的治疗方药究竟是什么？何时方能突破经验用药的藩篱达到规范用药的科学境界？同一病证，为什么不同处方都能收效？这背后的真正的机理是什么？

三、无证可辨的尴尬

“有是证，用是药”是中医辨证用药的基本原则，可是，临床上经常会遇到无证可辨的尴尬，在某些疾病或疾病的某些阶段可以没有任何的主观症状和外在体征，如乙肝病毒携带者就往往无任何症状与体征。无证可辨，就无法可立，无方可选，无药可用，给证治带来困难，造成“无的放矢”的局面，无证可辨并不是不需要治疗，一方面疾病是需要治疗的，一方面治疗又无法施行，使中医作用难以发挥，所谓中医的优势也就无从谈起。

四、缺乏科学统一的疗效评估标准

相对于西医而言，目前中医尚未建立起科学统一的疗效评估标准，人们对疗效评估的原则、方法与内容也缺乏共识。特别是在疗程长短、剂量大小、调方指征、停药时机等方面均未制定出科学可行的统一标准，临床治疗究竟应该多长时间，调方、停药的标准是什么？中医的疗程与剂量标准如何制定等都作为既定问题摆在我们面前，这是医学科学的发展和临床研究客观需要。目前各地报道的中医疗效差异甚大，总结出的经验经不起临床的检验和重复，其原因除受研究方法与水平差异的影响外，未建立起科学统一的评估标准是重要的因素。

这一问题的主要根源在于中医学术界及临床工作者对于中医药疗效的科学定位并不明了，对中医药发挥作用的主要领域、疗效体现的主要特点亦未从总体上进行探讨与把握。在疗效判定时往往出现许多偏差，如忽略中医整体疗效特点，只注重局部；忽略长期疗效与善后疗效优势，只强调近期疗效；忽略整个病程的变化规律和体质状况，只注重某些客观指标的变化等，或只按西医对疾病或药物验证制定的疗效标准来评价中医疗效，甚至出现盲目夸大和一概否定的偏差等，这些都是不全面和不科学的，都会极大地妨碍科学统一的疗效评估标准的制定。

这一问题的存在影响了中医疗效的可信度，使许多经验经不起重复，对于中医学术发展和经验推介的负面影响都是显而易见的。

五、中药毒性问题

中药毒性问题，本草学和中药学中均有记载和阐述，对毒性的大小以及用法用量的宜忌也有明确的要求，对中药配伍可能产生的毒性，历代医学家也都有明确认识与规定，如中药配伍的“十八反”“十九畏”等，明确提示某些药物的配伍禁忌，妊娠用药禁忌等，这些理论是科学的，至今仍对临床用药发挥着重要的指导作用。

但是从现代药理学看，中药学理论中某些看似无毒的药物甚至是滋补药，却有某些脏器的毒副作用。如何首乌本为滋补之药，却常作为保健品入药，并常作乌发美容之用，但是临床和实验研究都已证实何首乌能对肝脏组织造成较严重的损害，引起 ALT 升高；天花粉本为滋阴生津之药，也能造成肝脏损害；另外如半夏、寄生、川楝子等均可引起药物性肝损伤；而含有马兜铃酸的药物如关木通、马兜铃等则可引起肾脏损害甚至肾衰竭，这就增加了组方选药的难度，如果说单味药的毒性还可以在药物选择时予以纠正和剔除的话，复方配伍后的药理作用就更加难以控制和掌握，这也是临床上在辨证虽然正确甚至对某些环节有效的情况下而出现另外的毒副反应如肝功、肾功损害，或潜在的负面效应等情况的主要原因。这也是目前临床医生经常遇到的困惑之一。

近年来，中药毒性问题已引起业内外人士的广泛关注，但也有人对此很不以为然，如有人认为中医方剂配伍原则对中医毒性问题已有充分兼顾，对某些药物的先煎、后入或方药中配以解毒药物等措施即可以达到减毒的目的，而所谓出现中药毒性问题是由于辨证不准确、配伍不当所致，实践证明，这种观点是错误的，我们今天讲中药毒性与传统中药毒性是两个不同层面的问题，是两个不同的概念。

令人欣慰的是，现代中药药理学为每一味中药都提供了可靠的药效学和毒理学结论。临床用药应该在中医理论指导下，根据不同病情，适当参考这些结论，从而避免有毒药物的应用和毒副反应的发生。实践证明，这是完全可以做得到的。

6 困扰中医临床研究的五大难题

近年来,中医临床研究蓬勃开展,不断取得新的成果并为中医学术进步注入新的活力。但是,从总体而言,仍有许多困扰未能破解,从而影响了中医临床研究的顺利进行。这些困扰概括起来主要有以下几个方面。

一、无证可辨如何辨

辨证论治是中医临床诊疗的基本原则和方法学核心,离开了辨证论治,中医的临床特色就无从谈起,但是由于目前中医临床不但要面对中医病证,在很多情况下还要面对现代医学疾病,而有些疾病的发病是隐匿的,某些疾病的病变性质和程度又不一定与临床表现必然相关,这就会常常遇到虽有病而无证的现象。临床上有的患者是在经过各种现代医学的实验室检查后发现某些客观指标异常而诊断为某病的。如乙肝病毒免疫指标阳性的乙肝病毒携带者,某些肝脏生化指标异常的脂肪肝患者,胆固醇和三酰甘油升高的高脂血症患者及某些高血压患者等。这些患者完全可以既没有任何主观症状和不适,又没有任何外在体征和表现,有的舌质舌苔完全正常,脉象从容和缓,虽有病而无证,让医生面临无证可辨的尴尬。

一方面,这些患者的疾病是存在的,无证并不是不需要治疗,特别是对现代医学尚乏特效疗法的疾病,患者更希望得到中医治疗;而另一方面,中医诊疗的主要依据"证候"又是缺失的,"有是证,用是药”是辨证论治的基本原则,无证可辨,何以立法?如何组方?怎样选药?这一切都失去了理论基础和依据,这自然让医生束手无策。

近年来,临床上一些医生对此类患者的治疗采取以辨病为主的策略,主要根据西医疾病本身的发生发展规律,组方用药时更多的关注和参考一些中药的现代药理研究结果。当前中药新药研制其实有时也是在遵循这样的思路,因为这些新药针对的主要目标多半是疾病而非证侯,因此这种思路和诊疗方法在有些情况下也许是可行的,也能收到一定的或较好的临床疗效。但是,这一诊疗过程已经远离了中医辨证论治的轨道,失去了中医的基本特色,形成逻辑悖论。因此,我们说它肯定是不完善的。

有病无证需治疗,无证可辨如何辨?我们该怎样才能做到在中医理论指导下对这些无证可辨的病证进行正确的中医诊疗呢?

二、效不更方何时更

“更”的意思在这里是指更换和调整,更方即指处方的更换和调整。长期以来,“效不更方”一度成为一些中医临床工作者的调方原则,而且似乎约定俗成,并未有人对此提出过质疑。于是我们在临床上经常可以看到一种现象,某些患者的某些疾病经过治疗虽然已经好转甚至已经康复,而医生在效不更方的理念指导下,可能还会原方继用。有时患者来一个月开一个月方,来两个月开两个月方,处方调整和停药有时甚至变得遥遥无期。

从临床实际看,“效不更方”的理念和提法显然是不尽恰当的,临床上处方无论组方多么正确,用药多么恰当,它的应用都应当是阶段性的,随着治疗的进行和病情的变化,更方就是必然的,处方的调整包括处方更换、药物增减和剂量增减三个方面。所以某病某证经过治疗后明明已经好转,难道还不调方吗?或本来已经康复,难道还不换方甚至停药吗?可见,正确的更方原则应当是

"效更方、无效亦更方",才更符合临床实际,当然对无效的判定是有一定的时限概念的。

当前,中医临床研究尚未总结和制定出符合病证规律和中医诊疗特点的调方指征,处方的调整和更换多仅仅凭医生的经验随意而定,这对探索证治规律和总结临床经验显然是不够的。

在对某一病证,病证的某一阶段或某一环节的中医治疗中,处方调整和更换应该有一定原则、标准和指征,而这些标准和指征制定的依据是什么?更方的时机如何确定?更方时药物增减、剂量变化的范围应如何把握?我们能否在总结古今大量临床经验的基础上制定出某些病证的调方原则、调方指征、药物加减范围及剂量增减幅度等从而更有效地指导临床?

三、个体化与大样本的矛盾如何化解

个体化诊疗是中医临床的重要特色之一,在中医"同病异治、异病同治"的原则指导下,历代医家在临床实践中无不强调个体化治疗,对于同一病证可因人、因时、因地制宜,综合分析、灵活辨证,而分别采取不同的治法和方药。纵览古今医案,历代医家的智慧学识和经验无不充分体现在他们对疾病的个体化治疗和处方中,可谓鲜活灵动、色彩纷呈,形成中医最宝贵的科学财富,也是我们今天临床研究最可值得借鉴的内容。应当说,中医的许多特色和优势正是从个体化诊疗中体现出来的,也正是个体化诊疗的实践过程反映了临床医生的独到的见解和经验,从而成就了一代又一代的名医大家。

然而,随着中医治疗目标由中医病证向现代医学疾病的转换,特别是近年来由于中医临床科研广泛而深入的开展和一些重大科研项目的实施,中医个体化诊疗在人们的心目中渐渐失去了往日的神采,在临床科研所规定和要求的大样本、多中心、随机、双盲等方法学面前,个体化诊疗不禁黯然失色。不但西医学界对中医个

体化诊疗不屑一顾，甚至中医界内部也有人对此产生疑问。目前，不但一些重大课题强调多中心、大样本，甚至研究生毕业论文对临床观察也都规定了样本例数的要求。而我们在中医临床科研鉴定意见书上通常看到的最多的建议也是“扩大样本”。

从现代科研要求和方法学角度讲，强调设计统一方案，进行多中心、大样本研究是完全正确和无可指责的。但是多年来，用这一方法研究取得的许多重要的科研成果却不能很好地指导临床，也没有对中医学术的进步发挥实质性的助推作用，这其中的原因究竟是什么？

中医个体化诊疗的特色是由辨证论治的诊疗原则和方法所决定的，辨证论治是中医临床研究的核心所在，是只能加强而不能削弱的，也就是说中医个体化诊疗也是要继续存在和不断加强的。既然如此，中医个体化诊疗与中医科研大样本的冲突应该如何化解？我们有没有办法使二者达到和谐和统一呢？

四、汤剂用量如何定

汤剂历来是中医临床应用最为广泛的剂型，中药复方水煎服也就成为临床上绝大部分疾病的最重要的中医治疗方法。汤剂具有吸收快，能迅速发挥疗效，而且便于加减使用，能较全面、灵活地照顾到每一个患者或不同病证的特殊性等特点，其优势不言而喻。但是，对于今天的中医临床研究而言，汤剂应用的最大困扰在于量效关系难以确定，中药复方水煎汤剂的适宜剂量亦无所遵循，目前也还没有形成对于不同疾病不同方药的相对较为合理统一的剂量要求和规定，临床上一般多由医生凭个人经验随意而定或医生只在处方上写明水煎服，至于水煎几次，水煎后剂量应兑为多少则全由患者自己掌控，这中间可能出现的偏差是可想而知的，有的可能水煎后兑为300毫升，有的也可能兑为500毫升，这种量的差异对疗效的影响是可想而知的，这种普遍存在的现状对中医临床研究的要求而言显然是远远不能适应的。

造成这一现状的主要原因主要来自于两个方面。一是缺乏可供借鉴的理论和实践依据。古代医学家虽然对于中药汤剂用量大小对疗效的影响早有充分认识,在许多经典著作的处方中我们都可以看到古人提出的符合临床规律的量化概念。在这些不同的处方中,我们经常可以看到"以水七升,煮取二升,去滓,温服一升;不愈,更服一升""上药以水五杯,煮取二杯""以水一斗,煮取三升,分三服""用水一盏……同煎六分""水一盅,煎八分""以水二升,煎减半,顿服"及"甘澜水八碗,煮取三碗,每服一碗,日三服"等等对剂量和用法的不同要求,这些描述充分反映了古代医学家的科学求实精神,但是,从这些描述中我们看到,古人是以斗、升、杯、碗、盏、匙、盅等作为量具和量化标准的,因而是粗略的,随意的和大概的,同时这些量具如碗可有大小,杯可有深浅,这就使古人的这些经验难以形成充分的理论和实践依据,使我们今天在汤剂剂量的把握上无法遵循和借鉴。其次,我们今天进行的中医临床研究要大量地面对现代医学疾病,所追求的疗效目标复杂多样,使我们对中药煎剂剂量的把握更加困难。

就目前临床实际情况看,大部分临床医生所普遍较为认同的汤剂总量一般多在300~500毫升之间,一般分为早晚两次或早中晚三次温服。但是对于某些疾病的某些证侯、某些阶段、某些环节,中药复方水煎剂的最佳剂量究竟应为多少我们仍然无法作出回答。我们是通过较大剂量如500毫升以增强疗效,还是以较小剂量如300毫升通过提高浓度而使疗效增强呢?我们确定剂量的依据和标准是什么?是根据疾病的不同性质和程度?还是根据中药复方药味的多少或方剂药物相加重量的大小?我们该如何确定最佳的汤剂剂量使之既能发挥最好疗效又能使患者具有较好的治疗依从性呢?

五、证侯能否量化

证侯疗效是中医临床疗效评价的主要内容之一，近年来，在中药新药研制和中医临床科研中无一例外地采用对中医证侯量化的方法，即尼莫地平法。这一方法根据证侯（主要为症状和体征）的程度轻重不同而人为设定相应的分值，然后进行治疗前后或前中后证侯量化积分，治疗前积分减治疗后积分乘以百分之百，得出一个百分比数值，再人为设定痊愈、显效、有效、无效的标准，如大于百分之七十五为显效、大于等于百分之三十为有效、小于百分之三十为无效，这样根据样本数，经过数学统计学处理，最终获得某一治疗方法或药物的证侯疗效评价结果。这一方法看似设计严密、计算精确，可谓天衣无缝，其科学性与真实性似乎毋庸置疑。但是，令人费解的是，多年来严格按照这一方法进行科研所取得的临床研究成果却很难经得起重复与检验，也未对中医临床研究的深入开展产生任何指导与借鉴意义，造成理论意义与实用价值的双重缺失。

这一现状不禁使我们对证侯能否量化产生疑问，实践证明，证侯量化的疗效评价方法看似完美，其实存在着诸多难以克服的缺陷。首先这一方法不能排除影响证侯感知和表述的种种因素，如患者由于年龄、性别、职业、文化程度等不同而对同一性质、相同程度的如腹痛、腹胀、乏力等症状的感知和表述有很大差别，而这可直接影响量化积分的准确性。其次，由于临床医生学识、经验甚至工作态度、敬业精神的差异，也会影响医生对患者证侯的客观认知从而在量化分值上出现偏差。此外如环境、气候、情绪等诸多疾病本身之外的因素对证侯的影响也难以在量化分值中排除。更为重要的是，中医治疗的疗效体现有时是渐进的，有些作用是潜在的，是表现为整体性和时段性的，机械的量化计分有时是不能反映证侯改变的实质的。既然如此，我们用什么方法才能做到使中医临床研究既能准确反映证侯疗效特点,又能揭示普遍的疗效规律呢?

以上五大困扰是当前中医临床研究所亟需解决的最普遍、最基本的问题,如果连这些最基本的问题都没有解决则所谓的中医临床研究就将无从谈起,我们也不可能获得任何有意义的结论。

7　要构建新的中医理论体系

根据治疗目标的转换和科学环境的巨大变化，建立新的中医理论体系，是当代中医人光荣而神圣的科学使命。从二千多年前《内经》诞生起就已经构建起了中医理论的大厦，经过历代医学家们的添砖加瓦，使这座大厦的结构和功能不断完善。时至今日，仍在为保障人民健康、防治疾病发挥着现代医学难以替代的作用。传统中医理论的科学贡献是任何人都无法否认的，但是由于人类面对的自然环境、社会环境、科学环境等都发生了巨大变化，这座大厦的功能已经不能完全适应这些变化了，我们需要去对这座大厦进行改进和完善，进行必要的装修，把它的窗纸换成玻璃，把它的蜡烛换成电灯，使它产生实质的改进，使它的功能更加完善，这个过程就是建立新的中医理论体系。这是医学科学进步对我们提出的必然要求，也是中医发展不可回避的必然进程。

一、要构建新的中医理论体系的原因

中医面对的治疗目标已经由既往单纯的中医病证全面转换到现代医学疾病，我们现在进行一切中医临床研究，包括中医诊疗、证治规律总结、疗效评价、新药研究、科研设计及实施等，都毫无例外地是以现代医学疾病为对象的，如乙型肝炎、糖尿病、肾炎等等，而绝不可能再是针对胁痛、头痛、消渴等中医病证。我们对疗效目标的追求也已经相应地发生了根本的变化，从单纯追求证的减轻或消失到现代医学疾病病变实质及相应的客观指标的改善和恢复。这就给中医理论提出了新的要求,因为传统中医理论没有为现代医学疾病的诊治准备好现成的答案;同时也首先给我们提出一个问题,就是用传统中医理论和方法治疗现代医学疾病是否适用和可行。

中医作为医学自然科学,从其产生、成长和发展轨迹看,与现代医学有大致相同的发展历程,是在解剖学和对人体生理病理学的长期观察及与疾病长期斗争的实践中不断总结出来的。中医中的许多病证与现代医学疾病之间有着广泛的内在联系,在发病病因、病理变化、临床表现规律等方面大都是相近的、相关的,有的甚至是相同的,如消渴与糖尿病,鼓胀与肝硬化腹水,哮喘与喘息性支气管炎等。在中医对这些疾病的治疗中,生津止咳、利水消胀、化痰平喘等众多的作用功效都是这些疾病得以好转甚或康复的疗效学基础。因此,我们说用中医理论和方法治疗这些现代医学疾病是适用的、可行的,这也是我们今天用中医方法治疗现代医学疾病的理论基础和依据所在。如果不承认这一基本事实,我们就无法克服中医临床研究的逻辑悖论,对既往多年来的研究成果也就不能自圆其说。

同时,我们也必须看到,由于受历史条件的限制和思维方式的影响,中医强调宏观调控、辨证论治,其侧重点是解决中医的"证",面对的也都是如泄泻、腹痛、咳嗽、眩晕等中医病证。而针对现代医学疾病病变实质和具体的客观指标异常,就难免存在片面性和局限性,从理论指导、治疗方法到疗效体现都是不全面的,不充分的,有些过程甚至是相悖的。如肝癌导致的黄疸,我们辨证为阳黄,从中医理论角度讲,用清热利湿退黄治疗是无可非议的,但是由于这一治法并没有针对肝癌病变的实质,因此往往难以收效,如果一味清热利湿退黄治疗,而不采取其他必要措施,有时甚至还会延误病情,造成严重后果。这就是为什么我们用传统中医方法治疗现代医学疾病有时会出现疗效不够确定甚或治疗乏术,或虽有疗效但却难以经得起重复的根本原因所在。

综上所述,我们可以得出以下三点结论。第一,中医药临床研究的针对治疗对象已经由中医病证全面转换到现代医学疾病,这是我们进行中医研究必须承认的现实,是不以我们的主观意志为转移的。第二,用中医药理论和方法治疗现代医学疾病是适用的、可行的,是有坚实的理论基础和实践依据的,在疾病的许多环节可以发挥较好的治疗作用,有些疗效甚至是现代医学所不具备的。但同时又是不够的,目前还存在诸多难以克服的片面性、局限性、随意性,甚至是盲目性。第三,以上两方面的现实状况要求我们必须在坚持中医理论指导、发挥好中医药特色和优势的前提下,根据社会环境、自然条件、科学环境,特别是治疗目标和疾病谱的变化,对传统中医理论进行凝炼、修删、增补、纠错和完善,建立起新的中医理论体系,使之既保留中医原有的学术精华与技能特长,又融进现代医学的科学理念,使中医理论既适用中医"证"的证治要求,又符合西医"病"的诊疗规范,既有"证"的作用体现,又有"病"的疗效反映,这是当前中医临床诊疗实际对中医理论发展提出的必然要求,也是中医保持永久生命力的唯一正确的途径,更是中医学术进步的主要目标。构建新的中医理论体系是一项重要的理论创新过程,中医只有在融合创新中升华才能避免在抱残守缺中沉沦。

二、关于建立新的中医理论体系的总体设想

毫无疑问,系统学习、深刻领悟、全面把握中医理论体系和学术精髓,将其忠实、完整、科学地继承下来,是建立新的中医理论体系的基本前提。离开了这一前提,一切都将无从谈起。

建立新的中医理论体系,从大的方面讲,应从两个方面同时进行。一是对传统中医辨证论治理论体系的修删、增补与完善,是围绕中医"病证"这一主线进行的;二是中医对现代医学疾病的研究,这一研究则是以西医疾病为目标、以中医研究为方法展开。

(一) 对传统的辨证论治理论进行修删、增补与完善

我们应该首先明确中医辨证论治理论体系的科学性、系统性和实用性,认识到这一体系不但过去适用、现在适用,将来也是适用的,“有是证,用是药”的基本原则是永远不会过时的。中医的一些病证如感冒、咳嗽、哮喘、心悸、胸痹、不寐、胃痛、呕吐、噎嗝、腹泻、痢疾、胁痛、黄疸、鼓胀、中风、眩晕、水肿、淋证、消渴、痉证、痿证、腰痛等等仍是临床广泛存在的,中医原有的针对这些病证的理论认识与治疗方法无疑都仍然是适用的。但是由于社会环境、自然条件、生活方式的变化,我们今天临床上看到的这些病证在发病原因、病情轻重、病程长短、发展趋向、疾病转归等许多方面可能会有一些本质的区别,如虽然采取了正确的治法与方药,由于空气污染的影响,咳嗽和哮喘病灶也可能恢复较慢;由药物性肝损伤导致的黄疸则必须停用损肝药物,单用清热利湿退黄则难以奏效等等,都需要我们在辨证论治时增加进新的内容。

同时,随着医学科学的进步,几乎所有中医病证都可能得到现代医学的明确诊断,现代医学对这些中医病证的西医疾病归属、发病原因、病理变化、临床规律、疾病预后、临床治疗等都已有明确的认识,有系统的基础理论和诊疗方法,而这些正好弥补中医辨证的局限和不足。以胃痛为例,现代医学可以明确认定导致胃痛的溃疡病、胃炎及胃癌等不同疾病,这些疾病的治疗方法是截然不同的,中医诊疗也应在辨证的同时兼顾这些不同的病因,采取相应的治疗措施,以作为传统辨证论治的补充,这对完善传统中医理论和提高临床疗效都是十分有益的。

鉴于上述,对于传统的辨证论治理论体系的创新,我们首先要建立起每一个中医病证的中医病因学、证候学、治法学等理论框架,还要增加现代医学疾病归属、病因学、病理学、诊断学、治疗学等相关内容,针对中医病证,兼顾西医疾病,以辨证为主,辨病为辅,治疗以证作为立法用药的依据,以病作为临床治疗的必要参

考，有主有辅，有先有后，有机互融。

不断地为辨证论治理论体系融进现代科学的理念，是进行中医理论创新的重要途径，也是不断拓展中医研究领域的主要方法。

（二）中医药对现代医学疾病的治疗和研究

首先要明确中医药在疾病不同阶段和不同环节的作用目标，即主导治疗、辅助治疗或善后治疗；在疗效体现上要明确要求中医药应该发挥的治疗作用、增效作用、协同作用、减毒作用或纠偏作用；还要明确中医药对现代医学疾病某阶段、某环节的作用途径、作用机制、应用时机；要明确中医药对某些疾病的优势领域，如中医药治疗肝脏疾病，抗纤维化就是其优势领域之一；还要明确中医药对疾病的疗效定位，知道中医药在哪些方面疗效最为突出，哪些方面次之，哪些方面又次之，哪些方面无效，真正明确中医药在疾病不同阶段和环节的疗效差异等。以上这些基本问题搞清楚了，我们才能目标明确方向对头，思路清晰，中医药治疗的进行才能适时、适度、恰到好处，才能达到我们的治疗目的。

在明确以上问题的基础上，分别建立起现代医学各专业、各系统疾病包括一些新发生或发现的如 SARS、甲型 H1N1 流感等相应的中医体质学说、划定中医病因学归属、中医病机演变的阶段性规律，制定中医证候学范围，确立中医治法学、方药学及中医对症治疗框架，建立起科学统一的疗效评估标准等。在新的理论体系指导下，不断提出新观点，建立新学说，创建新方法，开辟新途径，解决新问题，以适应疾病治疗和中医临床研究的新需要。当然，新的中医理论体系必须坚持中医理论的正确指导。

以上两个方面既是各自独立的两套体系，又可以互相参考，互为补充，甚至相互融合，二者在本质上是一致的，只是侧重点不同而已。

提出构建新的中医理论体系，一方面单从情感上说我们的内心可能难免会有一丝痛楚，这是因为首先，从某种意义上讲，这种构建是被动的无奈之举,从中医两千多年的发展史看,中医理论体系是相对恒定的,它的科学性与实用性是经历了长期的实践检验的。如果不是西方医学进入中国的一百年来的迅猛发展,直到今天占据了我国医学和卫生事业的绝对主导地位;如果不是西医的专业设置、学科分类、行业规范、教育模式甚至语言表述、法律效应等均已成为我国中西医普遍遵守和执行的法规和标准;如果不是西医学的迅猛发展已经使得绝大部分疾病在绝大部分状况下都可以得到明确的诊断,中医诊疗疾病的过程必须要面对现代医学疾病的话,我们也许就仍然可以像古人一样按部就班望舌诊脉,辨证论治,处方用药,也许就不存在建构新的中医理论体系的问题。其次,根据当前中医临床诊疗、科学研究、新药研制等实际现状,要求我们构建新的中医理论体系并以现代医学疾病为针对目标,在大部分情况下,不可避免地在西医疾病的框架下进行中医研究,因为目前几乎所有的评价标准都是借鉴和沿用现代医学制定的评判体系,我们明明知道用西医标准来评判中医结果是不全面的,但是中医又没有现成的评价标准可用,我们进行中医研究却要针对西医疾病并用西医的标准要求,这在情感上当然也是难以接受的。但是,从另一个角度讲,构建新的中医理论体系又是我们早已热切希望的。这是因为我们既然承认中医学的科学属性,就应该认识到科学是需要不断发展和前进的。纵贯中医学的发展史,从《内经》奠定中医理论基础,到《伤寒论》创立六经辨证的理论体系,到金元四大家的不同学术流派的衍生,从内科、疮疡科、儿科、妇科、针灸、推拿、骨伤等临床学科的形成与学术发展,都充分地证明中医理论是在不断发展变化的,是在不断创新和完善的,只是这种创新和完善是在中医学自身的理论体系和框架之内完成的。而现在中医既要适应治疗目标的转换和科学环境的改变,又要适应疾病谱的变化,这就要求中医必须成为一个开放的学术体系,在自我完善的同时还要勇于接纳现代医学科学新成果、新技术、新方法,以促进中医的理论创新,只有这样才能适应医学科学进步的需要。从这个意义上说,完善中医理论,构建新的中医理论体系又是中医发展的题中应有之义,也是我们中医人神圣的科学使命。我们是义不容辞的。

总之,构建新的中医理论体系是医学科学的发展现状和我国中西医学并存的现实所决定的,是必须的,而不是我们情愿不情愿的问题。

新的中医理论体系的建立是一个庞大的科学工程,是一个漫长的探索过程,这是中医学自身发展的实际需要和必由之路。建立新的中医理论体系绝不是在撼动中医的理论大厦,而是给这座大厦修缮和加固,增加新的建筑材料,让它的功能更完备,作用更强大,最终以崭新的面貌立于世界科学之林,而这也正是我们每一个中医人最美好的愿望和期盼。

8 中药新药研制的方法学误区及对策

中药新药研制是中药剂型改革和多途径给药的必然要求，也是中医临床研究的客观需要。近年来，一大批中药新药广泛应用于各科临床，既方便了患者，也大大促进了中药产业化进程，特别是近几年来在国家食品药品监督局制定的药物试验质量管理规范(GCP)的指导下，中药新药研制更趋规范，已成为中医发展和进步的重要标志之一。但是，我们也应该清醒地看到，目前中药新药研制在指导思想、试验方法与模式、试验方案的执行与运作方面还存在一些误区与偏差。因此，虽然每年对新药研制投入大量人力物力，每年也有不少新药投入生产与临床应用，但真正公认确有良好疗效的中成药少之又少，这既造成了极大的资源浪费，也阻碍了中医学临床研究的进展。

中药新药研制的方法学误区主要有以下几个方面。

一、指导思想的偏差与误区

中药新药研制在指导思想上的偏差与误区主要反映在研制者对针对目标的贪大求全，如有的新药针对的是某某疾病如乙型肝炎、糖尿病等，期望通过某种中成药使这些疾病的所有问题都能得到解决，这显然是不现实的，既不符合中医药的疗效定位，也违背了中医药的作用特点，自然也就难以达到预期的治疗效果。

导致指导思想发生偏差的首要原因是研制者对中医药的疗效定位缺乏正确认知。实践证明，中医药可以在疾病的许多方面发挥作用,但其最确切的疗效还是体现在改善和消除疾病的中医证候即现代医学之症状和体征方面。因为“证”是中医辨证最主要的依据,中成药亦然,如木香顺气丸之理气消胀,四消丸之和胃消食,皆对“证”而设,药有所指,针对性强,疗效确切,因此,长期受到医患的信赖,至今仍为临床所常用。而对于疾病发生过程中某些病变实质和客观指标的异常也可能具有一定和较好的作用,但这些往往是不确定的,因此,在设定中药新药的针对目标时,这些只能是从属的或兼顾的。

其次,作用和目标不明确。研制者对中医药治疗疾病的治疗作用、增效作用、减毒作用及纠偏作用等主要的疗效体现并不知晓,也不明确要求研制之药应该发挥主导治疗、辅助治疗或善后治疗的不同作用目标,这自然会影响治法的确立和组方选药的准确性。

再次,忽视环节用药的基本规律。毫无疑问,中药新药是以现代医学疾病为针对目标的,而每一疾病应当解决的问题绝非一个,治疗的环节也往往有数个或多个,如慢性乙型肝炎可能有胁痛、腹胀、低热、食少、乏力、失眠、黄疸、出血等若干治疗环节需要我们去解决,我们可以针对一个环节,也可以同时针对两个或几个环节,但一定要分清主次。如果对疾病不同的治疗环节和主次先后、轻重缓急都不明确,制定新药研制方案的盲目性也就难以避免。

二、组方用药的盲目性与片面性

组方用药是中药新药研制成败的最关键甚至是决定性的因素,对新药组方用药的要求当然是准确、对目标针对性强,既要符合中医理法方药的理论指导、符合君臣佐使的配伍原则,又要体现研制者的经验,还要体现对现代科学成果的借鉴,要融入现代科学的理念;既要体现对疾病的宏观调控,又要反映对疾病某些环节的具体针对,只有这样才能保证疗效的获得,同时,还要确保无毒,使用药的安全性得到保证。

对照以上组方用药的基本要求，综观近十几年来国内中药研制在组方用药方面还存在较为普遍的盲目性与片面性，主要表现在选用某些中药时只注意其作用功效，而忽略了其对脏器组织的毒性和其他不良反应。例如：用桃仁活血化瘀治疗肝硬化，却忽视了其所含苯甲醛、氢氰酸对肝脏的毒性；用川楝子理气止痛，却忽视了川楝子破坏肝细胞的副作用，用之有害无益；治疗肝源性糖尿病应用天花粉，则只注意了天花粉生津止渴对消渴的治疗作用，却忽视了天花粉的肝脏毒性，用后反使肝脏炎症加重；用何首乌治疗脂肪肝，则只注意了何首乌的降脂功效，却忽略了其破坏肝组织的毒性作用，久用则肝损伤反而加重，事与愿违；治疗高血压忽略了甘草造成的水钠潴留反可使血压升高的副反应，用之使血压更高等等。

组方用药的盲目性还体现在违反疾病发生发展的基本规律，如肝损伤本应选用具有免疫抑制的药物，有的却在护肝降酶药中加入灵芝、茯苓等具免疫促进作用的滋补中药，用后反而使 ALT 升高，加重肝损伤程度，凡此种种，皆是研制者学识不足，缺乏经验所致。

三、实施规则的程式化与表象化

目前，中药新药临床试验的程序和资料要求看起来似乎是严密的、合理的、可行的，但是在许多情况下，这些规则和要求过于程式化和表象化，有时甚至成为一种潜规则，所要求的资料也往往是因文设议，如中标资料中必有的用中医理论阐述适应证的病因病机，对方药配伍的君臣佐使的分析，中药方解及现代药理研究综述等，这些资料是为新药试验通过审批服务的，并不能从本质上提高新药的研制质量，称其为文字游戏，似乎并不为过。经常有研制者单独另请有关人员撰写方解等有关材料的现象发生，这实际上是一种文字粉饰和造假。

至于临床试验方案的执行和运作中几乎难以见到失败的案例，一张表格，一行数字的真实性究竟如何，有无数字游戏，也使人心中难免忐忑，因为我们常常不能对这些临床试验资料作出准确的判定。正因如此，一些知名专家甚至临床大家的良方效方往往因人力、财力等因素影响而不能进入这一规则并进行新药研制，而进入新药研制的组方则可能是一些既缺乏理论基础，又无经验积累的平庸组方，浪费大量的人力物力资源，投入临床应用却收不到应有的疗效，有的很快即被淘汰，这也正是目前中药新药良莠不齐的根本原因所在。

此外，由于受利益的驱使，目前中药新药研制的申报存在着很大的随意性，这一方面使新药研制质量难以保证，同时也造成病种之间新药品种的多寡失衡。

四、中药新药研制应该注意的几个关键问题

1. 首先在中药新药研制在指导原则的把握上，应当明确中医药在某些疾病的作用领域和疗效定位，分清某一新药对某一疾病所要发挥的主导作用、辅助作用和善后作用等不同目标，这样技术路线和试验方案的设计才能目标明确、科学实用。

2. 要明确某些疾病可能有许多环节要解决，中成药生药含量较低，有时不可能解决所有问题，因此，针对面不能太宽，针对性要强，才能保证疗效。如肝硬化，可以研制利胆退黄药、利水药、止血药、活血散结药，分别解决患者出现的黄疸、腹水、齿衄及肝纤维化等问题。根据病情，可先用一种，或几种同时应用，这种环节用药的思路对中药新药研制是适用的。

3. 决定中药新药质量和药效的关键是组方用药，而决定组方用药水平的决定因素是相关临床专家，国家有关部门应该有计划地组织国内外公认的各专业知名专家协作攻关、集体讨论，共同拟

定各专业各病种的新药组方，然后与药理专家商讨共同确定药物剂型，再按程序进入新药研制的轨道，最大限度地改变目前新药研制申报的随意性，同时解决中药新药研制各病种之间的不均衡问题。

9 中医科研的现状与对策

一、现状与问题

近20年来,我国中医科研蓬勃开展,产生了一大批科研成果,推动了中医学术的繁荣与进步,这是世所公认的。但是由于种种原因,当前我国中医科研较之其他学科力量相对薄弱,遇到的困难也更大,特别是中医理论和临床研究的一些内容一直未能摆脱“低水平重复”的困扰,离“突破性进展”仍有较大差距。大部分研究成果未能很好地为临床所用,出现理论与实践的严重脱节,造成学术理论意义与实用价值的双重缺失。目前,也还没有建立起既适合中医自身特点、又为现代科学所普遍认同的科研模式与方法。中医科研还有很长的艰辛路程要走,我们面临的任务是艰巨的。

导致产生这一现状的原因是多方面的。首先,目前中医管理体制对各类人才的考核和评价体系不尽完善,普遍存在“科研至重,奖项第一”的倾向。在各级各类评比中,要进入某些行列,科研成果的级别是所有标准中的硬指标、金标准。各级专业技术职称晋升甚至乡镇中医都一律要求必须有科研成果,正是受这些功利性因素的驱使,当前在各级中医机构中“全民搞科研,人人争项目”已成风气,甚至以项目大小比高低,以奖项级别论成败,这其实是很不正常的现象,在催生学风浮躁、急功近利的不良倾向的同时,也对中医学术研究产生了严重的负面影响。

其次,中医科研本身存在的方法学误区更是制约中医科研发展的最关键因素,具体体现在以下几方面。

第一,千篇一律“拉郎配”。当前中医科研一个重要的基本模式就是牵强地将中医的病因、病机、证候、治法、方药等中医元素与现代医学的一些客观元素如分子生物学的微观指标进行“拉郎配”、“强对应”。如有的用中医“清热解毒”“健脾益气”等宏观治法对某些疾病的具体病变指标进行干预研究;有的则将“疫毒”“瘀热”这样一些中医病理概念与现代医学的肝纤维化、HSC 活化、ECM 堆积等联系起来相提并论等,构想过于牵强,设计过于随意。这种固定单一的科研模式限制了创新性思维,难以产生高水平成果,得出的结论往往并无任何意义,造成人力财力资源的极大浪费。

第二,盲目追求高起点。近年来中医科研在课题设计时盲目追求所谓的高起点、新指标,千方百计地捕捉现代科学中一些与中医根本不搭边的所谓新内容和新方法。如分子生物学及其相应的基因表达、转录等内容,不一而足。标书千篇一律,内容大同小异,看似高、新、尖,实则空中楼阁,既缺乏坚实的理论支撑,也缺乏可靠的实践依据,脱离了中医的本色,为科研而科研,形成高新指标的堆积。而一些最基本的理论与实践问题却无人问津,如用中医的理论与方法治疗西医疾病是否可行这样一些最基本的问题都还没有回答清楚,这些所谓高起点的研究根基何在呢?

第三,选题立项太随意。博大精深的中医学给我们留下了丰富的中医理论和学说,诸如阴阳学说、脏腑学说、病因学、病机学、治法学、方药学等,每一学说和理论似乎都可以成为中医科研取之不尽、用之不竭的资源。现代医学的飞速发展,如分子生物学的进展,又提供了中医科研可以充分利用的众多的研究内容、检测项目和指标,如基因芯片、星状细胞、细胞外基质、TNF-α、NFkB、Fas、Fasl、MDA、SOD 蛋白组学等等。这些项目与指标与中医理论相互交叉,纵横交错,可产生出无穷无尽的科研题目。这就容易使得某些中医科研课题的选题立项表现出极大的随意性。这也是影响中医科研质量和水平的重要因素之一。从而造成中医科研表面上的热闹与繁荣,而其背后折射出的却是学术研究的喧嚣与浮躁。

长期以来,中医科研似乎只有取得肯定的结论才算成功。因此,纵观很大一部分中医科研项目,评价疗效的无不效果肯定,证实作用机制的皆都结论清楚确切,几乎所有临床与实验研究目标都会得到圆满实现,而恰恰忽略了一点,那就是一项科研选题和方法的失败对于避免重走弯路或许具有同等重要的科学意义,中医科研尤其如此。这种鲜有失败的现象不禁使我们对这些结论的真实性产生怀疑。

从某种意义上说,对中医科研而言,我们缺少的也许并不是课题和项目,而是科学精神和科学思想;缺少的也不是成果和奖项,而是学术的积淀和科学的睿智。

二、思考与对策

(一)明确中医科研的方向与目标

1. 围绕一个中心　中医科学研究必须紧紧围绕提高诊疗水平和临床疗效这一中心展开,我们进行理论建设和方法学创新等所有研究都应当为了提高中医诊断水平,完善中医治疗方法,从而切实提高临床疗效,进而扩大中医服务功能。如果偏离了这一中心和宗旨,失去了对临床实践的实际指导作用,无论我们的研究技术路线多么合理,研究方法多么先进,结论多么中肯,甚至取得了很高的奖项,则都是没有任何意义的,不过是空中楼阁。

2. 针对两个目标　随着医学科学的飞速发展,中医目前面临来自各方面的严峻挑战,而最主要的就是治疗目标的转换和疾病谱的变化。这些变化要求中医不仅要治疗传统的中医病症,也要面对西医的疾病,这是我们今天进行中医科研所不可能回避的现实。这一现实要求我们进行中医科研首先必须针对两个目标:一是在学习和继承中医学术理论精华和宝贵经验积累的基础上，开展中医病证的理论研究和临床探索；二是进行中医治疗西医疾病的方法学研究、疗效分析、机理探索等。我们要为中医治疗现代医学疾病探寻理论基础和实践依据，总结中医治疗这些疾病的规律和疗效特点并积累经验。这两个目标所进行的科学研究都应当坚持中医理论的指导，并适当融入现代科学的理念，借鉴现代科学的研究方法，使中医理论和临床诊疗不断完善与创新，以适应疾病谱变化对中医的实际要求。

3. 抓住三条主线　理论研究、临床研究和实验研究是中医科学研究的三条主线，它们既是三个不同的研究领域，分别有各自不同的研究方向、目标与方法，它们之间又是互相联系密不可分的，是缺一不可的。

相对于临床和实验研究，中医理论研究多年来并未取得实质性突破，特别是在理论创新方面更是严重滞后。目前理论研究基本上仍停留在文献整理和诠释上，陈陈相因，泥古守旧，造成理论与实践的严重脱节，失去了对临床实践的指导意义。当前，中医理论研究的许多问题都没有得到很好解决，从大的方面讲，如用中医理论和方法治疗西医疾病是否可行，如果可行，理论基础是什么？实践依据在哪里？如果不可行，应如何评价这些年来中医治疗现代医学疾病的研究成果？中医学真正的特色与优势是什么？缺陷不足有哪些？再如一些具体问题，如古人一直倡导的“效不更方”是否正确？如果正确，为什么？如果不正确，应如何纠正？应如何解决临床上某些疾病无证可辨的问题？凡此种种，都需要我们作出明确的理论回答，因此理论研究面临的任务是艰巨的。理论研究的主要任务应当是对中医理论的继承、整理、修删、增补、纠误，并根据治疗目标转换和疾病谱变化，提出新观点，建立新学说，解决新问题，构建起适应这些变化的新的理论支撑点，只有如此，所谓理论创新才不至于成为一句空话，中医科研才具有鲜活的生命力。

近年来,中医临床研究深入开展,取得了一些成果,但总的看还有诸多基本问题需要探索和解决。中医临床研究主要应以提高疗效为核心,要深入研究中医疗效优势、疗效定位、疗效特点、疗效学基础、疗效机理,探索和总结临床治疗规律特别是阶段治疗、环节治疗和个体化治疗方案的确立;明确中医主导、辅助和善后三个不同作用目标;找准临床研究的切入点与突破口,进一步研究“证”的生物学本质、发生规律、表现特点;探求“证”与现代医学疾病的内在联系;研究和总结“证”的分布规律从而制定出最佳治疗方案;积累中医药治疗西医疾病的经验,创立新的治法,筛选有效方药;建立起科学统一的既为现代科学所接受,又充分体现中医疗效特点的疗效评价体系;要设定中医治疗不同病证和疾病的恰当疗程、剂量和用法要求、调方指征、停药标准等。

运用现代科学技术进行的实验研究是探求和阐明中医治法和方药作用机理从而将某些中医研究引向深入的重要手段,用以说明临床疗效也更有说服力,实验结果胜过引经据典的论证。当然,实验研究对中医学术研究是必要的,但不是唯一的。实验研究应遵循来源于临床又服务于临床的客观规律,即走临床—实验—临床的路线,实验研究的方向目标应当是正确的,技术路线与方法更应当科学合理。只有如此,实验研究的结论才会对中医临床实践产生积极的指导意义。

实验研究应重点解决好以下问题:① 阐明疗效机制。如中医药效能的一般性机制和分子生物学机制等。实验研究的结果可以为临床证治提供可靠的理论依据,从而使传统中医理论得到升华,使治疗更为准确。② 认知作用途径。中医治法与方药治疗疾病和疾病的某些环节和阶段,是通过不同的作用途径来取得疗效的。通过实验研究可以帮助我们对这些作用途径有所认知。③ 印证临床结论。临床研究的理论结论,特别是对某些客观指标的效应,往往需要相应的实验研究结论给予印证。④ 有助进行科学评价。实验研究结果可以帮助我们对某些方法和药物的疗效及安全性，甚至对某些治疗方法的前景进行科学客观的评价。

（二）选准科研立项的突破口与切入点

选准突破口与切入点是科研成败的关键，以临床研究为例，应从以下几个方面入手。

1. 选择具有疗效优势的环节　根据疾病发生发展规律，选择中医药最具疗效优势的环节进行研究较易取得成果。如西药抗酸药可以有效地促进溃疡愈合，但溃疡复发问题并未得到根本解决，可以以此为突破口，发挥中医药在保护胃黏膜、稳定内环境、增强胃黏膜屏障功能、改善微循环、抑制胃蛋白酶分泌、抗氧自由基损伤等方面的作用，从而达到抗溃疡复发的目的。如抗乙肝病毒治疗，中医药尚无肯定疗效，但可以在激活免疫状态，防止病毒变异和耐药等方面发挥作用。选择这些具有疗效优势的领域作为突破口与切入点，可事半功倍，较易取得突破与进展。

2. 选择具有方法学优势的环节　以口服药物为主要给药途径的中医药治疗对于胃炎、溃疡病、肠炎等胃肠道疾病具有一定的方法学优势，如汤剂可以发挥覆盖面广、作用直接、吸收充分等优势；而对肝性脑病，中药复方灌肠则常可降低血氨、促进患者神志清醒，且简便易行；再如，某些不同剂型的中药新药服用方便，适合慢性疾病患者长期应用等。选择具有方法学优势的治疗环节，便于观察和总结其规律，从而较易获得研究成果。

3. 选择具有价格优势的方法和药物　许多慢性疾病患者需要长期治疗，患者往往经济负担较重。在保证疗效的前提下，考虑如何减轻患者的经济负担是必要的。对某些疾病或疾病的某些环节，中医药治疗价格相对低廉，患者较易承受。因此，将筛选和研制具有价格优势的方法与药物作为选题切入点，可保证临床研究的顺利进行。

4. 选择患者治疗依从性较好的方法和途径 提高患者对治疗的依从性对于保证疾病最终康复具有十分重要的意义。中医药研究的疗效优势、经济学优势以及多种多样的剂型,可以灵活设定疗程、用量和方法等特点都是提高患者治疗依从性的条件,可以根据不同疾病的具体状况,将较好的治疗依从性作为科研选题的切入点。

三、中医科研的几个主要命题

(一) 凝炼中医科学主题

中医由于诞生年代久远,典籍汗牛充栋,文献浩如烟海,科学主题不够凝练,特别是某些理论经过历代医家的不断阐释与发挥,有时某一个科学的内核往往被层层叠叠的各种学说、理论或论述所包绕,甚至演绎出互相对立的观点,使人难得要领;某些中医著作人文色彩过于浓厚,让人无所适从,给中医理论的学术传承带来困难。始于 20 世纪 50 年代的高等中医药院校教材的编写就是很好的凝练科学主题的过程,如《中医基础学》就是将《内经》等医学典籍的核心理论进行高度提炼和概括,中医临床内、外、妇、儿、针灸、推拿、五官等各科教材则是将历代医家的著述去伪存真、去粗存精、去虚存实,进行系统对照与比较、科学选择,使其主题明确、论点鲜明、内容集中、切合实用,对中医的学习与传承发挥了重要的作用,使中医真正建立起了系统完整的理论体系和临床学科的总体框架,为中医学术进步与发展作出了巨大贡献,产生了重要影响,应该说,这次统编教材的编审和出版是中医学术发展史上最重要的成果之一。

应该看到,随着医学科学的发展,目前凝练中医科学主题的工作还很不够,应该进一步加大力度,将中医学各相关科学主题高度提炼,剔除一切虚玄空乏的内容,适当增加国内近几十年来的最新研究成果,保证中医学准确、科学、真实、简洁,以便于学习、便于掌握、便于应用、便于推广，使中医学真正成为一门既充分体现中医学特色又符合医学科学性质的学术体系。

(二) 建立科学统一的疗效评价体系

建立科学统一的中医药疗效评价体系是中医临床研究的关键一环，也是评价中医临床水平、认识中医药疗效优势与特点、分析其缺陷与不足的唯一途径，只有有效的评价并指导我们作出对某一疾病、某一治疗环节中医治疗方法的选择与施行，才有利于中医诊疗技术的推介。

目前中医尚未建立起科学统一的疗效评价体系，特别是在疗程长短、剂量大小、调方指征、停药时机等方面均未制定出科学可行的标准和要求。目前各地报道的中医疗效差异甚大，总结出的经验经不起临床的检验和重复，甚至出现对中医疗效盲目夸大和全盘否定的片面倾向，这除受研究方法与水平差异的影响外，未建立起科学统一的评价标准是重要的原因之一。应该说，目前状况与中医临床研究的客观要求是极不适应的。

建立科学统一的评价体系的基本原则应该是既充分借鉴现代医学疗效评价的方法与模式，又要充分体现中医疗效的特色。要做到长期疗效与近期疗效相结合，整体疗效与局部疗效相结合，证候疗效与客观指标疗效相结合，治疗作用与善后作用相结合。疗效标准既有质的疗效体现，又有量的变化反映，既反映个体疗效，又反映普遍规律。疗效评估体系还要涉及疗程、用药剂量、调方指征、停药时机等，要有近期与远期随访，要体现生活质量的改善状况等。

(三) 创新理论建设

1. 构建新的中医理论体系　构建新的中医理论体系是中医学术研究的重要任务之一，这是当前科学环境和疾病谱变化现实对中医学的客观要求。所谓全新的中医理论体系应包含两方面内容，一是完整准确继承中医学术精华，体现中医学的理论实质如病因病机、辨证论治、治法确立、方药组合等,二是合理吸纳现代医学科学理念如生命本质、疾病发生学、临床治疗学、预防医学等内容。这一脱胎于传统中医学的新的理论体系对中医病证和现代医学疾病具有双重指导作用,既是中医学术进步的重要标志,也是中医发展的必然历程。

2. 创建新的科研范式　创新科研范式首先应该冲破“拉郎配”这一单一的科研模式的篱墙。中医科研借鉴现代医学方法是必要的,但不是唯一的,尤其不应牵强附会、千篇一律地套用一种固定的模式,要根据文献研究、临床研究、理论研究、实验研究的不同特点,分别选用、创制不同的科研范式,采取不同的研究方法,以适应不同科研内容的实际需要。

10 中医临床研究亟待解决的几个问题

近年来,随着我国中医临床研究的深入开展,各系统、各专业都取得了一些重要的研究结果,但是由于一些中医临床研究最基本的问题并未引起学术界的足够重视,更没有得到很好的解决,因此,从总体上看并未取得突破性进展,明确和解决好这些问题就成为当务之急。

一、明确中医药的作用目标

如果中医药临床研究所针对的仍然是单纯的中医病症的话,也许就并不存在不同的作用目标问题,中医主导治疗的地位就是毋庸置疑的,而当前我们都必须面对中医治疗目标全面转换到现代医学疾病的临床现实,对不同的疾病、疾病的不同阶段、不同环节,中医药的作用目标也应当是不同的,一般说,中医药对现代医学疾病的作用目标有三个,即主导治疗、辅助治疗和善后治疗,因人、因疾病的不同防治、不同环节和治疗需要而定,这是我们今天进行中医临床研究所必须明确的首要问题。

(一)主导治疗作用

所谓主导治疗,是指在某疾病或疾病的某一阶段、某一环节,以单一的中医药治疗或以中医药为主的治疗方法,如代偿期肝硬化患者有肝区痛、腹胀纳少、蜘蛛痣、牙衄等临床表现,而病毒指标及肝功能基本正常,或仅有肝纤维化指标异常,活血化瘀、软坚散结等中医治法和相应的方药就可作为主导治疗,单用中医药治疗就有可能使患者的症状减轻或消除,肝纤维化指标也可能随之改善。再如慢性乙型肝炎患者肝脏生化指标轻度异常,而临床表现有呕恶、厌油、纳呆、腹胀、乏力等症状,亦可以中医药作为主导治疗,或单用和胃祛湿、行气消胀等治法和相应的方药,或辅以小剂量西药或中药提取物制剂等护肝药物,即可达到症状改善、肝功能恢复的目标。在这一治疗过程中,是单用或以中医药治疗为主的,所以我们称之为主导治疗。

(二) 辅助治疗作用

辅助治疗是指对某些疾病或疾病的某一阶段、某一环节,目前中医药只能作为辅助治疗。辅助治疗的目的有两个,即发挥增效作用和减毒作用。如肝脓疡、阑尾脓肿等重度感染患者,在应用抗生素治疗的同时,辅以中医清热解毒或凉血解毒等治法和方药,既有助于炎症的尽快消退,又可有效地减轻由此产生的相关症状,从而发挥很好的增效作用;而对于乙型肝炎患者进行抗病毒治疗,西药抗病毒药物是主导,在治疗过程中根据病情需要可以辅以相应的中医药治疗,以减轻干扰素引起的发热疼痛、白细胞下降等副作用;再如中医药作为肿瘤化疗的辅助治疗可以减轻化疗药物的呕吐及骨髓抑制等毒副反应,辅助治疗所体现的就是减毒作用。这些辅助治疗作用看起来似乎是次要的,但是它又是不可或缺的,中医药所发挥的辅助治疗作用往往是现代医学所不具备的。

(三) 善后治疗作用

在多种疾病的治疗中,中医药作为善后治疗的机会更多且更具优势。善后治疗的目的有两个,一是常规治疗之后的后续治疗或康复治疗,如脑血管意外经急性期必要的治疗之后,肢体功能障碍的恢复应用中医药、针灸、推拿等进行长期的康复治疗,往往可以发挥现代医学所无法替代的作用。二是巩固已经取得的疗效,如肝硬化腹水经治疗腹水消失后,对防止腹水再生或延缓腹水再生的时间,及增进食欲、增强体质等,中医药都可以发挥较好的作用，如临床常用的健脾、补肾、柔肝等治法和相应的方药都可扶助正气、改善肝功能、杜绝和减少腹水再生的几率。善后治疗是巩固疗效、保证最终康复的重要措施，有时甚至是治疗成败的关键。

不同的作用目标是由疾病本身的规律和中医药的疗效特点所决定的，明确这些不同目标，可以帮助我们把握正确的研究方向，选择正确的治疗方案，避免临床治疗的盲目性，少走弯路，也才能较易达到我们预期的目标。

二、明确中医药的疗效定位

对于中医药的临床疗效作出科学定位，有助于我们在确定中医治疗方案时作出正确的选择。长期的临床实践证明，中医药可以在疾病治疗的许多环节发挥作用，但最确切的疗效主要还是体现在改善和消除临床证候包括现代医学的症状和体征方面，这是因为临床证候作为主观感觉和外在表现是临床辨证用药最主要、最直接的客观依据和针对目标。中医的治法和方药本来就是直接针对临床证候和引起这些证候的的病因、病机、病位等相关因素的，如理气止痛法治疗胁痛，活血化瘀法治疗肝脾肿大，利胆退黄法治疗黄疸，和胃消食法治疗纳呆食少，均法有所指，方有所对，目标明确，针对性强，只要辨证准确，方药恰当，多可收到理想的疗效。同时，长期的临床实践证明，中医证候疗效多具有较好的可重复性。因为中医证候如咳嗽、痰喘、腹泻、胁痛、黄疸、眩晕、水肿等可广泛发生于相关的现代医学疾病之中，中医证候与相应的疾病之间在病因、发病规律、临床表现等许多方面都存在着广泛的内在联系。因此，中医治法和方药在针对中医证候的同时，自然也会对相关的具体病变发挥作用、体现疗效，对某些具体的病理变化及相应的客观指标也会产生一定或较好的调节、改善、逆转的作用，如减轻组织炎症、阻抑纤维化的发生、调节脂质代谢、调节免疫失衡及对多种基因表达产生影响等，其中抗肝、肺、肾纤维化及调节免疫失衡的作用较之于现代医学似乎更有优势。但是就临床所见，这些作用有时是不确定的，因此，这些疗效是相对的。如一个肝胆湿热型的慢性乙型肝炎患者，ALT 升高，AST 升高，我们辨证用清热利湿、利胆退黄的治法和方药，这无疑是正确的，临床肝胆湿热的证候可能有较大的改善甚至消除，但是作为反映肝细胞和肝组织炎症的 ALT 和 AST 等指标有时却不一定得到理想的改善，这与西医护肝降酶药的疗效特点有很大不同，这是因为中药复方对具体的病理变化和相应的客观指标异常缺乏较强的针对性，其作用机制则更难明了。因此，对于现代医学疾病而言，中医药疗效的科学定位应当首先对改善和消除临床证候包括现代医学疾病的症状与体征有肯定的或较确切的疗效，且具有较好的重复性，这是已经被长期的中医临床实践所证明了的。

其次，对于大多数疾病的某些病变实质及相应的客观指标异常也有一定的或较好的疗效。我们要深入进行中医证候和现代医学疾病之间的相关性研究，不断摸索中医治疗这些疾病的规律，最终总结出成熟的经验并制定出规范的治疗方案，使中医临床研究水平发生质的飞跃。

其三，对某些疾病或疾病的某些环节、某些病变，则中医药疗效尚难确定或作用相对薄弱，至少目前在多数情况下如此。如乙肝病毒清除、实体肿瘤抑制、息肉、血管瘤的消除等，我们一定要有理性的眼光，避免进行盲目无益的治疗。

只有明确中医药对不同疾病的疗效定位，才有助于我们选准中医药临床研究的切入点和突破口，也才能使我们对中医药的临床疗效作出准确的判断，而这对于医生和患者恰恰都是最重要的。

三、建立恰当的疗程

目前，除某些特定的课题研究有设立疗程的要求外，大部分中医临床医生和患者对中医治疗缺乏疗程的概念，在多数情况下，只要患者来诊病，医生就进行中医治疗，有时来一个月开一个月处方，来半年开半年处方，有的甚至持续一年或数年，究竟需不需要服用如此长的时间，调方、停药的标准是什么？中医药的疗程与用药剂量该如何确定？这些问题都需要我们认真面对。应该说目前状况与中医临床研究的要求是极不适应的。

我们要根据不同疾病和疾病不同阶段和不同环节的治疗特点、某一病或疾病的某一环节制定相对恰当的疗程。以乙型肝炎的中医治疗为例，一般说针对某些症状的治疗疗程可短些，如可定一周或稍长；减轻肝脏炎症和针对某些体征的疗程则宜稍长些，如三周或稍长；抗肝纤维化治疗则宜更长些，如两个月；而肝硬化则宜更长些，如三个月到半年。这些疗程是相对的、大概的，是根据疾病规律和中药作用特点而定的。只有设立适当疗程才能较准确地进行疗效评价并减少用药的盲目性。

四、明确调方指征

中药处方是临床治疗和用药的最终落足点，处方优劣直接关系疗效优劣和疾病预后，其重要意义不言而喻。及时了解病情变化、把握调方时机，进行准确的处方，调整包括药味和剂量的增减，是保证处方合理、选药准确的重要环节，也是提高临床疗效的必不可少的重要过程。

当前，中医临床研究尚未制定出合乎疾病规律和中医治疗特点的、统一的调方指征，临床上往往仅凭医生的经验而定，存在着较大的主观随意性。这对探索疾病的证治规律和总结临床经验而言显然是远远不够的，与临床研究的总体要求更是远远不能适应的。我们要在总结大量临床规律的基础上，真正总结出符合每一病、每一证的临床治疗规律、调方时机、调方原则，使其成为中医临床规范化、精准化研究的重要组成部分，甚至设定不同病证的相对固定的药物调整范围和剂量增减标准，形成一个方药调整的总体框架。

五、规定停药标准

临床上对于绝大部分疾病而言，治疗和用药都应当是有限期的，因此，就必然有一个适时停药的问题。目前，这一问题尚未引起中医临床工作者的足够重视，也没有制定出统一的停药标准，这显然远远不能适应中医临床研究的要求。中医临床治疗一定要建立起一个适时停药的概念和标准，一般说，在一定的疗程之内，经治疗病情未减轻甚或加重，就应当说治疗是失当的；或虽有一定疗效，但患者对于剂量、味道、方法感到不适或难以耐受，治疗依从性较差等，都应当是停药的条件。有些疾病如消化道出血则以静脉给药为主，以停用中药为宜。从某种意义上说，知道什么时候该停药也许比知道什么时候该用药更重要些。建立起临床中药停药标准实在是刻不容缓。

六、把握好临床处方的几个技术细节

处方是中医临床用药的最终落足点，组方合理、用药恰当是提高临床疗效的关键所在，也是中医临床研究的主要内容。要开出一张辨证准确、组方合理的处方需把握好以下技术细节。除遵循以上原则之外，以肝病为例，一张好的中药处方还应注意以下技术细节。

（一）选药要准确

准确选择药物主要从三个方面入手，一是从中医理论角度充分了解每一味中药的性味归经，功效主治等，以适应肝脏疾病整体调控的需要。很多药物具有相同或类似的功效，在选择时就应根据每味药的药效特点和辨证需要，选准选精；二是要熟悉每一味中药的现代药理学，并作为处方用药的参考，另外，对中药的药理作用要有全面认识和正确取舍，如灵芝、茯苓等具有免疫促进作用的药物，在护肝治疗时就不宜应用，用之则可能使炎症加重；三是组方除应遵循中药的配伍禁忌外，还应了解每一味中药的现代毒理学，避免应用肝毒药物，如川楝子、半夏、天花粉、何首乌等，以提高处方的安全性。近年来中药导致药物性肝损害和肾衰竭的报道日渐增多，应引起我们足够重视。

（二）用量要规范

对中药用量，本草学和中药方剂学都有明确的规定和要求，这些规定是历代医家从长期的实践经验中总结出来的，今天仍然是适用的。但临床所见，目前肝病处方中的中药用量差别甚大，一般仅凭临床医生的经验而定，有较大的随意性，而不同用量往往会对疗效产生重要影响，如大黄本为泻下通腑药，因其含有鞣质，用量过大时反而会产生止泻作用；小剂量大黄有利胆退黄功效，大剂量长期应用反而能导致胆红素代谢障碍引起胆红素升高。因此，中药用量切不可随意为之，超常规用量时一定要有理论基础和实践依据，以免影响肝病处方的有效性和安全性。

（三）用法要适宜

肝病处方以水煎服作为主要服用方法，对绝大部分中药都是适用的。也有一些肝病药物不宜水煎，如羚羊粉、三七粉都需要冲服，水蛭素水煎后易于破坏，也不宜水煎，需研末冲服；蝼蛄粉、蟋蟀粉也以冲服为宜；五味子降酶的有效成分不溶于水，因此，五味子入药常入水丸剂或散剂；车前子则需包煎。另有甲壳类药物和矿石类药物质地坚硬，其有效成分往往难以煎出，常需先煎，如炮山甲、鳖甲、蛤壳等，常需加足水先煎沸一定时间如15分钟后，停煎待水凉后再浸泡其他药物，再煎两次，以保证这些药物作用的充分利用。

（四）要注意用药禁忌

熟知肝病临床用药的禁忌，才能避免肝病处方的盲目性，如辛燥药的应用问题，中医学认为肝刚阳之性易于激发而升越上亢，故治肝之法宜清、宜舒、宜镇，而不宜用附子、桂枝、干姜、麻黄、细辛等，古人谓“肝病忌桂，木得桂则枯”，此论非单指桂枝而言，而是提示大凡辛燥温热药物均宜慎重，临床所见，这确系经验之谈。糖尿病患者不宜用甜味药，另外，甜令中满，腹胀之人慎用甘甜药；甘草易致水钠潴留，腹水患者则不宜用；门脉高压性胃病，则避免应用五味子、乌梅、山楂等酸味药，以防止其对胃黏膜的不良影响等。

11 中医临床研究基地建设的学术使命

国家中医药管理局发布国家中医临床研究基地建设单位公告及下文提出业务建设目标要求至今,各地基地建设单位在国家中管局领导下,各项工作正在扎实推进,基础设施建设、人才团队组建和学术平台建设等都取得了很大进展,这是有目共睹的,但是当前最大的困难是具体到每一病种仍未形成学术研究的总体规划,呈现出“大方向人人皆知,如何做无从下手”的局面。每一病种学术研究究竟如何进行,从哪里入手,遵循何种路径与步骤,采用何种方法,研究那些内容,如何确定治疗节点和终极目标等一系列基本问题仍无章可循,相顾茫然。这显然是与国家对基地建设的要求极不适应的。笔者曾撰文就中医临床研究基地建设的学术研究从横向和总的方面提出了一些看法。本文再就学术研究的重要性和具体疾病的学术研究内容和任务略述浅见,以供同道们参考。

一、学术研究是基地建设的核心

中医临床研究基地建设是一项庞大的系统工程,涉及诸如经费投入、基地设施建设、设备购置、人才团队建设、学术交流平台搭建及实现信息资源共享等许多环节,而每一环节都直接关系到研究基地建设的成败,都是至关重要甚至是缺一不可的。但是,我们更应该清醒的认识到,对中医临床研究基地建设而言,学术研究才是真正的核心所在,以上所有这些环节都是为学术研究这一核心服务的,是为实现学术研究目标提供人才、信息和物质保障的。因此，我们的目光一定要紧紧盯住学术研究这一核心不动摇，抓住学术研究这一关键不放松，充分利用目前资金、人才、信息等资源并使之成为完成基地学术研究任务的基础和条件。

中医临床研究基地建设的核心任务是建立起相关疾病的新的中医理论体系，提高中医诊疗水平和临床疗效，扩大服务功能，而卓有成效的学术研究是最终实现这一目标的基本保证。当一个建设周期结束，我们对基地建设进行评价时，就不仅要看基地规模、看团队建设、看设备条件等基本状况，更要看基地所承担的相关疾病的中医临床研究是不是真正诞生了“看得见、用得上、立得住、推得开”的创新性研究成果；是不是真正提出了新理论，创立了新方法，积累了新经验；而这些研究成果是不是实实在在地指导临床，服务临床，并在提高中医诊疗水平和临床疗效、扩大中医服务功能中发挥了重要的作用。这才是最重要的，只有这样的学术研究成果才具有永恒的意义。

如果说20世纪50年代相继编撰出版的高等中医院校教材真正完成了中医临床学科总体框架的构建从而对中医学术进步发挥了划时代的作用的话，当前，中医临床研究基地建设的学术使命就是建立起中医药治疗西医疾病特别是重大疾病的新的理论体系，这一体系既要完整准确地体现中医学的本质特色，又要符合相关的现代医学疾病发生发展的规律，既保持中医的主导地位，又要充分借鉴现代医学的最新成果，从而使中医药真正能在重大疾病的防治中发挥应有的作用。

二、构建相关疾病新的中医理论体系

建构新的中医理论体系是基地建设最主要的学术使命，完整系统的中医理论体系主要体现在以下几个方面。

（一）确立相关疾病的中医病因学归属

目前中医界对各基地承担的西医疾病的中医病因学归属的认

识尚不一致，有些认识甚至存在着很大的片面性，主要原因是在认识和阐述中医病因时未能充分兼顾西医疾病的发展规律。如乙型肝炎的病原学为乙肝病毒侵入人体通过复杂的免疫反应引起发病，中医病因归属就必须具备外在的传染性致病因子和内在的发病条件，这一外在的致病因子具有物质性、致病性、致病的特异性、传染性及潜伏性感染方式等特点，内在发病条件则是免疫失衡即中医体质因素，依这样的标准，将中医“杂气”作为乙型肝炎的中医病因就较为适宜，而当前多数研究所认同的“疫毒”就不够准确，至于“湿热”，“邪毒”甚至“情志”等显然不具备上述条件，作为乙型肝炎病因是不恰当的。

再如高血压病，多数文献只注重从眩晕等中医病证立论，将肝阳上亢，肝风内动等作为病因，而对于过量进盐这样最重要的原因却每每遗漏或忽略，这显然也是不全面的。其实，中医学早就认识到饮食过咸易引起血脉变化，如《老老恒言》中所说“……血与咸相得则凝，凝则血燥”，这与高血压病常见的血脉紊乱如血栓、梗死等缺血性疾病颇为吻合，因此，应将平素嗜咸或过量进盐作为高血压病主要的中医病因之一。

深入进行中医病因学研究，纳入符合现代医学疾病发生学规律的科学理念，真正确立起相关疾病的中医病因学归属并形成共识，对于治法确立乃至整个临床研究都具有极其重要的意义。

（二）探讨中医病机演变的阶段性规律

中医病机研究在内容上主要包括两个方面。一是对肝炎、高血压、冠心病、糖尿病等相关疾病发生、发展及转归的总体规律的把握。二是研究和把握中医病机演变的阶段性规律。

总体病机规律研究的内容是多层面的，如外来致病因子的介入、基本病位、对脏腑气血所产生的广泛的病理影响及后果、阴阳失调、脏腑及气血功能紊乱等发生的机制及病机意义，湿热痰浊及瘀血等病理性产物形成的原因及对病机转归的影响等。

各临床研究基地所承担的疾病病程均较长，涉及不同的病理阶段和临床分期，如高血压病可以其对靶器官的影响程度而分为一期、二期、三期，而乙型肝炎则分为急性肝炎、慢性肝炎，慢性肝炎又有轻度、中度、重度之分，中医病机演变就具有了阶段性规律，以慢性肝炎而言，其病变往往初在肝，先传脾，后及肾，最后导致气血逆乱，正虚邪实的结局，湿热与瘀血则是疾病过程中的阶段性病理产物。在这些不同的疾病阶段，中医病机演变的规律决定了不同的证候表现，明确中医病机演变的这些阶段性规律，有助于我们采取及时正确的中医干预措施，制定恰当的阶段性治疗方案，从而阻断疾病进度，促使疾病向愈。

病机研究还要明确影响病机转归的三个重要因素即致病因子的强弱程度，体质差异及治疗是否恰当，这三点对于病机转归趋向的影响是决定性的。

（三）研究证候组群的分布规律与表现特征

证候作为疾病的外在反映，是中医辨证论治的基本依据。病毒性肝炎、高血压、糖尿病等可有多种症状与体征，中医证候纷繁，这些证候又因疾病的临床类型和阶段不同在性质、程度、持续时间及发生频率等方面而有很大差异。中医证候学研究的主要任务有两个，一是深入探讨证候发生的生物学本质，探讨证候与某些疾病的病变实质及客观指标异常所存在的广泛的内在联系和相关性，以便促进证的规范化、客观化研究，从而使研究进入更深的层次。二是系统观察在某些疾病不同阶段的证候组群的表现特征及分布规律。深入分析体质差异及环境、气候、情绪等疾病本身之外的众多因素对证候发生的影响，最大限度地排除患者因年龄、性别、职业、文化程度等不同所导致的对主观症状感知和表述的差异，逐渐总结出不同疾病不同临床证型和证候学范围，从而为正确的辨证分型提供证候学依据。

（四）确立中医治法学范围

中医治法学研究的任务主要有以下三个方面：第一是对传统治法的学习与研究。中医治法学的诞生始于《内经》，之后历朝历代医家不断创立新的治法，大大丰富了中医治法学内涵，这些传统的治法今天仍具有现实的指导意义，如平肝潜阳法之对于高血压，益气生津法之对于糖尿病，清热利湿法之对于肝炎等仍为临床所常用，认真学习、深入研究这些治法的疗效体现和作用机理是基地建设重要的学术任务之一。第二，认真总结近年来各地在相关疾病临床研究中不断创立的新的治法。近年来，随着中西医结合研究的不断深入，各地根据现代医学疾病发生发展的规律，结合临床实际，创立了许多新的治法并应用于临床，这些治法既符合中医理论，又对病变实质，具有较强的针对性。对这些治法进行深入研究、反复印证，使之成为传统治法学的有益补充。第三是在不断总结实践经验的基础上，创立新的治法。根据相关疾病的病变规律和特点，不断创立新的中医治法是基地中医临床研究的关键一环，如对高脂血症建立化浊祛脂法；对高血压病建立平肝降压法；对糖尿病建立益气降糖法；对肝纤维化建立通络化纤法；对肝性脑病血氨升高建立泻下祛氨法，对溃疡病建立护胃愈疡法等等，这些治法目标明确，针对性强，既符合中医理论，又贴近临床实际，对于提高“病”、“证”疗效，完善丰富这些疾病的诊疗理论和方法，都具有十分重要的学术理论意义与实用价值。

另外，针对相关疾病积极搜集总结针灸、推拿及药浴等独特的中医疗法，推广中医适宜技术，发挥好中医简便廉验的独特优势。

（五）开展临床方药应用研究

处方用药是临床诊疗的最终落足点，直接关系到疗效优劣和治疗成败，坚持正确的组方原则、把握好科学处方的技术细节是保证疗效获取的关键。

方药学研究的主要任务有三个，即学习经方、印证验方、创立新方。第一是经方的学习与研究。许多经方至今仍广泛应用于临床并常可获得满意的疗效，深入研究这些传世经方在配伍方面的特色与规律，认识和阐明其治疗基地建设所针对的相关西医疾病的疗效原理，认识其局限性，为各疾病最终方药的选择和确定提供理论依据。第二是对经验方药的研究。多年来，广大临床工作者在总结中医治疗西医疾病实践经验的基础上创立了许多经验方，这些经验方既符合君臣佐使的配伍原则，又融进了现代科学理念，常可取得较好的疗效，具有强大的生命力，中医临床研究基地建设应将经验方药特别是民间验方的挖掘搜集作为重要的学术任务。应对相关的经验方药进行深入细致的分析研究，反复印证，由分散而集中，发现其规律，使经验方药趋于规范与完善，逐步实现从经验用药到规范用药的过渡。第三是加强对单味药的研究。对中药单味药不仅要熟悉其性味、归经、功效、主治等，还要充分运用现代医学科学技术与方法进行药理学、毒理学研究，在阐明其作用机理、认识其疗效特点的同时提供方法学启示，如五味子降酶成分不溶于水，用于降酶则不宜入煎剂等，从而保证临床用药的有效性和安全性。

此外，应深入开展多剂型、多途径给药研究，在总结大量临床经验的基础上，研制更多更有效的中药新药，以方便患者，克服汤剂量效关系不确定、治疗依从性受限等不足，为多途径用药创造条件。

（六）建立起中医药对症治疗框架

临床重大疾病病程较长，治疗难度较大，患者常因生理、病理及心理变化而出现许多复杂症状与体征，有些症状与病因甚至并无直接的相关性，因此，有时病因解除了，症状却依然存在，患者深受其苦，解除这些症状，减轻患者痛苦和心理负担，改善生活质量就成为临床治疗的重要环节。

对各基地承担的相关疾病的治疗，现代医学多强调病因治疗如抗病毒治疗等，尚未建立适宜的对症治疗框架，而中医药正好可以发挥这方面的作用和优势，因为，中医药独特的辨证论治模式针对的是“证”，其疗效优势也首先是体现在改善和消除症状与体征方面。

建立相关疾病的中医药对症治疗框架，首先对每一常见症状发生的性质、程度、久暂、部位、病机规律等进行综合分析，然后确立相应的治法学范围和相对固定的方药，形成合乎临床规律和辨证论治原则的对症治疗框架。如肝病胁痛一症，胀痛多因之于气滞可用疏肝行气法，选柴胡疏肝散；隐痛常因之于肝肾阴虚，则多用滋肾柔肝法，选归芍地黄汤等，其他如腹胀、食少、失眠、眩晕、口渴、水肿等均可依此类推，这样有证、有法、有方、有药，相对固定，兼顾灵活，针对性强，可先治主症，再治次症，后治兼症，也可数症并治，数方并用，皆因临床需要而定，既便于学习、便于掌握、更便于推介。

中医对症治疗与西医学病因治疗各有侧重，将二者有机结合起来，才有可能达到医患共同期盼的主观症状与异常客观指标的同步改善，从而实现综合的疗效目标，提高中医的贡献度。

（七）架构中西医结合的桥梁

中西医学作为人类防病治病的智慧结晶，既有各自的优势与特色，又都有各自的局限与不足，进行中西医理论互融与实践渗透，进行方法的互补与借鉴就成为势所必须，这既是我国医学科学发展的必然要求，也是临床诊疗的客观需要。我国几十年中西医结合的实践证明，联合胜于单用，互补胜于竞争。中医临床研究基地建设以西医重大疾病为针对目标，将中医理论与方法运用于这些疾病的防治之中，这本身其实也是在拓展中医自身学术研究领域的同时架构中西医联合的桥梁，这也是实现基地建设既定目标的重要保证。

中医诊疗和学术研究的目的不是要取代降压、降糖、降脂、抗病毒、化疗、透析等西医治疗方法，而是在于找准中医在这些相关疾病防治中的恰当位置，把握好中医诊疗的阶段性规律和适宜介入的关键节点，真正发挥好中医治疗、辅助、康复等不同作用，发挥好中医灵活辨证、宏观调控及个体化诊疗等特色优势，做到中西医取长补短、优势互补，从而丰富这些疾病的治疗学内容。

中医学术研究要根据相关西医疾病发生学规律，深入挖掘中医治疗这些疾病的理论基础和实践依据，这一体系既不否认中西医思维方式和诊疗模式的差异，又要充分认识中西医在科学本质上的趋同性和方法学上的互补性，从而构筑起学术沟通的渠道。

要在基地建设相关疾病的诊疗中建立起在保证中医主导地位前提下的中西医双重诊疗体系和临床路径，既有西医病的诊断，又有中医证的分析，在治疗上既针对病，又治疗证，一病双诊双治，病证结合，在治疗方法上，切实做到能中不西、可中可西或中西并用，一切以提高临床疗效、改善疾病预后为唯一宗旨。在这一过程中不断使中医学真正成为开放的学术体系，从而促进中医学术的发展。

三、学术研究应遵循自身的规律

任何一门学术研究都应遵循其自身本有的规律，中医临床研究亦然。唯有如此，才有可能实现既定的研究目标。

在中医临床研究基地建设过程中，进行适时的检查督导、评估验收时完全必要的，也是不可或缺的，各基地之间进行必要的经验和学术交流也是十分有益的，但是由于各研究基地承担的疾病任务不同，难易程度有别，兼之各地研究条件参差不齐，因此，研究进展会有很大差别，无法做到整齐划一，也难以制定出统一固定的模式，更不宜采用统一的标准和尺度在对基地建设进行考核和评估。既往我们经常采用的重点学科、重点专科的常用的评估方法和标准由于往往较多地关注数量指标，用于基地建设评估显然是不适宜的。因此,我们要在实践中积极探索适宜于基地建设评估的新模式和新标准。

我们一定要避免偏面追求规模和数量的倾向,对床位数量、团队人员的学历结构、科研奖项等均不宜做出硬性规定和要求,更要避免和防止出现因评估而催生的虚假数据。因为这些指标与基地学术建设可能是密切相关的,但却不是必须的。

作为主管行政领导部门和各研究基地单位决策层在建立适宜的科研运行模式、运行机制和保障机制的过程中,也要遵循学术研究的自身规律,营造宽松和谐的学术氛围,提倡学术自由,发扬创造精神,培育科学思想,提高科学素养;鼓励创新,宽容失败;注重吸收群体智慧,善于凝练科学主题;重视学术积淀和经验积累,既关注数量,更重视质量。将学术规范化、标准化建设和保持发扬中医特色有机地结合起来,真正使中医临床基地建设的学术研究取得丰硕成果,积累丰厚经验,并使之成为中医学发展史上的永久性学术财富。

12 中西医结合论

中西医结合虽然已经走过了半个世纪的漫长历程,但至今社会各界对此仍时有褒贬,毁誉不一,充分反映了国人对中西医结合所普遍存在的视角偏差,因此对中西医结合的一些基本问题进行系统全面的认识与阐述,以正视听,实属必要之务。现不揣浅陋,略陈己见如下。

一、中西医结合的渊源与现状

中西医结合始于20世纪初叶中西医汇通派提出的学说和临床实践。20世纪西方医学在我国的广泛传播与飞速发展引起了中医学术界的普遍关注与重视,不少有识之士已经认识到中西医各有所长,应当优势互补,并提出了中西医汇通的愿望与构想。清末民初涌现出以唐宗海、恽铁樵、张锡纯等为代表的中西医汇通的先行者。也正是他们首先提出了中西医结合的美好设想并付诸实践。他们认为中西医在理论上是相通的,在治疗中中药与西药不应互相抵牾,而应当配合应用。张锡纯先生主张医学应当衷中参西,并著有著名的学术专著《医学衷中参西录》,书中对很多疾病的治疗都采用了中西医双重治疗方法和药物,对一些病证的理论认识也接受了许多西医学的观点和理念。民国时期,一些"先知先觉"们更是萌生了实行中西医结合以发展中医的思想,如京城四大名医之一的施今墨先生明确提出:"中医积累千年之经验,必须与西洋医学相结合,始能究其真理。"正是这些医学家们的科学思想和医疗实践催生了我国中西医结合的萌芽。

20 世纪 50 年代，毛泽东主席发出了“把中医中药的知识和西医西药的知识结合起来，创造中国统一的新医学新药学”的号召，从此我国医药卫生界才正式有了“中西医结合”这一概念和实践。毛主席虽然不是医学家，但他却具有一般人所不可能具有的人文情怀、科学理想和哲人睿智，这一号召也决不是一个简单的政治口号和行政号召，而是顺应医学科学发展的潮流并根据我国医疗卫生现状和中西医两种医学并存的现实而提出的，五十多年来的中西医结合历程充分证明了毛主席敏锐的科学预见性，中西医结合在理论和临床的许多研究领域都取得了令人瞩目的研究成果，中西医结合几乎涵盖了所有专业，新的中西医结合诊疗方案不断建立，中医药的疗效机制得到进一步认知与阐明，中西医结合使一些重大疾病的疗效取得突破，极大地丰富了临床治疗学内容，更为重要的是中西医结合的实践过程对中西医学术界的科学理念和广大患者的就医观念都产生了极其深远的影响，是得到绝大部分临床工作者的认可的。一项调查显示：68. 85% 的患者最喜欢中西医结合医学，65. 45% 的患者最喜欢中西医结合医院，71. 2% 的患者最喜欢中西医结合治疗方法。分别有 92. 21% 的医务工作者认为要实行中西医结合医学的诊断，93. 52% 的医务工作者认为要实行中西医结合的治疗方法。对于某些疾病如免疫性疾病的调控免疫治疗、肝硬化的抗肝纤维化治疗、肝脏炎症的护肝治疗、中风后的康复治疗等，中西医结合已成为医者和患者的首选。

几十年来，我国创办了多种中西医结合专业学术刊物，出版和发表了众多的中西医结合的科学论著，相继成立了各专业的中西医结合学术团体，有的高等院校还设立了中西医结合专业和硕士、博士学位授予点，中西医结合在我国已经形成一个完整的学术体系。

目前，除中医文献和中医理论教学工作外，从中医临床诊疗到中医科研的选题、设计与实施都无法离开中西医的融汇与贯通，这一点各级中医医疗机构的临床工作者都会有切身的感受。从某种意义上说，目前中医医疗和科研机构的中医从业者所从事的实质上都是中西医结合的医疗和科研实践。如果说20世纪五六十年代我国中西医结合队伍是以西学中人员为主的话，那么现在每一位中医工作者则都是中西医结合队伍中的一员。

与此同时，我们也应该看到，目前中西医结合存在“一头偏”的现象，是单向的，即中西医结合工作基本上是在中医和中西医结合机构内进行的，中西医结合队伍也从以往的西学中转变为以中学西为主的中医从业者，鲜有西医人员主动学习中医并进行中西医结合研究的，这就使中西医结合局限在一定的范围之内，对整个医学体系和医疗卫生事业的要求而言，中西医结合无论在广度、深度及普遍性方面都还是很有限的，是远远不够的。对于中西医结合的总体目标、思路方法也尚未形成共识，也还没有建立起中西医结合的最佳模式，中西医结合的许多理论与实践问题都有待我们去进行新的探索，我们面临的任务是艰巨的。

二、中西医结合的定义和内涵

对中西医结合的定义和内涵历来有各种不同的理解，李致重先生将中西医结合定义为：“中西医工作者相互合作，中西医学术相互配合，以提高临床疗效为目的的实践过程，谓之中西医结合。”这里主要提到了人员的结合和学术的配合。

刘洋先生则认为：“真正的中西医结合工作，开始于20世纪50年代，希望因此而创立中国的新医药学。具体做法是在中学西、西学中的基础上，用西医阐明中医，将中医纳入西医科学的理论之中。”这里则主要强调了他对中西医结合方法学的个人见解。

其实，中西医结合具有多种含义，首先因其是领袖发出的号召，就自然体现了我国卫生事业和医学科学发展的政策导向，同时还包含有中西医的机构结合、队伍结合、人员结合、学科结合等，而最核心最根本的结合则是中西医两套理论体系和技术方法的学术和技术结合。

从学术层面而言，中西医结合不是中医加西医，也不单单是两套诊疗方法的并用，而是必须具备三个方面的条件，即实现中西医理论互融，完成中西医实践渗透和建构起中西医工作者所普遍认可的双重诊疗体系，这既是中西医结合的真正含义，也是中西医结合工作者神圣的科学使命。经过长期努力，最终实现这一目标对推动中医学术的发展和我国医学科学进步都具有极其深远的意义。

三、为什么要中西医结合

（一）两种医学体系同时并存所作出的必然选择

中西医结合是中国医学发展史上的重大事件，这一事件的发生不是偶然的，而是中西医学两种医学体系共同会聚于中国的土地上所引发的必然结果。中医学在我国已有两千多年的历史，在西医学未进入我国之前，中医学是沿着自己的道路，按照自身的规律去发展的，19 世纪西方医学进入我国并逐渐占据了我国医学的主导地位，出现了我国中西医两种医学体系并存的现实。中西医学虽然在理论体系、思维方式和诊疗方法等许多方面都存在着某些差异，但其宗旨目标和针对的客体却是相同的，这就是防病治病、提高健康水平、改善生命质量，这就使中西医两种医学体系不是互相取代就是互相结合，不是互相排斥就是互相渗透，不是互相拒绝就是互相移植，不是互相对立就是互相借鉴，毫无疑问，理智而正确的选择应当也只能是后者。

中西医作为人类防病治病的智慧结晶，既有各自的优势与特色，又都有各自的局限与不足，进行互融与渗透、互补与借鉴也就成为势所必需，而在当今世界，唯有中国才会有这种可能。中西医结合是我国医学科学发展的必然要求，也是临床诊疗的客观需要，而不是我们要不要和愿意不愿意的问题。

（二）中医学术自身发展的实际需要

当前，中医面对的治疗目标已经由传统的中医病证全面转换到现代医学疾病，我们进行的一切中医研究包括临床诊治、疗效评价、新药研制、科研设计及实施等，都无一例外地是以西医疾病如乙型肝炎、糖尿病、肾炎等作为目标的，而不再是头痛、胁痛、消渴等中医病症，而对于疗效目标的追求也从单纯追求“证”的减轻或消失到现代医学疾病病变实质及相应的客观指标的改善和恢复，而传统中医理论并没有为现代医学疾病的中医诊疗准备好现成的答案，迫切需要进行中医理论的创新，要创新就要充分吸纳现代医学成果，进行理论的印证和融合、诊疗方法的互补和借鉴，从而使中医学真正成为一个开放的学术体系，促进中医学术的进步与发展。中西医结合就成为借鉴现代医学最新成果的最佳途径，在全新的科学环境下，拒绝融入现代医学科学理念是不现实的。

（三）现代医学发展的客观需求

新中国建国以来，特别是近三十年来，西医学在教学、医疗和科研的各个领域都取得了巨大的发展和举世瞩目的成就，使我国医疗卫生的面貌发生了翻天覆地的变化，在很多学科已经接近或超越世界先进水平，这是世所公认的。

但是，随着疾病谱的巨大变化，生活方式病的日渐增多，老龄化社会的初步形成，亚健康状态的普遍存在，特别是健康观念和医学模式的改变，在医学科学的许多领域，西医学都还有没有根本解决或解决得不好的医学难题，如抗生素和抗病毒药物的广泛应用所导致的病原微生物变异和耐药问题，肿瘤化疗和放疗的毒副反应问题，手术后的康复治疗问题，多种疾病的药物依赖问题等都需要中医的介入，从而进行中西医方法学和技术的借鉴与互补，这样可以大大丰富临床治疗学内容，完善医疗服务功能，在中国离开了中医介入的医学体系是不完整的。

四、中西医能否结合

对中西医能不能结合的问题学术界一直存在着争论，不少人存有疑虑甚至持否定态度。如有人指出："由于中西医学在方法论上的本质区别，在理论上缺乏真正结合的基础。"有人认为中西医学两套不同的理论体系根本不可能结合；也有人认为中医是文化，是科学，是技术，而这三个方面都有鲜明的民族性，而民族性决定了中西医结合的艰难。

实践证明，这些观点是仅仅局限于理论和概念层面的表象化认识，持这种观点的人主要是理论和医史工作者，缺乏对具体专业和疾病的深入研究，缺乏对中西医学科学本质的系统了解，有些提法是想当然的，因而这些观点是肤浅的、片面的甚至是错误的。

中西医学虽然理论体系不同，思维方式有别，诊疗模式存在较大差异，但是二者针对的客体、治疗的目标、研究的目的却都是一致的，中西医学都是在同疾病斗争的实践中诞生和不断发展的，二者对人体生理病理、发病规律、防治原则等基本问题的认识本质上都是相近的、相符的甚至是相同的。

以肝病为例，中医的黄疸、肝积、鼓胀与现代医学病毒性肝炎、肝硬化、门脉高压等疾病之间在理论和临床的各个方面都具有密切的相关性，存在着广泛的内在联系。首先，中西医对肝的物质认识都是建立在解剖学基础之上的，是基本一致的；对肝的主要的生理功能和病理变化规律的认识也是非常相近的；对病因认识，中医学认为"杂气""疫毒"等特异性传染性致病因子、虫毒、过度饮酒等是引起黄疸、肝积和鼓胀的主要病因，而现代医学则证实肝炎、肝硬化等肝脏疾病由肝炎病毒、血吸虫及乙醇中毒等引起，二者几乎是完全一致的；在治疗上，现代医学主要采取抗病毒、抗炎、护肝、利水等治疗措施，而中医则用清热解毒、利湿退黄、凉血活血、利水消胀等为治法，中西医在治疗方向上也是大体相符的，近年来的研究表明，清热解毒法可以减轻肝脏炎症、改善肝脏生化指标，活血化瘀法则可改善肝脏微循环，使肝脏纤维化程度减轻，在针对目标和疗效体现上是基本一致的；中医经典著作《金匮要略》提出的肝病用药的总原则是“肝之病，补用酸，助用焦苦，益用甘味之药调之”，现代医学则从酸味的五味子中提取联苯双酯、双环醇，从甘味药甘草中提取甘利欣，而这些都成为主要的护肝药，这绝不是偶然的巧合，而是两种医学科学超越时空的碰撞和交融，充分证明了中医学真实的科学内涵。中医在两千年前发明的针刺放腹水法，与现代医学之穿刺放腹水在穿刺部位、间隔时间、穿刺禁忌等方面几近一致；中医制定的黄疸患者应卧床休息、鼓胀患者应“限盐、戒酒”的生活调养原则更与现代医学完全吻合。

再如消渴与糖尿病，哮喘与喘息性支气管炎，腹泻与结肠炎等疾病，中西医也都具有大致相近的认识，痢疾与菌痢则几乎完全相同。中医药生津止渴、化痰平喘、健脾止泻及清肠解毒等作用功效就成为这些疾病共同的疗效学基础，至于中医用麻黄汤宣肺平喘，西医用麻黄素松弛支气管平滑肌，中医止泻重用黄连，西医治肠炎则用黄连素等就更是如出一辙。

临床治疗技术层面上的结合就更是应用广泛，如闭合性骨折X线下的手法整复，针灸与电疗的结合，中药离子透入治疗，中药介入治疗等日益显示出简便易行、富于实效的优势。

这些实例都告诉我们，中西医结合具有坚实的理论基础和充分的实践依据，这也正是我们今天用中医理论和方法治疗现代医学疾病仍然是适用和有效的根本原因所在。

五、中西医如何结合

中西医如何结合既有指导思想的问题，也有方法学问题。毛主席曾指出：“今后最重要的是首先要西医学习中医，而不是中医学习西医。”他还说：“要向外国学习科学的原理。学习这些原理，要用来研究中国的东西，我们要西医学习中医，道理也就是这样。自然科学、社会科学的一般道理都要学……如果先学了西医，先学了解剖学、药物学等等，再来研究中医、中药，是可以快一点把中国的东西搞好的。”当时确实有一大批优秀的西医专家通过系统学习中医，成为国内知名的中西医结合的大家，为推动我国中西医结合学术发展发挥了重要作用。自20世纪80年代至今的近三十年来，这一状况发生了根本性逆转，成为中学西为主，高等中医药院校西医课程设置比例不断加大，一些中医从业人员包括一些知名专家都根据自身的需要进行系统的西医学习，他们中间也有不少人成为中西医结合的知名专家。在中西医结合的方式上，无论是西学中或中学西应当说都是可行的和必要的。

以学术结合而言，中西医结合研究具有十分广阔的领域，在方法和内容上已有许多成功的经验和构想，如辨证与辨病相结合、宏观与微观相结合、临床观察与实验研究相结合等，在制定证的客观化标准时，将现代医学生化学、免疫学、影像学、病理学、分子生物学检测等作为中医望闻问切四诊的延伸，将其结果作为证侯标准的补充内容，使证更能反映疾病的本质；将中药药理学结论作为中药性味归经、功效主治的有益补充，临床用药时，在不违背中医辨证论治的原则和前提下，适当选用某些对某种疾病某一环节或某一病变实质有改善作用的药物，以提高临床疗效和避免用药的盲目性等都是中西医结合很好的例证。实践证明，这些方法是行之有效的，是可行的，随着中西医结合工作的深入开展，必将创立更为丰富多彩的结合途径与方法。

六、中西医结合的科学使命

（一）实现理论互融

实现中西医理论的有机互融是中西医结合的主要目标和关键

所在。实现理论互融目的不是要否定中西医在理论体系、思维方式等方面的差异，而在于更深入地探索二者在生理、病理、临床等诸多方面的内在联系，从理论与实践的角度进行反复印证，真正找到其互融点，进行理论的相互融合。唯有如此，中西医结合的一些基本理论问题才有可能获得较为圆满的解决，从而为中西医结合的临床实践提供坚实的理论支撑。

（二）完成实践渗透

实践渗透就是将中医理法方药、辨证论治的基本原则和方法与现代医学诊疗手段紧密结合起来，将中医历代医家的经验积累与近三十年现代医学研究取得的新成果、新经验紧密结合起来，将中医治法学、方药学与现代中药药理学、毒理学结论紧密地结合起来，将临床证治规律与实验研究结论紧密结合起来，进行比较分析、综合判定、互相借鉴、互相补充，取长补短，以适应临床研究的各种需求。

（三）建立起中西医结合双重诊疗体系

在理论互融和实践渗透的基础上建立起中西医结合的双重诊疗体系，这不但是中西医结合的终极目标，也是实现创立我国统一的新医学、新药学伟大科学理想的唯一正确途径。

双重诊疗体系，既有西医病的诊断，又有中医证的分析，还要充分体现中西医治疗的疗效评判标准，确定中西医的恰当疗程，停药标准、减药标准、调方指征，中药服用还要有相对统一固定的量的标准和煎药方法的要求，根据病情不同阶段和不同环节的需要，可单用中药或西药治疗，可先用西药、后用中药，也可先用中药、后用西药，或中西药并用；或西药为主导、中药为辅助，或中药主导、西药辅助，取长补短，最大限度地发挥中西医治疗的增效、减毒、纠偏作用。一病双诊双治，方案明确具体，可操控性强，从而发挥综合疗效的优势，而这一优势是中医和西医都不可能单独所具有的，几十年来中西医结合的实践证明，这是完全可以做得到的。

七、中西医结合的主要障碍

中西医结合的主要障碍不是来自政策,因为中央确立的"中西医并重"的指导方针为我们提供了可靠的政策保障;也不是来自中西医学术本身,因为中西医理论与临床都具有广泛的趋同性和一致性,结合是完全可行的;而主要来自国人和学术界人士普遍存在的视角偏差,主要反映在以下几个方面。

(一)中医异化论

有人担心中西医结合会使中医异化,最终失去本色和优势,甚至有人认为中西医结合名为发扬中医,实为消灭中医,提出"结合一点、消灭一点、完全结合、完全消灭"。

实践证明,这一担心是完全没有必要的,恰恰是中西医结合的实践过程使我们进一步认识到中医的科学属性,使我们真正感受到古代医学家的聪明和智慧,更使我们真正认识到中西医学作为人类同疾病斗争的智慧结晶,既具有各自的优势与特色,又各有自身的局限与不足,从而恢复我们理性的思考和眼光,而这对于我们把握中医学术发展的方向又恰恰是最重要的。

随着中西医结合的开展,我们会根据治疗目标的转换,不断地将现代医学科学的理念融入中医研究,这一过程可能会使中医某些传统的表象特色发生一些淡化,但却会使它的科学内涵更加丰富,同时,随着中医诊疗不断介入现代医学疾病的临床研究,又大大拓展了中医研究的广度和深度,而这也正是中医学术进步所最需要的。

因此,我们可以说,恰恰是中西医结合增强了我们的自信,中医不但不会被异化,还会使它的理论更为充实,方法更为完善,它所发挥的作用也就更加重要。

(二)中医独立论

近年来,有人认为中西医本是两股道上的车,应各行其道,中医应独立前行，强调在经典著作中找解决问题的办法，坚持完全按传统中医模式从事中医医疗活动，强调自我完善、自我发展。如果中西医是两门不同的东西方艺术的话，这一主张也许是可行的，因为艺术是可以特立独行的，如你画你的油画，我画我的国画，你拉你的提琴，我弹我的琵琶，它们之间是平行的。中西医学却都是针对相同客体的生命科学，面对相同的任务和目标，融合就是不可避免的，随着中医治疗目标由单纯中医病症向现代医学疾病的全面转换，要完全使中医游离于现代医学之外，坚守壁垒，是不现实也是行不通的。在科学昌明的今天，我们的视野和眼界决不应该连清末民初的中西汇通派都不如，我们应该清醒地认识到今天我们思考中医的所有问题如果脱离治疗目标和科学环境变化这一现实，就永远不会得出正确的结论。

（三）中西对立论

中西医在同疾病作斗争的过程中本是两支并肩作战的同盟军，理应并行不悖、优势互补，但是，近百年来的中医存废之争不断演化成中西医之争，似乎中西医是一对天生的冤家，不是你吃掉我，就是我吃掉你。如有人人为地将中西医对立起来，将中医发展困境责之于西医学的迅猛发展，并因此对西医学占据我国医药卫生的主导地位心有不甘，耿耿于怀；有人甚至提出唯有中医学的系统论、辨证逻辑等理论体系才是医学科学发展的根本方向；另有人则从根本上否认中医的科学属性，视中医为玄学；更有人根本不了解中西医学的科学精髓，也不知晓中西医学在科学本质上的趋同性和一致性及方法学上的互补性，想当然地夸大中西医的本质区别和学术差异，人为地制造中西医结合的学术理论障碍。

实践证明，中西对立论的一些观点都是偏激的，也是片面的。中西医学针对着相同的目标，承担着共同的使命。中西医学作为医学科学和防病治病技术，有着相同的产生和发展历程，都是经过实践——认识——再实践——再认识，最后上升到理论的过程，中西医对人体的生理病理、发展规律及防治原则等基本问题的认识并无本质的区别,只是采用了不同的认识与表述方法,建立了不同的诊疗模式而已。中西对立论既有碍于中西医结合的顺利进行,也不利于中西医各自的学术发展。

我国中西医结合五十年的经验充分证明,联合优于单用、互补胜于竞争;中西医结合是我国医学科学发展的必然要求,是永恒的,一时的不能结合或结合得不好则是相对的、暂时的,这是不以我们的主观意志为转移的。

中西医结合是一项伟大的科学工程,它既是东西方智慧的互融,也是历史与现代的交汇,中西医学两套科学元素的汇聚必将催生中国统一的新医药学的诞生,从而使中国医学真正领先于世界并为人类的健康作出更大的贡献。

13 中西医结合肝病研究的三大目标

我国自20世纪50年代开始中西医结合肝病研究至今已走过了半个世纪的漫长历程,取得了丰硕的成果,特别是近二十年来的成果与经验,极大地丰富了肝病治疗学的内容,成为我国肝病研究难以替代的方法,其特色与优势受到国内外学术界的普遍认可。但是,我们仍然面临许多来自理论与实践方面的困惑,如中西医结合肝病研究有无理论基础与实践依据?其总体目标是什么?如何把握正确的思路与方法?这些问题如果不能从根本上得到解决,无疑会阻碍中西医结合肝病研究的整体推进与深入,近年来一些深层次的成果却不能很好地为临床所用,出现理论与临床实践脱节的现象,其原因也正在于此。我个人认为中西医结合肝病研究的总体目标应为以下三个方面。

一、实现理论互融

中西医结合肝病研究不是中医与西医的简单相加,而是理论上的互融与临床实践中的渗透。理论是临床实践的指导,实现中西医理论的有机互融,是中西医结合肝病研究的主要目标和关键所在。如按一般人所认为和经常阐述的中西医关于肝的生理病理理论完全是不同的两个理论体系的说法,中西医结合肝病研究就无法从理论上互融,而理论上的格格不入是无法也不可能实现真正的中西医结合的,失去了正确的理论指导,一切所谓的结合,都将成为无源之水,许多临床实践问题自然都难以得到真正解决。

如传统方药对乙型肝炎治疗是否适用？如何解决肝病无证可辨的尴尬？怎样才能达到主观症状与客观指标的同步改善？凡此等等问题都有赖于中西医能否从理论上实现互融。

实现中西医理论互融，目的不是否定中医“肝”与现代医学“肝脏”在概念和含义上的差异，而是在于更深入地探索和发现二者在生理病理学方面的广泛的内在联系，从理论与实践的不同角度进行反复印证，充分认识中医理论的科学内涵，真正找到其互融点，进行理论的相互融合。唯有如此，中西医结合肝病研究的许多理论和实践问题才有可能获得较为圆满的解决，中西医结合的临床实践也才有坚实的理论支撑。

深入研究使我们获知，中西医肝病研究的理论互融是完全可能的，是具有坚定的理论基础的。应该肯定的是，中医学对“肝”生理病理学理论首先是建立在解剖学基础上的，其次是基于对“肝”的生理功能与病理现象长期的医疗实践和细致深入的临床观察总结出来的，具有很高的科学性，与现代医学理论可谓异曲同工，具体体现在以下几个方面。

(一) 解剖位置几近一致

中医学中“肝”有两层含义：一为肝体，即肝脏器官本身，二为肝用，即肝的功能活动。肝以血为体，以气为用，以阴阳来概括即所谓“体阴而用阳”。古人在解剖的基础上已经认识到肝的位置在季肋部，如《灵枢经》说：“阙……在下者肝也。”《医贯》说：“膈膜之下有肝……肝短叶中有胆附焉。”对肝脏的形态与重量，《难经》说：“肝重四斤四两，左三叶，右四叶，凡七叶，主藏魂。”文中四斤四两原作二斤，二者取平均值则为 1 600 克左右，较之现代医学解剖学的男性肝重 1 450 克左右大致相近。现代医学中，肝脏为人体最大的实质性腺体，大部分位于右季肋部，小部分位于上腹部和左季肋部。可见中西医学关于肝的解剖位置，形态重量，都是基本一致的，中西医学对肝脏实体的物质认识是大致相同的。

（二）生理功能十分相近

中医将肝的生理功能归纳为主疏泄，主藏血，养筋爪，开窍于目，系统阐明了肝对周转气血、分泌排泄胆汁、辅助消化功能、调节血量和对四肢及五官的影响等；现代医学认为肝脏生理功能主要为分泌和排泄胆汁，参与物质代谢、解毒功能、造血作用及对凝血机制产生影响等。中医对肝脏生理功能的认识如肝主疏泄与西医学肝脏对胆汁分泌、排泄和消化系统功能的影响，肝藏血与肝脏对血流的调节等都是非常吻合的。当然中医所指的"肝"在广义上还具有某些神经系统、内分泌系统、血液系统、运动系统及视觉器官功能等。上述功能虽然并不属于现代医学肝脏生理功能的范畴，但当肝脏发生某些病变时，这些系统则往往出现相应的紊乱。以病毒性肝炎为例，患者不但可以出现肝脏本身及消化系统的症状与体征，还常常有神经系统症状如烦躁易怒、神经衰弱症候群，甚至肝性昏迷等；运动系统症状如周身乏力甚至肌肉酸痛；血液系统症状如鼻衄、齿衄甚至吐血、便血等；视觉器官症状则有两目干涩、视物昏花等等。所有这些都从不同的侧面证明"肝"与肝脏在生理功能的许多方面都是一致或十分相近的。

（三）病理变化密切相关

临床所见，中医"肝"的病理变化表现与现代医学肝脏疾病具有密切相关性，如肝郁化热常可造成肝胆湿热，使胆汁排泄不畅而引发黄疸；肝气伐脾可导致肝郁脾虚引起腹胀、纳呆、便溏；肝气犯胃则引起呃逆、呕吐、厌食；肝血亏虚则引致两目干涩、视物昏花；肝郁气滞可致胁痛、腹胀，气滞血瘀又可引起积聚、血缕赤痕，甚或衄血等临床证候。这些现象在许多中医典籍中均有记载，如《丹溪心法》说："胁痛者肝气也，其脉沉涩。"《内经》云："肝传之脾，病名曰脾风，发瘅，腹中热，烦心出黄。"李冠仙说："肝气一动，即乘脾土，作痛作胀，甚则作泄……又或上犯胃土，气逆作呕，两胁胀痛。"以上所言之病理变化与临床表现又恰恰是现代医学许多肝脏疾病最为常见的。

中医之肝病除肝风、肝厥与现代医学神经系统、运动系统疾病关系更为密切之外,肝郁、肝火、肝虚、肝积等与西医学之许多肝脏疾病在发病规律和临床表现上都十分相近,而鼓胀则与肝硬化腹水完全一致,彼此可以互为印证。

不仅如此,中医对肝病病机传变规律方面提出肝病先传脾,后及肾,先及气,后及血,最后导致正气虚弱。现代医学许多肝脏疾病也往往先出现肝脏本身的症状与体征,而后相继出现消化系统、血液、内分泌系统及免疫功能失衡等一系列临床表现,二者在病变发展趋势上似乎也存在一定关联。

综上所述,中西医有许多共同的理论互融点,实现理论的互融与结合是完全可能的,而这对于中西医结合肝病研究而言恰恰是最重要的,对临床的指导意义是不言而喻的。

二、完成实践渗透

进行中西医实践渗透和移植是中西医结合研究的重要内容和主要目标。实践渗透就是充分将中医历代肝病治疗的临床经验,特别是近二十年来各地总结的新经验和一些重要的研究成果紧密地结合起来,将中医治法学、中药药理学、毒理学、免疫学等有机地结合起来,互相借鉴,互相补充,取长补短,以切实用。

(一)实践渗透的历史依据

历代医家在长期的医疗实践中不断深化对肝病的认识,逐渐掌握了肝病发生发展的临床规律,创立了许多符合临床实际的治法与方剂,对肝病学的发展作出了巨大的贡献。

早在两千多年前《内经》一书中就已经有了黄疸的专门记载与论述,汉代张仲景创立了治疗黄疸的专方茵陈蒿汤,至今仍为临床所用,这不仅说明肝病是十分古老的疾病,也反映了古人从事肝病临床实践的悠久历史。《内经》首创甘缓、辛散、酸收三大肝病治法,《金匮》又补“焦苦”一法,李冠仙创肝病十法,清代王旭高更提出肝病三十法。实践证明这些治法和相应的方药具有很高的科学性与实用价值,对临床实践具有现实的指导意义。时至今日,仍广泛应用于临床。

尤为难能可贵的是,中医典籍中很早就有穿刺放腹水的记载,《灵枢》曰:“徒水,先取环谷下三寸,以铍针针之,已刺而筒,而内之,入而复之,以尽其水……间日以针刺之,筒尽乃止。”《肘后备急方》中提到“若唯腹大,下之不去,改针脐下三寸,入数分,令水出孔合,须臾腹减乃止”,证明古人不仅早就发明了放腹水法,而且对穿刺的部位,间隔时间和进针深度都提出符合实际的要求。

(二) 新经验的有益借鉴

近二十年来,各地在肝炎、肝硬化等肝脏疾病的研究中创立了许多新的治法,这些治法以肝脏疾病的发病规律为依据,既参考传统治法,又结合现代医学新观点,使之更切合实用。如疏肝健脾法、清热解毒法、活血化瘀法、柔肝滋肾法等,不仅应用频率高,对病因、病机、病位、证候都有所针对,而且对某些客观指标也有明显的改善作用。一些研究还证实了中医治法的具体疗效机制,如活血化瘀可以改善肝脏血液循环,清热解毒可以抗肝损伤、减轻肝实质炎症,酸甘化阴则可改善肝细胞周围的酸碱环境从而抑制酶的释放等,充分反映了中西医在治法学上的互融性。

这些新经验的积累,为我们实现实践渗透提供了十分有益的借鉴,发挥了中医药宏观调控的优势,对病变实质的针对性也更强,疗效更确切。

(三) 实验研究与临床研究的紧密结合

近二十年来中医药实验研究在许多领域都取得了令人瞩目的成果,这些成果和结论更为中西医结合研究提供了客观有力的实践依据,主要体现在以下几个方面。首先,抗肝纤维化。中医药抗肝纤维化研究已成为我国肝病研究的热点,某些中药复方和制剂抗肝纤维化的作用和疗效已经得到肯定，主要的作用机制也已被认识和阐明，主要是：① 消除肝纤维化的诱因；② 保护肝细胞，恢复肝功能；③ 抑制炎症反应；④ 抑制胶原合成和促进胶原降解；⑤ 调节免疫功能；⑥ 调节细胞凋亡等。可见，多途径、多层次、多靶点的综合药理作用是中药复方抗肝纤维化的特色，中西医结合抗肝纤维化的学术论文已占据我国肝纤维化研究的主导地位。其次，抗肝损伤。许多中医治法和方药在减轻实质炎症，促进受损伤肝细胞修复与再生，改善肝脏微循环及抗脂质过氧化、清除自由基方面，都具有确切的作用和功效，一些中药制剂如五味子制剂、垂盆草制剂、甘草制剂、山豆根制剂等作为护肝药广泛应用于肝炎、酒精性肝病、药物性肝损伤等肝脏疾病，收到良好效果，成为保肝药的主导。第三，抗脂肪变性。许多单味中药和复方具有较好的降低血脂、改善肝脏脂肪代谢的作用，从而用于脂肪性肝病的治疗。第四，调节免疫功能。近二十多年来的研究和发现证实了许多单味中药、中药复方对人体免疫功能有影响，如增强和抑制免疫反应及双向调节作用等。

实验研究为中西医结合肝病研究提供了全新的理论依据，将其与中医理法方药进行结合与渗透，进行比较分析，才是中西医结合肝病临床研究的唯一正确途径。

三、构建中西医结合双重诊疗体系

构建中西医结合双重诊疗体系是中西医结合肝病研究的最终目标，也是肝病临床研究的迫切需要，根据中西医理论与实践，建立起中西医双重诊断和治疗体系，对丰富肝病治疗学的内容，意义极为深远。

(一)具体方法与步骤

具体方法与步骤是首先对某一肝病进行明确的现代医学诊断，运用病史采集、物理查体，实验室、影像学等检查方法，根据检查结果对这一肝病作出明确的疾病诊断，如病原学诊断甲型肝炎、乙型肝炎、丙型肝炎、药物性肝损害等，临床诊断如急性肝炎、慢性肝炎、肝硬化等，根据有关标准判定其程度轻重，如慢性乙型肝炎轻度、中度或重度等，肝硬化代偿期或失代偿期，根据临床表现和诊断标准确定其临床特征，如急性黄疸型肝炎，无黄疸型肝炎，肝性脑病等。依据中医学理论确定某一肝病某一临床阶段的证候学范围，如肝胆湿热型，气滞血瘀型。中医证型的确立首先应制定规范化标准，除将主证、次证、兼证、舌象、脉象作为中医证型确立的依据外，还应将某些客观检测指标作为某一证型的诊断内容和条件，使证型既有量的指标，又有质的分析，既能体现临床规律，又能反映疾病实质；根据不同证型确立中医相应治法，如清热利湿法，清热解毒法，活血化瘀法；然后根据治法选用相应的方药（包括中成药）。根据现代医学治疗常规选择适当的治疗方法与药物，如急性肝炎，ALT 升高，可予甘利欣、阿拓莫兰等护肝药；HBV 复制活跃，ALT 升高超过二倍正常值符合抗病毒治疗要求的给予贺普丁治疗等。这一体系要充分反映中西医治疗的疗效评判标准，确定中西医疗程，停药标准，减药标准，调方指征，中药服用还要有相对统一固定的量的标准和煎药方法的要求。这样就形成了一病双诊双治的诊疗方案，方法明确具体，可操作性强，易于掌握。

建立中西医结合双重诊疗体系，可以发挥中西医各自的长处，优势互补。如肝硬化大量腹水的患者，可先用西药利尿药，以发挥其利尿作用快的特点，同时服用中药利水方剂，以增强其利水效果，在腹水消退之后，则可辨证应用中药以作善后治疗，一方面巩固已取得的疗效，同时又可预防腹水的再生。双重诊疗体系，既有西医病的诊断，又有中医证的分析，根据病情和治疗环节的需要，可先用西药，再用中药，也可先用中药，后用西药，或中西药同时应用，取长补短，最大限度地发挥增效、减毒、纠偏的作用。经过长期的临床观察与总结，以科学的方法进行印证和评价，获取有价值的临床规律,最终制定每一肝脏疾病的中西医最佳治疗方案。

(二)与双重诊疗体系构建相关的几个问题

1. 关于中医药辨证论治疗效的科学定位 对中医药治疗肝病的疗效作出正确的科学定位,有助于我们在建立双重诊疗体系时作出正确的选择,长期的实践证明,中医药可以在肝病的许多方面发挥作用,但其确切疗效主要还是体现在减轻和消除肝病的中医证候即现代医学症状体征方面,这是因为症状和体征作为主观感觉和外在表现是辨证最主要、最直接的客观依据,许多治法与方药本来就是直接针对症状和体征的,中医药通过止痛、消胀、退热、退黄、消食、利湿、止血、止呕、止泻等功效,使肝病过程中的许多症状和体征得到减轻和消除,这可以减轻患者痛苦,为尽快康复创造必要的身体条件。

临床和实验研究还表明中医药具有减轻肝组织炎症、抗肝纤维化、利胆、抗脂肪变性、增强肝脏解毒功能、调节免疫等作用,这些方面要与西医相比较,而后进行正确取舍,中西两法可先选用疗效确切、不良反应小者。一般讲客观指标异常兼有不同的症状与体征,可用西药针对前者,中药针对后者,或同时应用,这对增强综合疗效肯定是有益的。

2. 中医用药的基本原则 中医用药首先要坚持中医理论指导,坚持辨证论治原则,严格理法方药,坚持君臣佐使的配伍原则,只有这样才能发挥客观调控的优势;其次要充分借鉴现代医学研究成果,将现代医学检查视作中医望闻问切的延伸,将中药药理学和毒理学结论作为中药性味归经、作用功效的有益补充,这样,用药针对性才会更强,也才能最大限度的避免用药的盲目性;三是重视经验方药,注重吸收近年来各地的成功经验和经过临床检验的有效中成药。在以上原则下,诊疗体系中所列方药要相对固定,以便于掌握。

3. 关于中成药应用 近年来国内有大量中成药问世并广泛

应用于临床,极大地方便了患者,已成为中医药治疗的重要内容。在中西医双重诊疗体系中,中成药有着与汤剂同等重要的位置,随着剂型改革的进一步开展,中成药临床应用范围会更广,必将更好地发挥其简便易行、相对固定、便于掌握等优势。但是由于目前我国中药新药的研制还存在许多误区,使人们难以认知其优劣,肝病中成药主要存在以下三个方面的问题:一是较为普遍地存在着适应证范围太宽,如某一种药物适应症为乙型肝炎或肝硬化,这显然是不妥当的,这主要是研制者不了解肝病阶段用药和环节用药的特点,使临床医生难以选择;二是某些中成药对某一客观指标的针对性太具体,如清除乙肝病毒,称可以使 HBV-M5 项指标转阴,这显然也不可信,因目前尚未能证实哪种中成药能够作用于乙肝病毒的某一环节,这是研制者未能明确中医药肝病疗效的科学定位所致;三是某些中成药在组方选药方面存在着盲目性和片面性,如护肝降酶中成药中加用灵芝、茯苓等免疫促进剂,结果使 ALT 反而升高,或用川楝子、半夏、桃仁等损害肝脏药物,使肝组织炎症进一步加重,这是研制者学识与经验不足所致,凡此种种都给临床应用中成药增加了难度,中西医双重体系中选用中成药要充分考虑到以上种种因素,作出正确的选择。原则上是对某一环节作用确切,针对面小,针对性强,副反应小或无,如腹胀之木香顺气丸、止痛之元胡止痛片、护肝降酶之降酶灵、退黄之茵栀黄颗粒等。若肝病的某些环节尚无合适之药,则宁可暂缺。

实现以上三大目标,最终构建起中西医结合肝病双重诊疗体系是一项伟大而艰巨的科学工程,需要做大量艰苦、细致的工作,我们有坚实的中西医理论作指导,又有近二十年积累的成功经验,只要我们方向明确,方法正确,经过不懈努力,最终一定会完成这一伟大的科学使命。

14 中医药护肝治疗的几个理论与实践问题

护肝治疗是临床多种肝脏疾病应用最广泛、也是最重要的治疗环节，所谓护肝治疗或称保肝治疗，是指应用药物减轻肝细胞和组织损伤，促使受损肝细胞修复与再生，从而改善肝脏生化指标，恢复肝脏功能，促使疾病向愈的治疗方法。有效的护肝治疗还可消除肝纤维化发生的启动因素，从而减少肝硬化发生的机会，其意义是重要的。中医药护肝治疗的研究已经进行了多年，积累了丰富的经验，已经成为护肝治疗中难以替代的重要途径和方法，但如何从总体上认识和把握这一领域的一些理论与实践问题，仍然需要我们去进行深入而系统的研究与探讨。

一、中医药护肝治疗的现状与存在的问题

我国中西医结合肝病研究最早即起始于中医药护肝治疗，自20世纪50年代起就受到中医药降酶退黄等作用的启发，近二十年来，随着中西医结合肝病研究的蓬勃开展，中医药辨证复方、单方单药、中成药、中药提取物制剂的广泛应用，如五味子制剂（联苯双脂）、垂盆草制剂（垂盆草冲剂）、女贞子制剂（齐墩果酸片）、山豆根制剂（肝炎灵）、水飞蓟制剂（益肝灵等）、甘草制剂（甘利欣、美能）等已成为我国护肝药物的主流，有的已成为常规治疗的必用药物，发挥了难以替代的重要作用，这些药物分别具有不同的作用途径与机制，适应范围十分广泛，选择空间十分宽阔，极大地丰富了肝病的治疗学内容，也使中医药护肝治疗成为中西医结合肝病

研究的最重要领域。

同时应该看到,这一领域还存在一些问题需要我们去进行思考与解决,这些问题主要表现在以下三个方面:首先是辨证中药复方护肝疗效的不确定性,辨证论治仍然是中医药护肝治疗最重要的方法,但目前仍普遍存在较大的用药随意性,对反映肝损害的某些具体指标缺乏较强的针对性。因此,就护肝疗效而言,就具有不确定性,难以经得起重复;同时因肝损害状态与程度与辨证所依据的"证"常无必然关联,因此,往往出现客观指标与证候疗效的分离和不同步。其次,某些护肝降酶的中成药和中药提取物制剂普遍存在作用较为单一,难以收到较好的综合疗效。其三,绝大部分护肝中成药和中药提取物制剂均普遍存在较高的酶学指标反跳率,有人统计5种五味子剂型总降酶率达90.2%,平均降酶天数为19.7天,其反跳率为40%~69%;垂盆草制剂治疗慢性肝炎,ALT复常率为73.6%~82%,复发率为29%~53%;肝炎灵、益肝灵、甘利欣等也均有较高的反跳率。更为重要的是,目前,国内对上述药物的应用时机、方法、剂量、疗程及如何通过递减用量来防止指标反跳与复发均未形成共识,基本上任由临床医生凭经验自行其事,这一现状与临床要求是极不适应的,这也促使我们去对这一领域的一些问题进行更深入的思考。

二、肝损伤的发生机制与主要标志

肝损伤是指在一系列理化因素的作用下,肝细胞发生不同程度的肿胀、变性、坏死和凋亡,是各种肝病发生发展的最基本的病理状态。肝损伤可由不同原因引起,如病毒感染、自身免疫反应、药物、毒物、乙醇及代谢障碍等。目前,肝损伤的发生机制已被初步认识与阐明,一般认为分为化学性损伤和免疫性损伤两大类。肝损伤的化学机制包括:肝细胞质膜的损伤(细胞膜、线粒体膜等)、自由基损害、线粒体功能失调、细胞内离子浓度改变、代谢紊乱等;免疫性损伤包括:TNF-α、IL-6、IL-8 等细胞因子及 NO 的介导、补体系统的激活、枯否细胞与中性细胞等细胞间的相互作用及免疫变态反应的参与等。各种因素引起的肝损伤基本上都囊括了这两种发生机制,又根据病因不同而各有所侧重。

丙氨酸氨基转移酶(ALT)和门冬氨酸氨基转移酶(AST)是最敏感的肝损伤生化检测指标,肝内富含这两种酶,肝内 ALT 含量为血清中的 100 倍,浓度比血清中高 1 000 ~5 000 倍,当肝细胞被破坏,细胞膜通透性增高及线粒体损伤时,ALT、AST 活性即可增高,只要有 10% 的肝细胞坏死,就可使血清酶活性增高 1 倍。因 ALT 在肝细胞内主要分布于细胞质水溶相中,而 80% 的 AST 分布于线粒体内,少数分布于水溶相。当轻度肝细变性、细胞膜通透性增加,从细胞内释放出的主要是 ALT,而当肝细胞严重病变或坏死时,线粒体内 AST 便释放出来,故肝脏炎症轻时 AST/ALT 比值下降,重时则上升。ALT、AST 检测不仅仅对诊断和预后具有重要意义,也是多种肝病疗效判定的重要依据。

三、中医药护肝治疗的作用途径

中医药护肝治疗的主要途径有以下几个方面。

(一)减轻肝实质炎症

研究表明,虽然引起肝损伤的原因很多,但肝组织对任何致病因子的应答反应大体是一致的,一些中医治法和方药可以减轻实质炎症,减少肝细胞炎性渗出物和炎细胞浸润,减少肝细胞坏死病灶,促使肝细胞修复与再生,这类药物主要包括清热解毒药如败酱草、板蓝根、大青叶、双花、连翘、黄芩、虎杖、生甘草、蒲公英、田基黄等;清热利湿药如车前草、竹叶、赤小豆、苍术、白术等;疏肝利胆药如柴胡、茵陈、栀子、金钱草、海金砂、大黄、羚角粉等。另外,甘草、黄芩、当归、连翘、柴胡、茵陈等药还能增强肝脏解毒功能,使肝细胞内肝糖原蓄积增加,促进肝内物质代谢,其中又以甘草解毒作用最强，临床应用频率也最高。

（二）改善肝脏微循环

肝脏的微循环单位（即肝腺泡）是指一群肝实质细胞围绕着一条终末门静脉和伴行的肝动脉与终末肝静脉之间的网状微循环结构，肝细胞能够从血液中获取充分的营养物质和氧，不仅有赖于肝脏有足够的血流量，而且是以肝脏没有微循环障碍为前提的。活血化瘀法和相应的方药如丹参、丹皮、赤芍、当归、水红子、泽兰、红花、马鞭草、鸡血藤、三七粉等，能扩张血管、改善门静脉血流和肝内血液循环，防止微血管内凝，促进纤溶功能，减少部位缺血状态，丰富肝细胞营养，从而发挥减轻肝损伤、加速病灶修复等作用。

（三）改善肝细胞周围的酸碱环境

研究表明，肝细胞周围是酸性环境时，ALT 不易向外释放，从而使 ALT、AST 等生化指标改善。酸甘化阴药如五味子、乌梅、山楂、木瓜、鱼腥草、杭芍、牛膝等能调节肝细胞周围的酸碱环境，减轻酶的渗出，从而达到降酶目的，也有人认为这些药物是通过稳定细胞膜降低肝细胞通透性而达到护肝作用的。

（四）调节免疫失衡

多种原因引起的肝损伤特别是病毒性肝炎的发病机制中与免疫系统的参与密切相关，肝细胞损害通常为病毒诱发免疫反应所致，因此，调节免疫功能也是护肝治疗的重要途径，其中尤以抑制免疫反应对减轻肝组织损害最为重要，大部分清热解毒药如黄芩、黄连、虎杖、板蓝根、大青叶、龙胆草、茵陈、大黄、生甘草、连翘等，活血化瘀药如丹参、赤芍、丹皮、川芎、红花、莪术等都具有较强的抑制免疫的作用，而临床上这些药物又恰恰是护肝治疗所常用的。

（五）调节脂质代谢

全身及肝内脂质代谢紊乱是脂肪性肝损伤的重要原因，在脂肪肝患者中 TG 升高者可达60% ~80%，调节全身及肝内脂质代谢是治疗脂肪性肝损伤的重要途径之一。研究表明，许多单味中药和复方都具有较好的降脂和调节肝内脂肪代谢的作用,如枸杞、决明子、山楂、泽泻、甘草、白术、胆草、三七、菊花等均可通过不同的途径降低 TG、Tch 水平,减轻肝细胞的脂肪沉积、增加肝糖原的合成,促进肝细胞修复,从而减轻肝细胞变性坏死程度。

四、中医药护肝治疗的作用机制

(一) 一般性作用机制

中医药护肝治疗的作用机制,一般认为与下列因素有关:① 对机体生物膜有直接保护作用,如柴胡皂苷、甘草皂苷等中药成分;② 促进机体肾上腺分泌糖皮质激素,发挥应激性保护作用;③ 改变肝细胞膜机能,降低膜通透性,如五味子、垂盆草等降酶与其使肝细胞膜通透性降低使肝细胞内 ALT 渗出减少有关;④ 促进肝细胞内蛋白质,肝糖原合成,促进肝细胞的修复与再生,如人参皂苷、黄芪多糖等均有此作用;⑤ 增强肝脏解毒功能,其主要机制为:一是吸附作用,如甘草对许多药物具有吸附作用,减少了机体对毒物的吸收,二是水解释放出葡萄糖醛酸与毒物结合而起到解毒作用,三是促进肾上腺素释放糖皮质激素,从而对抗应激反应,如甘草、五味子即有此作用,四是诱导肝药酶作用,提高解毒能力。

(二) 细胞分子机制

中医药护肝治疗作用已深入到细胞分子学机制的探讨,有些作用机制已得到认识与阐明。主要有:① 减少致炎和凋亡相关介质的产生,如有研究证实制大黄、败酱草、赤芍、石菖蒲等组成的复方制剂可以降低主要致炎和凋亡相关介质 TNF-α;② 研究证明对白介素的调节是中医药抗肝损伤的主要机制;③ 抑制介导细胞凋亡的膜蛋白 Fas 和 Fasl 的表达有助于减轻肝损伤程度;④ 抗自由基损伤,自由基损伤是各种肝损伤机制的共同通路之一,研究证明五味子提取物,胡黄连总皂苷等具有明显抑制肝线粒体膜脂质过氧化和超氧阴离子自由基的作用,从而抑制免疫性肝损伤等。

总之,中医药护肝治疗是通过多层次、多方位、多靶点的作用机制得以实现的,除以上实验研究的结论外,中医药调整人体机能、增强抗病能力等综合疗效也是促使肝损伤恢复的重要因素。实验研究的结论为我们提供了中医药护肝治疗的药理学依据。

五、中医药护肝治疗临床应把握的几个问题

(一) 中医药护肝治疗的疗效目标

中医药护肝治疗追求的疗效目标有以下四个方面。

1. 生化指标复常　如前所述,肝损伤时以 ALT、AST 活性增高为标志,因此,促使 ALT、AST 复常及其他相关指标如 ALP、TBil 等改善或恢复是中医药护肝治疗的首要目标。当然影像学、免疫学甚至病理学的改善或恢复同样是医患所共同期盼的。

2. 症状体征改善　肝损伤时可有相应的临床症状和体征,如恶心、厌油、呕吐、乏力、发热、纳呆、失眠、肝肿大等,这些不适会使患者感到痛苦,在改善生化指标的同时,改善或清除这些症状体征是重要的。

3. 收效迅速快捷　在尽可能短的时间内以尽可能快的速度使 ALT、AST 及 TBiL 等生化指标复常,使症状体征改善。

4. 疗效巩固持久　在 ALT、AST 等生化指标复常后不反跳或最大程度地降低其反跳率,使 ALT、AST 等生化指标持续正常,以保持病情的稳定。

(二) 治疗时机的把握

临床上中医药护肝治疗时机的选择主要依据 ALT、AST、TBiL 等肝脏生化指标的变化,只要 ALT、AST 升高,即可进行中医药护肝治疗。一般情况下,ALT、AST 轻度升高,在 100 U/L 以下,并兼有相应的症状时,可单用中药复方,进行辨证治疗,如应用清热解毒药、清肝利胆药、行气活血药等;ALT、AST 中度升高,在 100 ~ 200 U/L 时,可用口服降酶中成药或中药提取物制剂,如降酶灵、

甘利欣、美能、西利宾胺等药，并辅以中药复方以针对相应的症状体征；ALT、AST重度升高，数值在200 U/L以上者，常需要静脉用甘利欣、美能或配合西药谷胱苷肽、佳美等，以迅速改善生化指标，并辅助相应的中药复方治疗，以针对相应的症状与体征，同时增强抗炎护肝的作用。一般说，轻度损害中药复方是主导，中度损害，中药复方作联合，重度损害，中药复方是辅助，待肝脏生化指标复常后，还可辨证论治用中药复方以巩固疗效。当然，以上并非一成不变的固定模式，还要根据患者具体情况决定治疗与用药。

（三）治疗方法的正确运用

1. 中药复方辨证治疗　其基本原则应当是以肝损伤，ALT、AST升高为靶点，以减轻肝脏炎症促使ALT、AST复常为目标，以减轻相应的症状体征为辅助，这就要求在总结证候规律的基础上，确定相对固定的治法与方药，组方应在君臣佐使原则指导的前提下，适当参考药理学研究结论，以提高方药对肝损伤的针对性。其基本模式为：基本方（护肝降酶，以辨病为主）+适当的加减范围（改善症状和体征，以辨证为主），因为护肝治疗目标只有一个，因此，基本方应相对固定，也可设多个不同的基本方，以适应不同病因和病情。又因为症状体征往往因人而异，因此可灵活加减运用。这样主次分明，才有望收到较好的疗效。

2. 关于防止护肝降酶药物停药后反跳与复发　如上所述，多数护肝降酶药物都有较高的反跳率，根据其反跳率高低排序依次为五味子制剂、甘草制剂、山豆根制剂、垂盆草制剂、水飞蓟制剂等，对降酶药的合理选用，对疗程的科学设定，对用量的循序递减都是防止反跳的有力措施，如联苯双脂一开始可用10粒/次，每日3次，一月后复查如ALT、AST复常，则可依次递减为每次8粒、6粒、4粒、2粒，每日3次；然后减为每次1粒，先每日3次，依次递减为每日一次、间日一次、每周二次，以上剂量各服2周，最后停药。再如甘利欣开始用150 mg（3支），用3周，ALT、AST复常后可减为100 mg(2支)用2周,50 mg(1支)用1周,复查ALT、AST仍正常,仍需服用甘利欣胶囊以巩固疗效;一般口服降酶中成药常规量一个月,ALT、AST复常后,改为1/2用量2周,1/3用量1周,以求巩固。当然以上纯属个人经验与看法,不一定就是最佳方案,但作者始终认为这种递减用量的方法是防止反跳的有效措施,可惜的是目前国内对疗程、递减用量和速率等均未形成共识。

3. 关于针对病因的治疗　中医药护肝治疗的重要性已如前述,护肝治疗是解决各种病因导致的共性的肝损伤这一病理结果,最佳护肝疗效有时还离不开有效的病因治疗,如对乙型肝炎的抗病毒治疗,或酒精性肝损害的戒酒,药物性肝损害的及时停药,对糖尿病引起脂肪性肝损害则要有效地控制血糖等等,只有因果兼顾,标本同治,才会收到良好的护肝疗效。

护肝治疗是临床上绝大部分肝病患者必不可缺的治疗过程,其重要性不言而喻,中医药在这一过程中发挥的作用是举足轻重的,也是不可替代的。对目前尚存在的一些问题,需要我们经常从临床实践的角度去进行科学的观察与总结,从学术理论的高度去进行深入的思考与探索,以便发现规律、积累经验、完善方法,最终形成共识并制定出临床适用的护肝治疗常规,以造福于广大患者并适应于中西医结合肝病研究的客观需要。

15 脂肪肝中医临床研究的几个主要环节

脂肪肝是一种多病因引起的、病变主体在肝小叶、以肝细胞内中性脂肪异常沉积为主的临床综合征。近年来发生率有日渐增高趋势，据欧美学者统计，脂肪肝发病率占社会人口的10%，在肥胖和糖尿病患者中占50%，酗酒者中约占57.5%。我国成人脂肪肝发病率为5%～9%，另有报道有20%～30%的肥胖儿童患有不同程度的脂肪肝，已经引起医学界和国人的广泛关注。

正常人肝内脂肪含量一般仅占肝湿重的3%～5%，各种原因引起的肝脏对脂肪酸的摄取、合成增加和/或转运利用减少，则引起肝细胞内脂肪堆积，当超过肝湿重的5%时或组织学上超过50%时，即形成至脂肪肝。

引起脂肪肝的原因很多，如营养失调、大量饮酒、糖尿病、感染、药物性肝损害、代谢及内分泌障碍等，其发病机制则涉及多个环节，如肝筛结构和功能的改变、氧应激及脂质过氧化损伤、缺氧的肝脏微循环障碍及遗传、免疫、激素等因素，最终导致脂肪代谢异常，肝脏合成与分解脂肪的动态平衡失调。脂肪肝诊断已无困难，因现代医学治疗方法仍较局限，近年来中医药治疗脂肪肝的研究已成为脂肪肝研究的热点课题，在脂肪肝防治的各个环节都发挥了很好的作用。

脂肪肝的辨证治疗目前大部分临床研究者多从痰、湿、浊、瘀等病因病机入手立法，积累了一些治疗经验，但由于临床证候与脂肪肝的病变程度并不必然相关，特别是很大一部分脂肪肝患者可无任何症状体征,无证可辨,给中医用药带来一定困难,因此,对于脂肪肝的中医临床研究除坚持辨证论治外,还要对本病总体发生发展的规律有所把握,这样才会方向明确、思路清晰。

一、调节脂质代谢

全身及肝内脂肪代谢紊乱是脂肪肝发生的主要原因之一,日本一项研究发现,血清TG升高与脂肪肝密切相关,脂肪肝患者中三酰甘油升高者可高达60% ~80%;国内有资料报道脂肪肝患者中TG升高者占37.5%,TCH升高者占22.9%,而非脂肪肝人群中TG、TCH增高者仅占14.6%与18.2%,二者比较有显著性差异。目前多数学者倾向于脂肪肝为全身脂肪贮积的一部分,因此,调节全身及肝内脂肪代谢,是脂肪肝最重要的治疗环节之一。

大量研究也已证实,许多单味中药及复方都具有较好的降低血脂及改善肝脏脂肪代谢的作用。如枸杞、决明子、山楂、大黄、葛根、何首乌、泽泻、甘草、白术、薏苡仁、龙胆草、三七、菊花等,均可通过不同的途径降低TG、TCH水平,抑制肝内脂肪的沉积,从而起到抗脂肪肝的作用。有研究证实以黄芪、白术、葛根、玫瑰花、青皮组成的中药复方益气补肝颗粒,可使酒精性脂肪肝大鼠肝内TG含量明显降低,并能显著降低升高的肝内糖原,图像分析可明显降低脂肪变性细胞面积的百分比,从而改变脂肪变性细胞与正常肝细胞的比值,这种调节肝细胞内TG、Gn水平的作用,可进一步清除肝内脂肪堆积,改善肝内脂肪代谢,使酒精性脂肪肝得到改善或恢复。

肥胖是脂肪肝的重要原因之一。有人用B超64例单纯肥胖者进行肝脏检查,发现脂肪肝33人,占54.55%。而有人普查发现肥胖人群中痰湿体质占73.37%。一项资料报道表明痰湿体质者TCH、TG及LDL均明显高于非痰湿体质。而利痰化湿方剂可减轻动物体重,促进脂肪代谢,减低血脂及血液黏稠度,使脂肪肝得到逆转，并可防止肝纤维化发生。

大量研究表明，中药降脂作用主要是通过以下四个途径实现的。一是抑制外源性脂质吸收，如大黄、虎杖、决明子等可促进肠道蠕动减少胆固醇吸收；何首乌所含卵磷脂可阻止胆固醇、类脂质沉积滞留；蒲黄所含植物固醇在肠道能竞争性抑制外源性胆固醇吸收；金银花可降低肠内胆固醇吸收；茵陈可使内脏脂肪沉着减少；槐花可有效降低肝内胆固醇含量；三七、酸枣仁亦可阻止胆固醇吸收及在血管壁堆积。二是抑制内源性脂质合成，如泽泻可减少合成胆固醇原料乙酰辅酶 A 的生成；山楂水煎剂可增加胆固醇生物合成限速活力；西洋参茎叶可降低血中脂质，抑制过氧化脂质生成。三是促进体内脂质的转运和排泄，人参皂苷可促进胆固醇的转化、分解和排泄；柴胡皂苷促进血中胆固醇周转；老山云芝多糖刺激清道夫受体途径，整体发挥降脂作用，马齿苋、昆布、紫苏子、酸枣仁、沙苑子、夜交藤、女贞子、月见草子、大黄、虎杖、石菖蒲等均可升高血浆高密度脂蛋白胆固醇或载脂蛋白，促进脂质转运排泄。其四是影响体内脂质代谢，胡桃肉、月见草子、何首乌、山楂、菊花、黄芪等可通过多种机制起到调节脂质代谢的作用。这些研究结果为我们通过调节脂肪代谢治疗脂肪肝提供了可靠的药效学依据，其意义是显而易见的。

临床观察所见，许多中医治法如化痰祛湿法、芳香化浊法、清热利湿法、通里泻下法、活血化瘀法等具有良好的调节血脂的作用，可有效降低 TCH 及 TG，某些方药还有较好的减肥效果。

值得注意的是，何首乌、泽泻等因其具有较好的祛脂作用近年来常作为治疗脂肪肝的首选药物，但亦屡有报道，提示这些药物能够引起肝脏损害，使 ALT 升高，临床上应尽量避免应用。

二、抑制炎症反应，促进肝细胞再生

临床所见，脂肪肝患者约有半数以上有酶学指标异常，表现为

ALT、AST 轻度升高，以 γ-GT 升高最为显著与多见，脂肪性肝炎时病理组织学可见在肝细胞气球样变和小叶内混合性炎症细胞浸润及肝细胞点状坏死。因此，在积极治疗脂肪肝的同时进行有效的保护肝细胞，减轻肝实质炎症，从而促使 ALT、AST、γ-GT 复常，并防止纤维化的发生，对于改善脂肪肝的预后具有十分重要的意义，也是脂肪肝临床治疗的重要环节之一。

实验研究证实，生甘草、蒲公英、茵陈、黄芩、板蓝根、栀子、大青叶、虎杖、败酱草、八月札等清热解毒药都有较好的减轻肝实质炎症的作用；丹参、赤芍、红花、川芎、鸡血藤、当归、三七粉等活血化瘀药物则能增加肝脏血流量，从而为肝细胞提供更多的氧供应，以有利于被损肝细胞的修复；山楂、乌梅、木瓜、五味子、青皮、陈皮、佛手、香橼等酸甘化阴药则可改变肝细胞周围的酸碱环境，从而抑制 ALT 的释放；茵陈、田基黄、金钱草、大黄、羚角粉、车前草、通草、竹叶、茅根等清热利胆利湿药则有较好的利胆作用，临床用之，可收到较好的护肝降酶、利胆退黄功效；而沙参、当归、枸杞子、桑椹子、百合、炒酸枣仁、熟地黄、炒山药、黄精等滋补肝肾药除有很好的护肝作用外，尤长于白球蛋白比值的调整。临床实践证明，在对脂肪肝进行辨证治疗的同时，适当加入上述护肝抗炎药物，因果兼顾，对于提高脂肪肝的总体疗效是十分有益的。

三、阻抑肝纤维化的发生和发展

有研究提示，重度肥胖性脂肪肝约有 25% 的患者并存肝纤维化，而其中 1.5% ~8.0% 发生或即将发生肝硬化；有学者对 320 例长期嗜酒者肝活检发现，大约 30% 脂肪肝患者并存肝纤维化；研究发现，31% ~50% 的酒精性脂肪肝合并静脉周围纤维化。采取积极的治疗措施，有效的阻抑纤维化的发生和发展对改善脂肪肝的预后意义重大。

阻抑肝纤维化发生和发展的治疗途径有两个，一是抑制胶原纤维的生成，二是促进已形成的胶原纤维的降解和吸收。近年来的研究证实，中医药治疗在这两个方面都有较为确切的作用和疗效，有资料报道用活血化瘀与补气药组成的中药复方进行实验研究，表明能有效地防治大鼠的肝纤维化，治疗后网状纤维和胶原纤维的沉积明显减少。另有报道给实验性肝纤维化大鼠肌注丹参提取液可使70%的大鼠肝脏胶原纤维明显吸收；也有研究证实桃仁提取物与虫草菌丝对动物肝纤维化有良好的逆转作用，表现为肝纤维化程度减轻、胶原含量减少等。多数研究表明，中药抗肝纤维化研究以活血化瘀药最有希望，活血化瘀可以改善肝脏微循环、增加肝脏血流量、软缩肝脾、促进胶原纤维降解，对防止肝硬化有一定作用。有人用桃仁、丹参、牡丹皮等活血药为主组成的肝结散，可降低脂质过氧化物、型前胶原、HA水平，且明显优于秋水仙碱对照组，展示了良好的应用前景。有研究用白术、黄芪、砂仁、青皮、葛花、荷叶组成术葛脂肝消颗粒进行治疗酒精性脂肪肝的实验研究，结果表明该方具有较好的抗脂质过氧化及降低脯氨酸含量，从而减缓细胞损伤产物MDA的产生，促进胶原mRNA的表达。

研究证实，中医药抗肝纤维化的作用机制主要有以下几个方面：一是减轻肝细胞变性坏死，抑制炎症反应，促进肝细胞再生，祛除肝纤维化的诱发因素；二是抑制肝细胞脂质过氧化反应，祛除具有肝细胞毒性的自由基，诱导细胞素P450合成，促进细胞外基质(ECM)的降解和吸收；三是抑制ECM的活化与增值；四是抑制转化生长因子β_1的表达，促进星状细胞的凋亡。

上述结论为我们对脂肪肝患者进行抗肝纤维化治疗提供了可靠的理论依据，参考这些临床结果使之成为脂肪肝辨证论治的有益补充，有效地阻抑肝纤维化的发生和发展，对改善脂肪肝的远期预后意义极其深远。

四、祛除病因和诱因，积极控制原发基础疾病

引起脂肪肝的病因与诱因很多，适当进行针对病因的治疗，积极控制原发基础疾病是脂肪肝防治的最重要一环，临床治疗时应将病因与现证同时纳入辨证，标本兼顾方可提高疗效。病毒性肝炎特别是慢性乙型肝炎是引起肝脏脂肪变性的重要原因，在治疗时应充分顾及慢性乙型肝炎的临床特点，进行抗病毒治疗、调节免疫治疗及护肝治疗等，使慢性肝炎恢复到最理想的状态，脂肪肝则可因之而减轻或恢复。因此，临床治疗与用药时往往会涉及清热祛湿、凉血活血、清热解毒、滋肾养肝、疏肝健脾等多种不同的治法，这些治法看起来好像没有直接针对脂肪肝，但针对病因的治疗又恰恰是最重要的，一味强调祛脂治疗、舍本求末显然并非相宜。

肝炎患者长期高热量膳食、大量静脉注射葡萄糖、过分限制活动等也是形成脂肪肝的原因之一，应引起足够重视。医者应给予患者合理的膳食指导，肝炎恢复期，应合理补充营养，体力活动做到动静结合，以防止脂肪肝的发生。

糖尿病性脂肪肝的发病率各家报道不一，一般认为是50%～60%，脂肪肝伴发糖尿病者为25%～36.7%。糖尿病时肝脏的脂代谢紊乱、脂蛋白的合成障碍、胰岛素分泌不足是形成脂肪肝的重要原因，积极有效地控制糖尿病是脂肪肝最重要的防治措施。应当特别注意的是许多降糖药物包括某些治疗糖尿病的中药如天花粉、泽泻等都具有一定的损伤肝细胞的作用，临床上应慎用，以防对肝脏造成新的损伤，对脂肪肝的恢复带来不利影响。

酒精性脂肪肝是长期饮酒导致的肝脏脂肪堆积，其发病率近年来迅速增长，我国的一项抽样调查显示，酒精性脂肪肝的患病率已达23.34%，已成为我国脂肪肝的首位病因。研究表明，日饮酒量在160克以上，10年内脂肪肝的发病率可达92%以上。治疗酒精性脂肪肝，除应劝告患者必须戒酒外，临床治疗亦可在辨证的基

础上适当加入解酒护肝药物以增强肝脏解毒功能，如葛根、葛花、枸杞子、生甘草、黄芩、白术、蒲公英、芦根等，对于提高疗效常有助益。

用药不当可引起各种类型的肝损害，脂肪肝就是常见的肝损害之一，不同药物引起脂肪肝的机制不同，但大多数是由脂蛋白合成和排泄障碍引起。出现此类情况后应立即停用损肝药物，同时重用护肝解毒药物，如生甘草、栀子、连翘、大黄、白术、败酱草、板蓝根、女贞子、枸杞子、大枣、黄芩等，以增强肝脏解毒功能，减轻肝脏组织损伤，防止肝细胞功能衰竭的发生，促使肝功能尽快恢复。

肥胖者脂肪肝发生率甚高，有资料表明肥胖者半数可有轻度脂肪肝，重度肥胖者脂肪肝的发生率可达61%~90%。不少学者认为，应当将肝内脂肪看作是体内脂肪的一部分，控制或减轻体重可使脂肪肝程度减轻，临床上除应告诫患者控制饮食、避免高热量饮食、适当运动外，临证时还可应用一些具有减肥功效的中药，如大黄、郁李仁、火麻仁、核桃仁、生地黄、当归等，此类药作用缓和，临床用之常可获效。

上述结论为我们对脂肪肝患者进行抗肝纤维化治疗提供了可靠的理论依据，参考这些临床结果使之成为脂肪肝辨证论治的有益补充，有效地阻抑肝纤维化的发生和发展，对改善脂肪肝的远期预后意义是深远的。

以上四个环节对脂肪肝患者而言可因人而异，或有先有后，或有轻有重，有主有次，临床研究可根据不同情况，或单一环节调治，或多环节并举，这样目标明确，针对性强，较易达到预期的效果。

16 中西医结合肝病研究的三大困扰

近二十年来，我国中西医结合肝病研究的蓬勃开展极大地丰富了我国肝病治疗学内容，不仅取得了一大批重要的研究成果，更为重要的是，中西医结合的实践过程深刻地影响了人们的就医观念，运用中西医结合的方法治疗多种肝病已成为绝大多数肝病患者的首选。联合优于单用，互补胜于竞争已被几十年来中西医结合的实践经验所证明。从某种意义上说，也许这才是我国肝病学术发展真正的潜力与优势所在。

今天，在肯定中西医结合肝病研究成绩和贡献的同时，我们也应该清醒地看到这一领域仍有诸多困扰和难题需要中西医肝病学界的同仁们用智慧、学识和经验去进行逐一化解。总体而言，当前中西医结合肝病研究的困扰与难题主要有以下三个方面。

一、专业队伍"一头偏"

中西医结合是中医和西医两种医学体系的结合，就中西医结合肝病研究的科学使命而言，自然也应当是由中学西人员组成的中医肝病专业队伍和西学中人员组成的西医专业队伍去共同完成。但是，多年来，中西医肝病研究专业人员和专业队伍组成存在严重的"一头偏"现象，是单向的，即中西医结合肝病研究基本上是在中医和中西医结合机构内进行的，专业队伍也主要由中医从业者组成，鲜有西医人员主动学习中医并进行中西医结合肝病研究者。这一现象产生的根源在于当前中医治疗的针对目标已经由传统的中医病证全面转换到乙型肝炎、丙型肝炎等现代医学疾病，这种治疗目标的转换就要求中医专业人员在运用中医理论和方法治疗西医疾病时必须融进现代医学科学理念，吸纳现代医学研究成果，也就是说必须有一个“中学西”的过程，这是必然的，也是普遍的。从这种意义上说，几乎每一位中医肝病工作者其实都是中西医结合肝病专业队伍中的一员，中西医结合肝病研究的任务也就主要由他们承担起来。

对西医肝病专业人员而言则往往只需进行现代医学的学习与研究，他们所关注的更多的是国外最新研究现状特别是欧美研究动态，他们追求的研究内容和目标是“高、新、尖”，他们也更在意跟踪和借鉴国外的最新研究成果。很难想象西医专家自动去对中医理论和方法进行系统深入的专业学习和研究，因此，他们很难真正介入到中西医结合肝病研究中来。

由于与现代医学相比，中医教学、科研、医疗机构数量少，规模小，又缺乏强有力的制药企业的学术助推力，使中西医专业队伍形成严重的不对等态势。虽然中医肝病学界也不乏学养深厚、识见广博、经验丰富、学贯中西的睿智之士，但由于总体人数偏少，难以形成与西医对等的学术群体，因此，他们的声音是微弱的，很难有效地影响中西医结合肝病研究的宏观走势。

专业队伍“一头偏”的现象使中西医结合肝病研究局限在一定的范围和领域之内，无论在研究的广度、深度及普遍性等方面都受到很大限制。更为重要的是学习了西医的中医人与学习了中医的西医人，由于二者教育背景不同，在学术视野、思维方式等方面都会有很大差别，而正是这种有着巨大差别的中西医学者之间的学术交融与对接，才可能碰撞出中西医结合肝病研究的科学火花，也只有在中西医互以全新的视角审视对方时才会有新的发现，而专业队伍一头偏现象使中西医失去了对等的学术沟通与衔接，从而在某种程度上窒息了学术研究的活跃与灵动，滞缓了中西医结合肝病研究的科学步伐。

这一现象不禁使我们想起20世纪50年代,毛泽东主席在发出"中西医结合"号召时指出的"我看如能在1958年每个省市、自治区各办一个70～80人的西医离职学习班,以两年为期,则在1960年冬或1961年春,我们就有大约2 000名这样的中西医结合的高级医生,其中可能出几个高明的理论家"。据统计,1960年全国有西医离职学习中医班37个,学员2 300人,还有在职学习中医的3.6万人,这些人日后大多成为我国各专业中西医结合的技术骨干和学科带头人,在他们各自的研究领域都取得了一大批重要的科研成果,新近因发现青蒿素而获得美国拉斯克奖的中医药科学家屠呦呦就是很好的例证,有力地证明了毛泽东主席伟大的科学预见性。正是这一强有力的行政措施助推了中西医结合这一科学工程的实施与发展,反观当前中西医结合肝病研究所缺少的也正是这样一支西学中的专业队伍。正如拉斯克基金会负责人韦恩劳顿所言:"中国传统医药中仍有很多东西有待发掘,只是需要找到愿意花费大量时间筛选这类产品并将其开发以供使用的人。"

二、学术理念"一边倒"

近十余年来,随着干扰素、核苷类药物的广泛应用和经验积累,使乙型肝炎、丙型肝炎等感染性肝脏疾病的治疗发生了革命性变化,在使广大患者获益的同时,也在深刻改变着肝病学界的学术理念。抗病毒药物的作用地位日益突出和重要,成为乙肝、丙肝等感染性肝病绝对的主导治疗,众多的相关研究也主要围绕抗病毒治疗展开,如优化治疗、耐药管理等。在抗病毒治疗理念不断强化的同时,中医药治疗的作用和地位却日渐淡化并趋于从属和边缘化,形成学术理念的"一边倒"现象。

当我们打开每一本主流肝病学术刊物,当我们走进每一个肝病学术会议的会场,我们看到的和听到的,都会使我们深切地感受到无处不在的学术理念“一边倒”的现象，甚至连集中了国内肝病学界顶尖专家智慧形成的具有普遍指导意义的权威文献在对我国肝病防治提出建设性指导意见的同时，也在传达给我们中医药治疗的作用和疗效并不确定的信息。我们说对乙型肝炎、丙型肝炎等感染性肝病，强调病因治疗，突出抗病毒治疗的作用都是完全正确和非常必要的，学术理念出现的偏颇不是因为我们强调抗病毒治疗，而是在于我们忽略了其他相关治疗特别是中医药治疗的作用；充分借鉴国外研究成果也是非常需要和完全应该的，学术理念“一边倒”也不是因为我们对国外学术动态的关注，而在于我们往往轻视了国人自身的经验和智慧。这一现象深刻反映了西医肝病学界对中医学肝病理论体系普遍既缺少认知，更缺乏认同。

学术理念“一边倒”使中西医失去了对等的学术研究基础，以这样的理念而论，中西医结合就非但毫无优势可言，甚至连结合的必要都没有了，这显然是片面的，甚至是错误的。其实，病毒性肝炎及其相关疾病是一组古老的疾病，中医学早在二千多年前的医学著作《内经》中就有了黄疸、鼓胀的专门记载和论述，反映了古人进行肝病研究的悠久历史。经过历代医学家的辛勤探索和总结，形成了解剖学、生理病理学、病因学、发病学、证候学、治法学、方药学及调养学等完整的中医肝病理论体系，这一体系既展示了中医学的学术与临床特色，也符合西医学肝病发生发展的基本规律，其主要内容与西医学理论都是相关的，相近的，甚至是完全一致的，具有很强的对应性，特别是在众多不同的治疗环节都有许多真实的契合点，如《金匮要略》在论述肝病治法时就指出“肝之病，补用酸，助用焦苦，益用甘味之药调之”，而现代医学用酸味药五味子提取物制成联苯双酯、双环醇，用苦味药山豆根提取物制成肝炎灵，用甘味药甘草提取物制成甘利欣、甘平、甘美等，而这些药物都已成为临床主流保肝药物，在多种肝病治疗中发挥了重要作用，这是偶然的巧合还是科学穿越时空的碰撞和交融？

近年来,某些中医治法方药的作用机制和疗效机理不断得到证实,中医药调控免疫失衡、减轻肝脏炎症、调节脂质代谢、改善肝脏循环及阻抑肝纤维化的发生发展的作用机制得到进一步认知与阐明,中医药改善症状体征疗效的生物学基础也在不断得到揭示。中医药为肝病治疗提供了约80%以上的保肝药物(五味子制剂、甘草制剂、山豆根制剂、女贞子制剂等)我国约80%以上的抗肝纤维化研究论文集中在中医药研究领域。约80%以上的慢性乙型肝炎患者接受过或正在接受中医药治疗。我国天然药物资源丰富,中药资源种类约有12 807种,其中药用植物11 146种,有巨大的选择空间,也为肝病中药新药研制提供了可靠的物质基础。这些数字生动地说明了中医药研究领域广阔,是一块挖掘不尽的科学富矿,其深厚的学术积淀和丰富的经验积累,远远并不是我们用几张图表和几组数据所能含容和说明的了的。

所有这些都使我们进一步认识到我们必须建立起这样一种学术理念,那就是用中医理论和方法治疗现代医学肝脏疾病具有坚实的理论基础和实践依据,我们决不可妄自菲薄,在我国,没有中医学介入的肝病学术体系是不完整的。

三、技术细节有缺陷

除上述专业队伍不对等和在学术理念上的偏差之外,当前,中西医结合肝病研究在思路方法与若干技术细节方面也存在许多缺陷与不足,这些缺陷与不足主要体现在以下几个方面。

(一)理论支撑点未建立

中西医结合不是中医方法和西医方法或药物的简单相加,是需要有坚实的理论支撑的,而完整的中西医结合的理论体系是由众多的中西医理论互融点组成的,如中西医对肝脏生理学认识的一致性或相近性;中西医肝病主要病因的对应性(病毒与杂气、饮酒与乙醇、虫毒与血吸虫等);发病学规律的趋同性(演变规律、临床表现、预后）；中西医肝病治疗在方法学上的互补性；中医疾病与西医疾病的内在联系，中医证候和西医病变的相关性和背离性等最基本的理论问题，只有将这些基本理论问题认识清楚、阐述透彻，才能为中西医结合肝病研究建立起强有力的理论支撑，也才能有效地指导临床。惜目前因缺乏对中医肝病理论的深层次挖掘和系统的中西医对比研究，中西医结合的理论支撑点至今尚未建立，一些基本的理论问题也还没有得到很好的解决。

（二）临床切入点不明确

中西医结合肝病临床研究作为一项复杂的实践过程。本应由中西医互融渗透、借鉴吸纳、优选重组等具体步骤来完成，最终形成针对某些肝脏疾病的中西医双诊双治的诊疗体系，在这一体系中根据不同肝病及肝病的不同阶段、不同环节的治疗需要或以中为主、以西为辅，或以西为主、以中为辅，或中西并重；或先西后中、或先中后西，或中西同用，而主次先后及介入的时间节点均依中西医各自的作用定位和疗效特点而定，而选准中西医结合的临床切入点就成为关键中的关键，但由于目前中西医各自所本有的局限与不足，使临床切入点的选择遇到巨大的理论瓶颈和困难。主要如中医“证”的生物学本质至今尚未认知与阐明，中医药治疗的具体疗程尚未确定，中药复方特别是水煎汤剂的量效关系尚不明确，药物与剂量调整尚无统一标准和指征等；而西医抗病毒治疗的适应症限制、生物应答不全、病毒变异及耐药等问题也都远未解决，抗病毒治疗的确切疗程亦未确定；西医对非感染性肝病的治疗在方法学上所存在的局限性甚至治疗乏术等等。这些缺陷与不足在为中西医结合提供巨大空间的同时也在理论与实践两个层面增加了中西医结合与对接的难度，使临床切入点难以确定，使中西医结合诊疗带有很大的随意性，有时甚至是盲目的，这一现状不但使科学合理的临床路径难以建立，距循证医学的宗旨和要求更是差之甚远。

（三）科研方法学有误区

科研是推动中西医结合肝病学术发展的关键因素，这一领域在取得一大批重要成果的同时，也还存在许多的方法学误区，主要表现在如千篇一律“拉郎配”，就是牵强地将病因病机、证候治法等一些中医病理概念与现代医学的某些客观元素如分子生物学微观指标进行“拉郎配”、“强对应”，如将中医“疫毒”、“瘀热”这样一些宏观的中医病理概念与西医肝纤维化 HSC 活化、ECM 堆积等联系起来相提并论，并用清热解毒、活血化瘀等宏观治法对这些微观指标进行干预，构想过于牵强、设计过于随意，这种固定单一的模式限制了创新性思维，难以产生高水平成果，得出的结论往往并无任何意义。再如课题设计盲目追求高起点，新指标，千方百计捕捉一些中西医根本不搭边的所谓新内容，新方法，似乎只有运用了信息技术，系统生物学技术，只有体现基因表达转录及蛋白组学等内容和指标才算是科研，纵观目前大部分科研项目模式大同小异，看似“高、新、尖”实则空中楼阁。违背了中西医结合科研所应遵循的源之于临床、证之于实验、又返回临床即临床——实验——临床的基本路径，缺乏理论过渡和实践基础，因此，虽然得出的结论往往是肯定的，但理论意义与实用价值却总是难尽如人意。

化解上述困扰与难题，消除中西医结合肝病研究的理论障碍是我们每一位肝病学界同仁的神圣职责，我们要胸襟博大，目光高远，清醒地认识到中西医结合是两种医学体系并存所作出的必然选择；认识到中西医肝病理论体系在科学本质上的趋同性和方法学上的互补性；认识到只有中西医两种科学元素的汇聚与交融才能催生出创新性研究成果，使我们不必再一遍遍地重复和照搬国外研究的数据和图表，使我国肝病学术研究真正领先世界成为可能。

17 肝病规范用药的原则与方法

规范用药是肝病临床研究的最高科学境界，也是中医肝病研究的终极目标。开展规范用药研究，最终实现从经验用药到规范用药的过渡，具有十分重要的理论和临床意义。现就开展肝病规范用药研究的基本原则、思路和方法谈谈个人的心得与体会。

一、坚持辨证用药

中医临床治疗往往并不局限于追求某一指标的改善，而是既要治疗疾病，又要调节和改善人体整体的机能状态，只有进行宏观调控，才能收到较好的综合疗效，辨证用药恰恰最能体现宏观调控的原则和方法，也是提高肝病疗效的关键所在。

首先，辨证过程中对体质差异、病程长短、病症轻重及种种之不同证候进行全面分析所确立的治法与方药就对病因、病位、体质状况等均有所针对，故取得的疗效是总体的，多方面的。

其次，辨证论治可以最大限度地体现用药的灵活性，适宜于肝病多环节治疗和阶段性用药的需要，以肝炎为例，可有急性、慢性、肝硬化等不同的临床阶段，每一阶段临床表现是不同的，治疗环节也不一样，就可因证立法、证变则法变，法变而方异；同一阶段的证候也会不尽相同，诊断和方药也可因之而异。辨证用药的灵活性不仅使治疗方法丰富多彩，也有助于个体化治疗方案的制定。

第三，辨证用药可以用作实际意义上的“对症治疗”，症状及体征作为主观感觉和外在表现是辨证最主要、最直接的客观依据。

因此，有些治法与方药本来就是直接针对症状和体征的，如理气止痛、行气消胀，均法有所指、药有所对、明了具体、疗效确切。临床研究也已表明，辨证治疗在取得综合疗效的基础上以症状、体征的改善和消除更为确切和快捷，而症状体征的改善可以减轻患者的痛苦，为最终康复创造必要的身体条件。这种实际意义上的对症治疗或许唯有通过辨证用药才能达到或实现。

第四，长期的理论与临床研究表明，中医学对"肝"的理论认识首先是建立在解剖学基础之上的，有关描述与现代医学基本一致；而对肝的生理功能和病理变化的一般规律，中西医虽然描述方法不同，但许多实质内容是一致或相近的；以中医之病因、病机特点、临床证候及演变规律来认识印证肝炎、肝硬化等肝脏疾病的发病特点是大致相符的，而有些病证，如"鼓胀"与肝硬化腹水则几近一致。因此，可以认为中西医在肝与肝病的许多理论问题上是相通、相近或相关甚至是相同的。用辨证用药的传统方法治疗现代医学之肝脏疾病有广泛的理论基础与实践依据，是可行的，适用的。

综上所述，辨证论治的临床优势是明显的，在可以预见的一个时期内辩证用药将是规范用药的基本原则和主导方法。

二、借鉴现代医学成果

目前临床面对的"肝炎"、"肝硬化"等肝脏疾病的诊断是建立在病原学、病理学、组织学、免疫学、影像学及分子生物学等现代医学研究基础之上的，而中医采用的望、闻、问、切的诊断方法还存在直观笼统的弊病，有时难以对病变实质做出确切的判断，以证型为例，虽然多年来不少学者在探索中医证型与某些客观指标的关系方面做了大量研究工作，并总结了一些初步的规律，但迄今仍未完全证明"证"与某些实质病变及客观指标变化有必然的相关性，"证"的规范化标准亦未建立，临床医生对证型的确定及证的量、度的判断又往往带有较大的主观随意性,因此,证型就难免存在表象化的问题,常难以准确反映病变实质,在治疗上,治法与方药针对“证型”可能是恰当的,但对病变实质却不一定有很强的针对性,疗效也就可能出现“证”与客观指标分离的现象,“证”清除了,作为疗效判定标准的客观指标却不一定改善,或客观指标虽有改善,而“证”却依然存在,或两者疗效都是确切的,却经不起重复等,使用药难以规范,有时常难达到医患所共同期盼的临床表现与客观指标的同步改善。

其次,临床上不少患者可无任何不适及阳性体征,如部分乙肝病毒携带者,甚至部分早期肝硬化患者都可以既无症状可言,又无体征可见,给辨证带来极大困难,使用药无所适从,疗效也就难以保证。

由此可见,对于规范用药而言,仅用辨证论治是不够的,必须借鉴现代医学的研究成果和发病学规律、诊断技术与方法、中药药理学及毒理学结论等,以此与辨证用药进行有机结合,互为补充,可以将现代医学检查看作望、闻、问、切的延伸,将某些客观指标作为“证”的主要内容,将某些中药药理学结果作为中药性味、归经、功效、主治的有益补充,在坚持辨证论治的前提下,适当选用具有某些药效学作用的药物以适应肝胆病某一环节的需要,这既可能收到较好的整体疗效,又能对病变实质有较强的针对性,从而使治疗方法更加完善,用药更为规范。

三、发现和总结证治规律

肝病作为古老的疾病,历代医家为我们留下了大量的治疗肝病的传统治法与方药,使我们受益无穷,新中国成立以来,通过半个多世纪的协作攻关,大量的探索与交流,经验总结与创新,又创立了许多新的治法和有效方剂,发现了许多有效的药物,可供临床选择的用药范围也日趋广泛。这一现状既有用药选择大的优势,又存在让人难以比较,甚至无所遵循的不足,因此不断总结临床经验,发现证治规律才能使治疗用药更加准确规范,通过反复对比可望筛选出更为有效的方药组合,最终制定出每一种肝脏疾病最佳的治疗方案,这也是开展肝病规范用药研究所必不可少的重要一环。此外,还应该对国内许多中医、中西医结合专家的独到经验和成熟方药进行系统整理,以科学的方法进行印证和评价,获取可信的有价值的临床依据,从中发现规律,并阐明疗效机制或做必要的补充与完善,使之成为规范用药的重要内容。

四、确立证型的规范化标准

确立“证型”的规范化标准首先应当分析和研究肝病的不同阶段、不同环节的证候以及规律,总结其相关的证候学范围,建立各自的中医证型。每一证型的主证、次证、兼证及舌象、脉象等内容应趋于规范化,标准化。主证是证候本质的反映,应当确定其量的标准。量的内容包括主证本身程度的定量及几个主证相加总和的定量,次证及兼证也应划定一个量的范围。有了“证”的定性和定量,可采用同步测试及相关分析等研究方法,深入探索“证”与实质性病变及这些检测指标的内在联系,在发现其相关性规律的基础上,增加一些适当的检测指标作为证型的补充内容。其次是建立病(病毒性肝炎)证结合的双重诊断标准。在明确病原学、组织学及临床诊断的基础上,在加强“证”的规范化要求的前提下,对每一证型都应制定相应的诊断标准,可列主证、次证、兼证、体质状况及某些客观检测指标等数项内容,有的作为必备项目,有的作为参考指标,参照现代医学诊断标准的方法,明确规定某一证型须具备相应的主证、次证、兼证及客观检测指标各若干项方可做出诊断,这样,“证型”就不仅有量的指标,又有质的分析,不仅能体现肝病临床规律,又能较大限度地反映其病变实质。使辨证分型趋于规范和统一,为规范用药提供诊断依据。

五、顺应肝的生理病理学特点

这里主要指的是中医学理论中肝的生理病理学特点，我们在临床上用中药治疗肝病，理所当然的是在中医理论指导下进行的，而最根本的是必须与肝的生理病理学特点相符合、相顺应，用药才会准确，也才会收到理想的效果。

（一）顺其疏达之性

从肝的功能活动即肝用而言，肝以气为用，性喜调达而恶抑郁，而肝脏一个重要的病理特点又恰恰是肝气易郁。举凡外来情志刺激，内生郁闷烦恼或诸种毒邪内侵等，皆可导致肝气郁结。同时疾病过程中所产生之湿热、瘀血、痰浊等病理产物均可阻滞肝经气机，使肝气郁滞而不行，可见肝病过程中肝气郁结的机会最多。而肝气一郁，即犯他脏，或横逆，或上逆，或流窜三焦，扰乱血行，又可郁久化火，气滞而血瘀，引起气血逆乱，引发种种病变，因此，疏肝解郁、行气导滞为肝病最为常用之法，即所谓“木郁达之”。

古人有言“肝无补法，顺其性而谓之补”，顺其性，就是指顺应肝喜调达之性，适应肝恶抑郁而易抑郁之病理特点，在肝病治疗中善用疏泄解郁之药，顺势引导，最终使肝气调畅，从而恢复其自然生性，解除其气机郁滞的病变状态，以利于整个疾病的康复。

临床所见，几乎所有急慢性肝病均有肝气郁滞之证候，证见两胁撑胀，腹胀纳呆，烦躁易怒等，即可用疏达解郁之药，如柴胡、杭芍、枳实、青皮、佛手、香附、香橼、木香、苏梗、郁金、橘叶、玉蝴蝶等；兼脾虚者，酌加健脾益气之药，如参、术、苓、草、芪等；胃气上逆证见呕恶，呃气频繁，脘腹胀满者，治宜和胃降逆，行气调中，药用苏梗、白蔻、降香、丁香、柿蒂、半夏、竹茹、枳实等；湿邪壅阻证见恶心，厌油、腹胀，大便黏腻不爽者，治宜行气祛湿，芳香化浊，药如苍术、川朴、橘皮、藿梗、佩兰、大腹皮、苏叶、茯苓、豆卷等；肝胆湿热证见右胁灼痛，恶心厌油，腹胀尿黄，苔黄厚腻，脉弦滑数者，治宜清热祛湿，行气透达，药如龙胆草、栀子、黄芩、连翘、橘红、竹叶、赤小豆、茵陈、苍术、丹皮、夏枯草、荷梗等；气滞血瘀，证见胁痛如刺，胁下癥块，舌暗脉涩者，治宜理气活血，药如川芎、桃仁、红花、山楂、三棱、莪术、郁金、丝瓜络、路路通等，凡此种种，有正治，有兼治，治法皆以调畅气机为主，用药皆为轻宣透达之味，都是顺肝疏达之性的，意在恢复其自然生性。

临床上也有一些情况，如肝肾阴虚用归芍地黄汤，肝血亏耗用四物汤等，则皆滋补之品，质重味厚，用时则切莫忘记顺其条达之性的原则，均宜适当配用调畅气机、疏通经络之药，以防壅塞气机。此外，如湿热蕴结之用清热祛湿法，亦每需加用轻宣透达之药，以斡旋气机，适肝之性。

疏达药质轻味薄，性多辛燥，用量不宜过大，用时不宜过久，在临床应用时又常需加入滋柔甘缓之品，以防伤及肝体。

（二）适其柔润之体

肝以血为体，藏血而濡养头目及四末，肝体原本是柔润的，但是肝病中伤其柔润之体的因素却不少，如肝火易升、肝风易动、肝阳易亢的病理特性均可造成肝阴不足、肝血亏耗；急慢性肝病中湿热内阻、肝气郁久化火也可导致热盛伤阴，造成肝之阴血亏虚；肝体失柔还可因他脏所累，如肝病日久，横伐中州，脾气虚弱则肝失土养，盗母气以耗肾水又使水不涵木，肝体因之而燥急；此外，久投疏达辛燥之剂亦易使气阴暗耗。由此可见，临床上以肝体虚实而言，总以亏虚为主，在治疗上，一贯煎、四物汤、补肝汤、六味地黄汤等皆为常用方剂。药如生地黄、熟地黄、沙参、枸杞子、当归、白芍、酸枣仁、黑芝麻、百合、知母、乌梅、石斛、黄精、山药、五味子等，有养肝血益肝阴者，有滋肾填精者，亦有气阴双补者，皆有助于肝复柔润之体。

滋阴药性味厚重，久用滞腻，可碍中气，因此，需适当加入疏达调中之剂；此外，尚应注意余邪残留，应酌配清解通利之剂以祛邪务尽。

总之，肝用之为病，以实为主，以顺为补；肝体之为病，以虚为主，以补为顺。

（三）重视宏观调控，兼顾脏腑气血

肝病用药除顺其性、适其体、顺应肝的生理病理特性外，还应充分认识肝易动难静、善干他脏的特点。人体作为一个有机的整体，生理上协调统一，病理上互相影响，肝病尤其如此。古人有“肝为万病之贼”之说，实践证明是非常符合临床实际的。一些肝病特别是慢性肝病，可对其他脏腑气血产生广泛的影响，引发一系列复杂的证候，用药时应详辨肝病影响所及何脏何腑、在气在血、病机如何，而采取不同的治法与方药。

肝病对脾胃的影响迅速而持久，主要表现为胁痛腹胀、纳呆便溏、乏力等肝郁脾虚证候与胃脘胀满、嗳气、呕恶、纳呆等肝胃不和的症状，治疗除疏达肝气外，尚需加用人参、黄芪、白术、茯苓、甘草、山药、莲子、扁豆、薏苡仁、黄精等健脾药及苍术、厚朴、橘皮、降香、茯苓、竹茹、苏梗、白豆蔻、稻芽、谷芽、焦神曲、鸡内金等和胃药。疏肝健脾和胃法为肝病最常用之法。

肝病最易及胆，肝郁和肝火皆使胆气不利，造成肝胆同病，如肝胆湿热，证见呕恶厌油，溲赤、大便黏腻、黄疸，则用清肝利胆法，药如龙胆草、栀子、黄芩、金钱草、竹叶、田基黄等药，甚或用承气汤以泻腑气，使肠泻胆亦泻。

肝病久又易及肾，使肾阴亏耗、肾水不足，证见肝区隐痛、腰膝酸软、梦遗滑精，失眠多梦等，又宜滋肾填精，药如熟地黄、当归、白芍、枸杞子、知母、黄柏、沙参、女贞子、旱莲草、黑芝麻、鹿角胶、鱼鳔胶珠、鳖甲、山茱萸、牡丹皮、山药等以滋水涵木。

肝病时还可出现肝气壅肺和肝火灼肺，或气逆作咳，黄痰，胸痛，甚为咳血，治宜清金制木法，药如青黛、蛤粉、桑白皮、生地黄、栀子、炒杏仁、百合、沙参、瓜蒌仁、紫菀、款冬花等以平肝润肺。

肝火尚可扰心，轻者心烦意乱、失眠惊悸，重者神志不清或昏迷，治宜清肝凉血、宁神清心法，药如生栀子、珍珠母、牛黄、竹叶、石菖蒲、天竺黄、远志、炒酸枣仁、莲子心、羚羊角粉、水牛角、郁金、钩藤等，以清心宁神或醒神开窍。

肝病对气血影响尤大，首先是肝本经气血失调，继或全身气血逆乱，如临床上所见肝气郁结，肝气上逆，上犯心肺使肺气不宣、心气逆乱；横逆乘脾犯胃又使脾气虚弱、胃气不降；及肾又致肾气虚衰，气化无力。因此，临床上调理气血多从肝入手。肝病对血分之影响主要表现为气滞血瘀、血结、血热、血虚等，如证见胁肋刺痛、肝脾大、肝掌、蜘蛛痣、鼻衄、齿衄甚或吐血，临床治疗分别应用活血化瘀药如桃仁、红花、川芎、当归、赤芍、牡丹皮等；活血散结药如马鞭草、三棱、莪术、郁金、鳖甲、穿山甲、水红子、泽兰等；凉血止血药如牡丹皮、大蓟、小蓟、茜草、生地炭、侧柏炭、黑栀子、大黄炭、三七粉、茅根、藕节等；益气补血药如黄芪、党参、太子参、黄精、白芍、当归、阿胶、熟地黄、桑椹子、鸡血藤、炒枣仁等。

如上所述，重视宏观调控，兼顾其他脏腑气血，既是顺应肝生理病理特点的重要一环，也是肝病用药的重要原则。

六、符合肝病的发病规律

这里指的是符合现代医学肝脏疾病的发生发展规律，也就是说现在用中药所治之肝病已不再是胁痛、积聚，而是实实在在的诊断明确的肝脏疾病，如肝炎、肝硬化、肝癌、脂肪肝等，因此，治疗必须符合肝脏疾病的发病规律，才会有较强的针对性。一般应注意以下几点。

（一）清除外来病因

临床上许多肝病都有外在的致病因素，如各型肝炎病毒、细菌、乙醇、损肝药物等，清除这些病因是临床用药的主要任务之一。目前认为慢性病毒性肝炎的发病机制，一是与肝炎病毒直接导致肝细胞病变有关,二是与人体免疫系统对肝炎病毒及其抗原引起的免疫应答,对感染肝炎病毒的肝细胞产生病理性免疫,损伤肝细胞有关,根本原因在于病毒侵害,抗病毒治疗是病毒性肝炎的根本治疗措施。目前中医药抗病毒治疗的研究主要从中医治法与有效方药的筛选两个方面展开。近年来国内开展了大量的中药体外抑制 HBV-DNA 的研究,实验证实对 HBV-DNA 有抑制作用的中药有近 100 种,抑制作用较强的如重楼、山豆根、虎杖、大黄、丹参、赤芍、何首乌等;也有研究证实对 HBV-DNAP 直接抑制率达到和超过 50% 的有菊花、木瓜、北野菊花、大蓟、仙鹤草、丹参、夏枯草、栀子、牡丹皮、赤芍、紫草、青蒿、黄连、秦皮、金银花、败酱草、蒲公英、重楼、虎杖等 28 种;对 HBV-DNAP 直接抑制率在 25% ~ 50% 之间的有金钱草、龙胆草、马齿苋、谷精草、生地黄、白薇、土茯苓、射干、瓜蒌、白花蛇舌草等 18 种,值得临床参考。

中医药清除外来病毒,应在中医"杂气"、"疫毒"及"内外相召"等病因学说指导下,根据疾病发展与演变规律,进一步明确肝炎病毒这一外来致病因子的中医属性,以及体质因素在感染过程中所起的作用,在辨证论治的前提下,适当参考体外抑制 HBV 的实验研究结果,探索最佳配伍方案,为最终实现本病的某些突破奠定基础。

（二）坚持环节用药

临床上,大多数肝病原因复杂,其发生发展的过程及转归受多种因素的影响,表现更是千差万别。以病毒性肝炎为例,其发病涉及不同肝炎病毒入侵,对肝细胞直接或间接的破坏,发生多种病理变化,如肝脏微循环障碍、肝纤维化及肝硬化的形成乃至癌变等。其症状体征纷繁,客观指标会有种种异常,临床用药涉及到多个环节,如祛除病毒、调节机体免疫功能、抗肝纤维化、改善肝功、减轻症状与体征等。期望通过某一特效药物或一方一药达到治愈目的,是不现实的。

就肝病临床所见，在疾病的某一阶段，某一症状体征或客观指标的异常有时往往会成为主要矛盾，这一主要矛盾和环节的解决就成为当务之急；也有时或同时出现几方面症状体征，或同时存在某些客观指标异常，这就面临一个多环节用药问题。环节用药应根据患者的具体情况，区别轻重缓急，分清主次先后，在整体调理前提下，或对某一环节重点解决，或多环节用药同时进行。如肝硬化腹水患者，证见腹大胀急、难以平卧，齿衄、尿少、乏力，则以利水消胀为主，以解决腹大胀满这一主要矛盾，待腹水解除后，再用凉血止血药以治疗齿衄及鼻衄等问题；又如慢性活动性肝炎患者，ALT 升高，TBiL 升高，HBsAg 阳性，在治疗上改善肝功、降酶退黄是主要环节，清除病毒则可从长计议。也有几个环节同时兼顾而几种治法同时运用的，如腹水患者，TBiL 升高，黄疸很深，即可利水与退黄并用，以求对两个方面都有所针对。

环节用药是以整体辨证为基础的，而不是片面的对号入座。目前临床某些中成药之所以疗效不突出，其根本原因就是没有按环节用药的思路去研制，适应面太宽、针对性不强。环节用药的原则对中成药研制具有重要指导意义，如根据乙型肝炎的发病规律和主要治疗环节分别研制成系列中成药消水散、止血丹、退黄冲剂、降酶合剂、缩肝丸等等，或单用或合用，针对性强，自然可收到较好疗效。

(三) 注重阶段用药

许多肝脏疾病在发生、发展过程中具有阶段性规律。以病毒性肝炎为例，病毒感染人体后大致沿着潜伏状态→急性发病→慢性过程→肝纤维化→肝硬化→肝癌这一过程发展，在上述不同的病理过程和临床阶段，分别有不同的病机、证候特点，治法与用药也应因之而异。急性肝炎，用药以抗炎护肝为主，多用清热利湿、活血解毒药，在促使疾病康复的同时阻止其向慢性化发展；慢性肝炎，其病机转归也有一定的阶段性规律，即初在肝，先传脾，后及肾,最后导致气血逆乱、正虚邪实,湿热与瘀血则是阶段性病理产物,治法与用药也就有疏肝、健脾、滋肾、活血化瘀等不同层次,抗肝纤维化,阻止其向肝硬化过渡则是这一阶段用药的主要宗旨;而肝硬化又分为代偿期与失代偿期,在代偿期以活血化瘀、软坚散结为主,在失代偿期往往出现大量腹水,治疗上又以利水消胀为主,及至腹水消失后则多以滋肾健脾、养血柔肝等药以作善后治疗等等,都属于阶段性用药的范畴。

临床上掌握疾病的阶段性规律,对指导用药意义甚为重要。如腹胀一证,在急性肝炎,多为实胀,以行气消胀为主;慢性肝炎多为虚胀,则以健脾益气为主,用药迥然不同。根据疾病在各临床阶段的发病特点,不断摸索和总结阶段用药的规律,对阻止疾病发展,提高临床疗效具有重要意义。

七、整体宏观辨治与局部微观用药相结合

这里所谓宏观辨治是指中医辨证论治,而微观用药则指针对疾病某一局部或某一病理变化实质的治疗与用药,后者多以现代中药药理学的研究结果为依据。

中医整体观和宏观调治是有其临床优势的,但是肝脏疾病的诊断则是建立在病毒学、病理学、组织学、免疫学及分子生物学等现代医学微观研究基础上的,如果局限于中医的望、闻、问、切观察方法,就无法对病变实质做出确切的分析与判断,因而用药对病变实质也缺乏针对性,甚至带有盲目性。只有宏观辨治与微观用药相结合,才能逐步使辨证论治由宏观领域进入微观领域。

在方法上可以采取以下两种步骤。一是以宏观辨治用药为主,微观为辅,即先根据患者"证、脉、舌"变化进行辨证,再参考现代医学检查指标,这两方面较为一致时,如证见发热、目黄、身黄、肢体困重、尿黄、大便黏腻及舌红苔黄腻等湿热征象,又有 ALT、TBiL 升高等相应变化,就应采用清热利湿解毒药如茵陈、栀子、田

基黄、赤小豆、车前草、板蓝根、薏苡仁、通草、龙胆草、竹叶等，这些药不仅与宏观辨证对证，而且对肝细胞炎症这一微观病理变化也有较强的针对性。宏观与微观不一致时，如病理组织学改变见碎屑样坏死，诊为慢性活动性肝炎而临床证候却不明显，无证可辨时，用药就应充分针对微观病理变化，如重用凉血活血解毒药赤芍、丹参、牡丹皮、三七粉、紫草、茜草、鸡血藤、生地黄、大青叶、败酱草等，这对提高疗效肯定是有益的。二是以微观病理变化为依据和线索，再根据不同证候进行宏观辨证，从而确定治法和用药。如 ALT 升高、A/G 倒置、肝脾肿大等都可以作为微观指标，再依不同表现分为若干证型进行治疗和用药，既对某一主要矛盾有较强针对性，又体现了宏观辨证原则。经过长期摸索，可望发现和总结出某些肝脏疾病微观辨证用药的规律。坚持宏观辨证与微观辨证用药相结合，可使肝病用药的范围扩大，准确性提高，不但可提高疗效，也使临床用药的方法更加丰富。

八、避免用药的盲目性

中医药治疗肝病的临床用药研究虽然已经进行了多年，成功的经验不少，基本规律发现了许多，但肝病用药的盲目性仍较普遍，主要体现在药效学、毒性、方法学、配伍及用量等方面。

不熟悉某些中药的药效学及毒理学结果，临床仍仅以传统辨证论治方法用药，结果针对性不强，影响疗效。如早期肝硬化之肝气郁结证，辨证用疏肝理气药，如柴胡疏肝散等方药在道理上是无可厚非的，但肝硬化的病理基础为肝纤维化，而大多数疏肝行气药的抗纤维化作用较小，而根据某些药物的药效学结果需适当加用丹参、赤芍、穿山甲、鳖甲、冬虫夏草、汉防己、百合、鸡内金等有较强抗肝纤维化的药物，才会提高疗效，改善预后。

另一方面，在用某些中药时只注意其功效，而忽略了其对肝的毒性和其他方面的不良反应。如用桃仁活血化瘀治疗肝脾肿大，往往容易忽略其所含苯甲醛氰酸的毒性,大量长期应用反而危害肝脏;用川楝子理气止痛而忽略了川楝子的肝毒作用,用之有害而无益;再如治疗肝原性糖尿病重用天花粉,则只注意了天花粉滋阴生津对消渴的治疗效果,却忽略了天花粉损害肝细胞可造成肝功能破坏的毒性作用,在加重肝病的同时也严重妨碍了糖尿病的恢复。

其次,肝病用药的盲目性还表现在用药方法上。如对五味子降酶的应用,不少临床医生一见 ALT 升高就在方药中加五味子,事实上,这种用法是非常盲目的,不但对大部分 ALT 升高患者表现的湿热证候的消除十分不利,即使对于降酶而言也是难以达到目的的,因为五味子降酶的有效成分为五味子丙素,而这种有效成分常需用乙醇方能提取而根本不溶于水,因而水煎是起不到其降酶作用的;再如猪苓的护肝降酶、调节免疫作用,以提取物注射的方式才能充分获得,而水煎服往往难以取效;又如水蛭,水蛭素是其主要作用成分,水煎服往往使水蛭素破坏,收效甚微。凡此种种,充分说明用药方法上的盲目性对药效作用的发挥及疗效影响之大。

肝病用药的盲目性还表现在药物配伍方面。不少医生忽视君臣佐使的配伍原则,痛则止痛,胀则消胀,只重表面现象,不抓疾病本质,忘记了中医药疗效的三要素即相关奏效、整体取效及中介调节,而绝不是单味药效的简单相加。肝病在临床上往往病机复杂,证候纷繁,用药配伍应顾及药物之间的协同、反佐、增效、纠偏、减毒等相互作用,减少配伍的偏差与盲目。

此外,用药剂量亦不可太随意。如大黄本身为泻下通腑药,能涤荡脏腑实热,但因其含有鞣质,用量过大时反而会产生止泻的作用,大黄又有利胆退黄功效,在临床上常用来治疗黄疸,但新近有研究证实大黄能导致胆红素代谢障碍,小中剂量有一定利胆退黄作用,大剂量或长时间应用大黄反而可使胆红素升高,这似乎可以解释临床何以长时间应用大黄等清热退黄药治疗黄疸而黄疸不降,甚或胆红素升高的真正原因。

造成用药盲目性的原因是多方面的,如临床医生对某些肝病的研究方向、主攻目标不甚了了,对用药的原则、思路与方法心中无数,过分强调经验用药等,都是用药盲目的根源。纠正肝病用药的盲目性也应首先从以上几个方面入手。

九、避免应用肝毒药物

近年来,药物性肝病发病率甚高。在以往研究中人们较多地注重化学药物对肝脏的损害,如抗痨药、抗甲亢药、抗癫痫药、驱虫药、某些抗肿瘤药及抗生素等对肝脏的毒害,现在临床中药肝毒问题的突出也日益引起人们的重视。据国内外最新医学研究证明,有些中药对肝脏毒性较大,这类中药如未经炮制或因制剂方法、给药途径、剂型、剂量不适当,都会引起中药药物性肝病。损肝中药主要有以下几种情况。

一类是直接损害肝脏,引起中毒性肝炎的药物。如长期服用黄药子、苍耳子、蓖麻子、川楝子(皮)、天花粉、桑寄生、贯众、蒲黄、半夏、雷公藤等,均可引起肝脏损害,发生中毒性肝炎,使人出现肝区不适、疼痛、黄疸、肝脾大、肝功能异常。

药理研究表明,黄药子煎剂可使实验动物肝细胞脂肪变性和嗜酸性变,重者小灶性坏死和片状坏死;可使实验动物 ALT 随给药时间增加而上升,肝细胞普遍较疏松,有的呈空泡样变和气球样变,有的见小灶性坏死,肝小叶结构尚存在,汇管区有淋巴细胞、嗜酸性白细胞浸润。

川楝子可引起实验动物轻度或中度水样变性,随剂量加大,还可使肝细胞重度肿胀,胞核缩小,染色质融合成片,肝窦狭窄,毒性随单次剂量增加而增加,作用慢而持久,且有蓄积性。川楝子可引起中毒性肝病,表现为黄疸、肝肿大、肝区疼痛、ALT 升高,重者引起死亡，肝病患者应慎用或忌用。

另外，五倍子、石榴皮、诃子等含有收敛、止泻、抗菌作用的水解鞣质是直接肝脏毒，长期大量应用可引起肝小叶中内坏死、脂肪肝、肝硬化等。艾叶可引起肝细胞代谢障碍，乃至中毒性肝损害，有人将 100 克艾叶水煎液内服，迅速出现中毒症状，终因严重黄疸、出血、肝功能衰竭而死亡。近年来，日本甚至有柴胡制剂引起肝炎的报道。

上述损肝药物危害甚大，特别是川楝子、贯众、半夏等，因是传统治肝病的常用药，临床误用的机会更多，故应引起重视。

第二类为导致胆红素代谢障碍的药物。如大黄、川楝子、泽泻及四季青注射液等，长期大量应用，都会干扰胆红素代谢环节而出现黄疸。

第三类为能诱发肝癌的中药，如石菖蒲、炒小茴香、川椒、炒麦芽、诃子、肉桂皮、八角、青木香、木通、硝石等，均可诱发动物发生肝癌。

上述中药对肝脏的毒性与危害甚烈，理应引起临床工作者高度重视，在肝病用药时将其剔除不用，在治疗其他疾病必须应用时也应处处加用护肝措施，切不可轻信民间所谓之秘方验方，以免造成肝脏损害。

18 肝纤维化中医研究

肝纤维化是指肝脏内弥漫性的细胞外基质(特别是胶原)过度沉积。肝纤维化不是一个独立的疾病,而是许多慢性肝病的共同病理过程。如果肝纤维化同时伴有肝小叶结构的破坏(肝再生结节)者,则称为肝硬化。从肝纤维化的发生机制可以看出,肝脏细胞在肝纤维化形成过程中占据关键地位,从肝细胞、枯否细胞到肝纤维化形成的关键细胞——肝星状细胞,彼此之间紧密相连,环环相扣,相互影响。虽然肝纤维化形成机制复杂,影响因素多样,但作用机制大都以肝脏细胞为主线,通过影响细胞的增殖、分泌以及凋亡而发挥促进或抑制肝纤维化的作用。

有效阻抑肝纤维化的发生和发展对于改善肝病预后具有重要的意义,抗肝纤维化治疗已成为多种慢性肝病最重要的治疗环节。近十年来,中医药抗肝纤维化研究显示出明显优势,目前国内抗肝纤维化的论文中医药论文占到80%以上,已占据绝对的主导地位。

一、中医药抗肝纤维化治法学研究

抗肝纤维化研究已成为肝病研究的热点课题,其中尤以中医药抗肝纤维化治疗所显示的多靶点作用更为引人注目。肝纤维化是一病理组织学概念,在中医理论中尚属空白,根据患者的临床表现,可见于胁痛、癥瘕、积聚、鼓胀等多种病证,多数医家认为其病因病机为湿、热、毒、瘀、痰、郁、虚作用于肝经,使络脉瘀阻,病变常涉及肝脾肾三脏。近年来,中医抗肝纤维化的研究除中药复方及单味药研究较为集中外,治法研究也十分活跃,现就国内近年来中医药抗肝纤维化治法研究概况作一综述。

(一) 活血化瘀法

杨宏志等认为肝纤维化的中医病机为气滞血瘀在络,其成因与湿热毒邪、血热、脾胃亏虚、肾虚有关,多种病因与血瘀交错在一起,形成多个复合证,血瘀贯穿始终,治疗也以疏肝化瘀通络贯穿始终。宋家武等研究血府逐瘀汤分解方的抗肝纤维化作用,结果显示桃红四物汤、柴枳四物汤对大鼠肝表现结节形成率、腹水形成率及生化检测指标 ALT、AST 活性均明显优于病理对照组及秋水仙碱组($P<0.01$),组织学两组胶原沉积总量及Ⅰ、Ⅲ型胶原量均明显低于病理对照组,以桃红四物汤组最好,明显优于其他两组($P<0.01$)。陆雄等观察旋覆花汤治疗大鼠肝纤维化和肝窦毛细血管化的作用,结果显示治疗组大鼠肝组织中胶原形成量明显下降,电镜观察对照组大鼠肝窦内皮细胞间窗孔数明显减少,内皮下有连续性基底膜出现,其肝窦毛细血管化程度重于治疗组,两组间比较均有显著性差异。左俊岭观察到肝纤1号冲剂(桃仁、三七、防己)可有效地降低血清 HA、PCⅢ、Ⅳ-C 含量,疗效优于大黄庶虫丸,同时可改善血清 ALT、AST、TBIL 及血清白蛋白值。另外活血化瘀类单味中药如丹参、桃仁、赤芍、川芎、三七等经动物实验和临床观察均有明确的抗肝纤维化作用。

(二) 扶正祛瘀法

陈建明等认为慢性活动性肝炎因湿热毒邪内蕴所致,邪毒内陷,瘀毒互结,正气虚弱使疾病难愈,形成慢性肝纤维化过程,治疗从肝脾着手,强调扶正祛邪,辨证施治。刘平等针对肝纤维化血瘀正虚的病机,设扶正祛瘀方(丹参、桃仁、冬虫夏草、松花粉、七叶胆)用于大鼠 CCL_4 实验性肝纤维化研究,结果表明该方具有明显抑制肝纤维化形成作用,其抑制胶原增生的效果优于大黄庶虫丸,保护肝细胞抗肝损伤作用优于秋水仙碱。项阳等用百草柔肝胶囊（黄芪、当归、香附、柴胡、红花、鸡血藤）治疗慢性乙型肝炎肝纤维化及早期肝硬化患者共50例，结果临床症状改善率达75%～91.7%，ALT复常率达68.5%，血清HA、PCⅢ、Ⅳ-C、LN值随病程延长明显下降，肝纤维化记分由治疗前的7.39±5.55下降到治疗后5.26±4.36（$P<0.05$）。刘成海等分离培养大鼠肝星状细胞，将扶正化瘀方拆为扶正、化瘀、丹参、冬虫夏草、丹参加冬虫夏草等组，制备其大鼠药物血清，温育星状细胞，观察扶正化瘀方抗肝纤维化的不同药物配伍的药效作用。结果表明，全方组及各拆方组对星状细胞的增殖、胶原蛋白分泌及其胶原mRNA表达均有不同程度的抑制作用，化瘀组对细胞增殖抑制最强，扶正组对胶原生成及基因表达抑制最强，而全方组介于两者之间。

（三）益气活血法

黄彬等认为慢性肝炎肝纤维化的病机关键是气虚血瘀、本虚标实，立法益气活血软坚，应用软坚冲剂（黄芪、丹参、三七、穿山甲、叶下珠）治疗肝纤维化患者60例，治疗后血清HA、CⅣ、LN、ALT和球蛋白明显下降，与干扰素对照组比较，差异显著或非常显著。张福奎等研究复方（丹参、黄芪等）抗大鼠肝纤维化作用，采用肝组织连续切片电子计算机辅助病理组织三维重建技术，对肝纤维化及治疗后肝组织的纤维间隔、肝血窦等结构进行三维观察及体积测量，结果显示复方可使纤维化肝脏的纤维吸收消散，紊乱的肝血窦等血管结构得到改善恢复。王惠吉等应用冲剂（丹参、黄芪、鸡血藤）治疗慢活肝、慢迁肝和早期硬化60例，结果表明连服2年以上可明显改善症状和肝功能，血清PⅢP、LN水平与治疗前相比明显下降（$P<0.01$）。王继等用抑肝散（黄芪、山药、丹参、赤芍、鳖甲、牡蛎、鸡内金、郁金）治疗伴有不同程度肝纤维化组织增生的慢性肝炎32例，结果CD_4升高，CD_8下降，CD_4/CD_8明显好转，IgG、C_3、CIC均明显下降，与对照组有差异（$P<0.05$），PCⅢ、

LN、HA 水平均较前明显下降。可见抑肝散在诱导机体免疫功能恢复、阻止肝细胞炎性活动上有较好的协同作用，从而在一定程度上延缓或逆转肝纤维化的发生和发展。

(四) 养阴活血法

杨国汉等认为肝阴亏损和肝脉瘀阻是肝纤维化过程的主要病机特征，立法养阴活血，选二至丸合桂枝茯苓丸加减制成肝结散，观察其对 CCL_4 所致慢性肝损伤时肝脏形态学及自由基代谢和某些细胞外基质成分的影响，结果肝结散能明显减少实验性肝纤维化小鼠血清及肝组织匀浆中 HA、PCⅢ含量，用药组小鼠细胞损害较轻，肝纤维化及肝脾肿胀程度较对照组均有明显改善，与秋水仙碱对照表现出良好的保护效应。张俊富等临床观察乙肝养阴活血冲剂治疗慢性肝炎纤维化患者 60 例，结果治疗组白蛋白升高、球蛋白下降、A/C 倒置的恢复较对照组为优，治疗组 hypⅢ、LN 及 HA 明显下降，与对照组相比有明显差异($P<0.05$)。另外，现代中药药理研究结果表明，某些养阴类药物如百合、沙参、枸杞子等有抗肝纤维化作用，养阴活血作为一种抗肝纤维化治疗的方法已被公认。

(五) 疏肝健脾补肾法

孙克伟等认为慢性肝病肝纤维化病机关健是肝郁脾虚，血瘀是肝病慢性化的重要原因，且随纤维化程度的增加而加剧；肝纤维化早期多见肝郁脾虚现象，治疗以疏肝健脾为主，适当佐以活血通络之品，晚期瘀血征象突出，应用破血药物，并比较研究疏肝理脾片与大黄庶虫丸的抗肝纤维化作用，结果显示，预防实验中前者疗效较好，大、中剂量均能明显减轻肝纤维化程度，降低肝胶原蛋白含量，疗效优于大黄庶虫丸，治疗中后者抗肝纤维化疗效好，提示疏肝健脾通络法适应于肝纤维组织合成的抑制，而破血祛瘀法有助于纤维组织的降解。韩涛等研究柴胡合剂(柴胡、半夏、黄芪、党参)对大鼠 CCL_4 肝纤维化模型的作用，结果治疗组血清 PⅢP 与

HA水平、肝匀浆羟脯氨酸含量明显低于病理模型组($P<0.01$),且治疗组肝细胞坏死及肝纤维化程度明显为轻,脾脏结构破坏也较轻。张永应用荣肝饮(柴胡、丹参、白术、黄芪、茵陈、田基黄、女贞子、郁金)抗大鼠CCL_4肝纤维化,结果表明,荣肝饮能显著降低血清ALT水平及血清HA、LN含量,病理组织观察治疗组肝细胞变性坏死与纤维组织增生较模型明显为轻,电镜下观察到治疗组肝细胞内及肝窦周隙无或仅有少量胶原纤维。

(六)软坚消症法

申保生等研究三甲益肝冲剂(鳖甲、穿山甲、鸡内金、桃仁、丹参、郁金等)抗肝纤维化作用,结果表明本方可降低HA、IV型胶原和LN含量,优于大黄庶虫丸组。龙慎仪临床观察鳖龙软肝片(鳖甲、地龙、三棱、莪术、桃仁、茜草)对慢性活动性肝炎肝纤维化的治疗作用。结果证实鳖龙软肝片在恢复肝功能、升高血清白蛋白、降低球蛋白、恢复A/G、回缩肝脾、改善血清肝纤维化指标等方面疗效均优于对照组($P<0.05$)。修书军等临床观察活血软肝胶囊(丹参、桃仁、红花、赤芍、莪术、鳖甲、土鳖虫等)的抗肝纤维化作用,治疗肝纤维化患者137例,结果治疗组在改善肝功能及肝纤维化血清学指标方面明显优于对照组($P<0.01$)。立法破血祛瘀、软坚消症之中成药大黄庶虫丸、复方鳖甲软肝片已通过国家批准可用于抗纤维化治疗。

(七)其他治法

王庆民认为肝纤维化发生以肝细胞坏死为基础,而肝炎病毒持续存在与复制是造成肝损伤的主要原因,有效治疗除注意减轻和消除已形成的纤维结缔组织外尚须通过增强机体免疫功能及抗病毒能力以针对病因治疗,自拟活血益气解毒方(丹参、当归、赤芍、桃仁、黄芪、白术、茯苓、虎杖、山豆根等)治疗肝纤维化患者36例,结果治疗组患者血清IV型胶原明显降低,尿HYP值升高,与治疗前比较有显著差异。

卢良威等等提出凝血蕴里、津液涩滞导致痰瘀沉积是形成肝纤维化的病机，立法活血渗湿、化痰散结，自拟活血渗湿方，临床治疗观察200例患者，可明显降低患者血清HA、PCⅢ等指标，动物实验结果亦显示治疗组大鼠HA指标明显下降，肝纤维化程度减轻，均优于对照组。

王丽春等制备大鼠肝纤维化模型予温阳药（附子、干姜、桂枝制成水煎剂）进行治疗，结果肝脏肠系膜血流量及肠系膜微血管血流速度均明显高于对照组（$P<0.01$ 或 $P<0.05$），肝组织纤维化程度及羟脯氨酸含量明显低于对照组（$P<0.01$），温阳药可通过改善肝脏及胃肠道微循环来改善肝细胞功能，从而发挥改善肝纤维化的作用。

（八）存在的问题

1. 实验研究与临床脱节　目前抗肝纤维化研究多集中在基础实验研究上，成果较突出，发现了许多有明确抑制胶原纤维增殖或增强胶原酶活性的方药，但与临床研究之间尚存在脱节现象。首先体现在实验研究结果与临床疗效间有一定差距，如有报道称桃仁提取物与虫草菌丝对动物的肝纤维化有良好的逆转作用，但在临床应用时，却因人体病变与动物模型的差别及中药复方对其有效成分的影响等因素，使疗效难以重复。其次，药效学研究结果应用于临床时与辨证用药的矛盾未能解决，如有实验表明柔肝养阴药物在抑制胶原合成和肝纤维化方面有较强作用，但临床在无阴虚见证时应用养阴药便有悖于辨证论治思路。再次，目前多数临床观察多停留在经验总结的水平上，观察指标陈旧，方法单一，经不起重复。另外，尽管现代医学在肝纤维化发病机制探讨上已在分子水平取得了不少成果，但对临床诊断和治疗的指导意义十分有限。有人探讨联合检测TGF-β、TNFα含量与肝纤维化的关系，试图建立新的可靠易行的血清学指标，但仍需做大量工作。针对发病某一环节或拮抗某些细胞因子的抗肝纤维化药物开发研究无重大进展。

2. 治法研究的局限与片面性　首先体现在目前的抗肝纤维化治疗大多缺乏病因治疗，我国病毒性肝炎、脂肪肝、酒精性肝损害等是引起肝病慢性化和发生肝纤维化及肝硬化的常见原因，抗肝纤维化治疗在急性炎症期就应开始，及时的抗炎护肝治疗可以防止肝纤维化发生，达到事半功倍的目的。其次，某些患者虽已发生肝纤维化的病理变化，但临床却无任何证候可辨，使立法无所遵循。

二、中药抗肝纤维化作用机制的研究

慢性肝病在发展和迁延过程中常造成肝细胞变性、坏死，细胞外间质尤其是胶原的合成增加、降解、减少，造成纤维在肝脏内沉积过多，最后导致肝纤维化、肝硬化的结局。近年来，中药抗肝纤维化的研究取得了较大的发展，特别是对中药复方抗肝纤维化的作用机制进行了深刻的揭示。现将这方面的研究概况综述如下。

（一）保护肝细胞，清除肝纤维化的诱发因素

肝细胞变性、坏死，网状支架塌陷在肝纤维化形成过程中起到较强的刺激和诱导作用，可促进肝脏细胞外基质（ECM）过量合成与沉积，诱导或加剧肝纤维化的形成。研究表明，肝纤维化的形成是细胞—细胞因子—基质间相互作用、相互调节的结果，故有效地防治肝细胞变性、坏死可抑制肝纤维化的发生。

1. 抗脂质过氧化　研究表明，氧自由基触发的脂质过氧化反应，是导致肝细胞损伤的重要机制，而抗氧化剂具有清除氧自由基，保护肝细胞的作用。因此，提高抗氧化剂含量、减轻氧自由基对肝细胞破坏是保护肝细胞的重要途径。动物实验发现，川芎嗪与汉防已甲素有降低肝组织和血清脂质过氧化物（LPO）含量，减轻肝细胞变性、坏死及胶原纤维增生的作用。复方肝结散（黄芪、桃仁、丹参、牡丹皮、茯苓等）可降低 LPO、Ⅲ型前胶原（PCⅢ）、透

明质酸(HA)水平,提高白蛋白(ALB)、超氧化物歧化酶(SOD)、谷胱甘肽(GSH)含量,此作用明显优于秋水仙碱,其机制与促进自由基清除,减少PCⅢ和HA的合成与沉积有关。粉防已碱可明显减轻肝细胞线粒体钙超载程度,同时能提高ALB、SOD水平,减少肝组织丙二醛(MDA)和血清HA含量,对胆汁性肝纤维化有明显的保护的作用。

2. 消除炎症　肝脏炎症与肝细胞损伤有因果关系。炎性细胞释放的多种细胞因子,能刺激胶原的合成,加速纤维化进程。因此消除炎症,减少细胞因子的释放,是抑制胶原合成的有效途径。虫草菌丝、三七能明显减轻肝脏炎细胞浸润的程度,减少肝细胞脂肪变性,促进肝细胞再生修复,降低动物模型血清丙氨酸转氨酶(ALT),层粘连蛋白(LN)、HA和肝组织羟脯氨酸(Hyp)含量,是较理想的防治肝纤维化的药物。三七还可明显抑制肝组织中成纤维细胞及胶原纤维增生,其作用明显优于虫草菌丝。

3. 调节免疫　肝细胞损伤后,Kupffer细胞和淋巴细胞被激活,释放多种细胞因子,促进间质细胞的有丝分裂,使贮脂细胞及其他细胞合成胶原纤维增多。同时免疫复合物又加速肝细胞损伤。因此,保护肝细胞,减少细胞因子的释放,是抗肝纤维化的重要途径。柴胡鳖甲汤(柴胡、鳖甲、丹参等)具有良好的免疫调节作用,可使大鼠腹腔巨噬细胞吞噬功能和产生IL-2的能力,以及脾脏T淋巴细胞对Con A的增殖反应和产生IL-2的能力接近正常水平,减少了细胞因子对肝细胞的破坏,延缓免疫损伤性肝纤维化的进程,抗纤软肝冲剂通过调整肝纤维化大鼠机体免疫功能、降低血清免疫复合物(IC)和HA、LN、PCⅢ、Hyp、Ⅳ型胶原(Ⅳ-C)而保护肝细胞,抑制纤维化形成。丹鸡芪甲煎(丹参、鸡血藤、生黄芪、鳖甲等)可使肝纤维化大鼠模型IgA得到一定的改善,肝细胞坏死明显减轻,大量肝细胞再生和修复,此与临床肝损伤及肝纤维化呈慢性反应的变化一致。红细胞表面的C_{3b}受体(CR1)具有免疫黏附特性，可通过介导黏附吞噬及SOD抗氧化作用等来增加中性粒细胞的吞噬作用，益气活血剂（黄芪、党参、白花蛇舌草等）可提高红细胞清除免疫复合物的功能，调整体液免疫反应，降低肝脏胶原蛋白含量，从而减轻免疫损伤导致的肝纤维化。

4. 改善肝内血液循环　肝脏长期瘀血缺氧，可使细胞变性、坏死，刺激胶原纤维合成并向门静脉周围伸展。因此，恢复肝脏的血液循环，改善肝细胞代谢，可防治肝纤维化。动物实验证明，温阳药能改善肝脏及胃肠道的微循环，益气活血中药复方（柴胡、桃仁、白花蛇舌草等）明显降低血液黏度，二者都能使肝组织纤维化程度及Hyp含量明显降低。鳖甲煎丸亦通过改善肝内血液循环使肝硬化模型大鼠的体重、肝指数、脾指数及ALT值明显降低。

5. 促进胆汁排泄　胆汁淤积可使毛细胆管扩张，Kupffer细胞和肝细胞内胆色素沉积，严重者导致肝细胞羽毛状变性和坏死，进而发生肝纤维化。排钱草水、醇提取物能减轻胆汁淤积、保护肝细胞，显著降低血清ALT、碱性磷酸酶（ALP）及肝组织Hyp活性。金石散可降低胆汁性肝纤维化大鼠血清ALP、ALT及肝组织Hyp、脱氧核糖核酸（DNA）含量，减轻肝组织损伤及纤维化程度，尤以胆流通畅后为佳。

6. 减少铁的沉积　铁是胶原合成相关酶类的重要辅助因子，铁剂过多又使溶酶体膜的稳定性降低，释出水解酶至胞液中，引起肝细胞损伤，同时引起细胞及线粒体膜的类脂质过氧化，导致进行性肝纤维化。宋良文等通过放射性大鼠肝纤维化模型证实，铁剂能明显增加肝组织中MDA、Hyp含量和血清Fe^{2+}浓度，肝脏中胶原纤维产生增多。牛磺酸和精氨酸则可明显降低血清Fe^{2+}浓度，减少肝组织Hyp含量，在一定程度上减轻放射性肝纤维化的病变。

7. 提高肝细胞内酶的活性　肝纤维化后，肝细胞发生变性坏死等结构改变，同时引起细胞内多种酶类活性降低，影响肝细胞的正常修复，导致肝纤维化进展或迁延。于世瀛等发现活血化瘀方药(柴胡、丹参、赤芍等)能使细胞色素氧化酶(COO)、单胺氧化酶(MAO)和三磷酸腺苷酶(ATPase)的活性明显得到恢复;丹参亦使肝细胞内MAO、SDH、G-6-p、ATPase和5'-核苷酸酶(5'-N)等酶活性增强。可见活血化瘀药能稳定细胞膜,防止肝细胞损伤和促进损伤细胞修复,起到防治肝纤维化的作用。

(二)抑制合成细胞外基质细胞的活化与增殖

1. 肝贮脂细胞(FSC) 又称肝星状细胞(HSC),是肝脏间质细胞,位于Disse间隙,胞浆中含结蛋白(Desmin)。肝脏无论是正常或纤维化,HSC具有肌细胞、成纤维细胞、脂肪细胞的性质,都是ECM合成和分泌的主要来源细胞,其体外培养合成胶原的能力是肝细胞和内皮细胞的10倍和20倍。肝损害时,HSC在细胞因子的作用下被激活,形态发生改变,逐渐向肌成纤维细胞转化,并合成包括胶原在内的ECM明显增多,沉积于肝脏形成基底膜,使Disse间隙毛细血管化,故抑制其活化与增殖有重要意义。桃仁提取物合虫草菌丝能使活化的HSC转为静止状态,纤维连接蛋白(FN)和LN减少,沉积的Ⅰ、Ⅲ型胶原降解,肝窦毛细血管化受到抑制和逆转,肝细胞变性好转;腹腔镜见肝脏质地向正常转化,门静脉高压缓解,肠系膜等处血管曲张度减轻,肝脏色泽转红,镰状韧带水肿消失,腹水消退。通过实验发现,桃仁有效单体扁桃苷抗肝纤维化的机制在于可明显抑制HSC的增殖及胶原的合成。调肝理脾方(黄芪、丹参、鳖甲、葛花等)则通过抑制HSC的活化和增殖,减少ECM合成,对实验性酒精性肝纤维化有防治作用。

促进HSC凋亡在肝纤维化治疗中也具有重要作用。研究发现复方861(丹参、黄芪、鸡血藤等)能显著增加体外培养的HSC的凋亡率,其作用呈剂量和时间依赖性。

2. 肝细胞 肝细胞亦合成ECM,既能合成胶原基质,也是非胶原基质FN、LN的主要来源细胞。因此,抑制肝细胞的增殖及合成功能,在抗肝纤维化过程中同样不可忽视。研究提示,乙肝定康

(黄芪、女贞子、藿香、苦参等)能明显抑制离体大鼠肝细胞DNA及胶原合成,抑制程度与浓度、作用时间均呈正相关,具有良好的抗肝纤维化作用。

3. 成纤维细胞 成纤维细胞(HLF)主要合成Ⅰ、Ⅲ型胶原、FN、HA。正常肝脏合成低水平的ECM,且肝内HLF较少。肝纤维化时,HLF在多种趋化、刺激因子作用下,发生聚集、增殖,合成胶原和非胶原基质成分明显增加。研究发现,复方汉防已(汉防已、丹参、半枝莲、虎杖等)能降低HLF、层黏蛋白含量,增加Fas表达率。表明复方汉防已抗肝纤维化机制与抑制HLF的增殖、增加HLF凋亡、减少ECM的合成有关。

(三) 降低胶原基因的表达和ECM合成

柴胡有效成分柴胡皂苷能抑制原代培养HSC合成ECM的作用,使HSC内结蛋白阳性反应明显减弱,HSC的DNA合成及Ⅰ型胶原含量明显减少,对细胞表型转化的形态学特征有一定改善作用。丹参单体IH764-3可明显降低大鼠肝脏Ⅰ、Ⅲ型前胶原mRNA的表达及Hyp的含量,降低血清HA、LN水平,改善肝功能,减轻肝纤维化程度。用MTT法发现苦参素通过明显抑制HLF增殖及Ⅲ型原胶原mRNA的表达而起到抗肝纤维化作用。

Kupffer细胞本身不合成胶原,但通过释放刺激因子(TGF、PDGF、HGF、IL-6、IL-1等)作用于HSC等相关细胞,增加ECM产量。肝纤维化时,Kupffer细胞数量增多,诱导细胞表面特异性受体表达,增加细胞因子的敏感性,进一步加剧肝纤维化进程。有资料表明,败酱草对脂多糖(LPS)刺激枯否氏细胞(KC)分泌TNF、IL-1和IL-6有明显地抑制作用,且这种抑制作用有连续性和时间依赖性。

(四) 提高胶原酶的活性和产量,促进胶原的降解

胶原的降解主要依靠间质胶原酶,提高胶原酶的活性,增加胶原的降酶,有助于肝纤维化的逆转。王氏抗肝纤方(丹参、鳖甲、香

附、清半夏等)能提高肝组织间质胶原酶活性,减少肝组织Ⅰ、Ⅳ型胶原的沉积和α-平滑肌肌动蛋白(α-SMA)的表达,降低血清ALT、AST及肝组织Hyp含量。复方丹参861合剂(丹参、黄芪、鸡血藤等)使肝组织活性胶原酶活性(A)、肝组织潜胶原酶活性(L)、A/L比值及血清胶原酶活性(S)均显著升高,促进沉积胶原的降解,对已形成的肝纤维化有一定程度的逆转作用。

(五)复合性作用机制

中医注重整体观,同样在治疗肝纤维化时亦不忘从多个角度着手,研制出多靶点、多渠道联合作用的中药复方,顺应肝纤维化的发病机制及防治原则。许多研究也表明,中药抗肝纤维化的作用机制有时是多面的、复合性的。姚树坤等观察了清肝化瘀口服液对肝纤维化大鼠的作用,发现清肝化瘀口服液可抑制肝细胞变性坏死,减轻炎症反应,改善微循环,抑制Ⅰ、Ⅲ、Ⅳ、Ⅴ型胶原及结蛋白在肝内的沉积,并可使已形成的胶原重新溶解和吸收,其作用贯穿于肝纤维化的形成过程,从而对肝纤维化有显著逆转作用。朱圣奎等发现,抗胶原散抗纤维化作用机制在于:一是活血化瘀,改善肝微循环血流灌注;二是使血锌浓度明显升高,抑制了胶原生物合成的关键酶并提高胶原酶活性,促进胶原的降解。晏荣等研究发现,中药复方健肝(太子参、白术、扁豆、田基黄等)对肝纤维化有一定的防治和逆转作用。其机制在于抗炎和保护肝功能,阻止肝纤维化的启动因素;免疫双向调节,调节细胞因子的分泌;保护大肠黏膜,促进大肠吸收功能恢复,纠正机体蛋白代谢紊乱。

总之,中药在抗肝纤维化作用机制的研究与阐述方面取得了可喜的进展,这些作用机制的揭示为指导临床用药提供了可靠的药理学依据,从而减少传统辨证用药的局限性,避免用药的盲目性,使中药治疗肝纤维化这一环节针对性更强。经过不断的观察、探索,不断总结证治规律与经验,可望发现更有效的方药,为防止肝纤维化发生及促使肝纤维化的良性逆转发挥应有的作用。

19 中医药抗肝损伤机制的研究进展

肝损伤是多种肝脏疾病共有的一种病理状态，其长期存在往往是导致肝纤维化、肝硬化、肝癌发生的最重要的始动因素，因此及时有效地防治肝损伤是临床肝病研究的主要环节之一，也是肝病实验研究的重要内容。中医药在抗肝损伤防治方面具有独特优势，其作用靶点是多方面的。自20世纪90年代以来，随着现代医学科学的发展，对肝损伤的认识已进入到细胞分子水平，对中医药防治肝损伤作用机制的认识也由保护肝细胞膜、降低转氨酶等较浅的层面深入到细胞分子学水平，对中医药抗肝损伤的作用机制及作用途径都有许多新的发现，现将近年来中医药抗肝损伤的机制研究进展综述如下。

一、减少肝细胞坏死和凋亡

（一）减少致炎和凋亡相关介质的产生

1. TNFα　TNFα主要由单核细胞和巨噬细胞产生。它可以活化单核、巨噬细胞，释放超氧自由基和NO，以及IL-6，IL-1，IL-8等多种白介素提高其杀伤活性；增加中性粒细胞吞噬和产生超氧阴离子的能力，并增强ADCC功能；还可使内皮细胞表达多种黏附分子，从而加重炎症反应；其本身可通过与TNFR1结合，并进一步结合TRADD或经RIP结合RAIDD传导死亡信号激活Caspase引起肝组织凋亡。Leist等认为TNFα诱导肝细胞凋亡可能是肝组织损伤的重要启动因素。陈乃玲等人以原位杂交法检测了94例慢性肝病肝组织凋亡蛋白的表达表明,慢性乙型肝炎病毒感染相关性慢性肝病肝组织损伤与TNFα和肿瘤坏死因子受体(TNFR)的激活有关。孙怡军、戴峰的实验证明TNFα也是早期酒精性肝损伤、梗阻性黄疸的重要致炎和凋亡相关介质。因此,TNFα在肝损伤的的形成过程中具有重要的作用,降低TNFα是抗肝损伤的重要机制之一。

许多研究表明,中药及其有效成分可以通过减少肝损伤时TNFα的表达,达到抗肝损伤的目的。卓蕴慧等的实验表明,以制大黄、败酱草、赤芍、石菖蒲组成的清开颗粒对D-GalN + LPS和TAA腹腔注射引起的急性肝坏死大鼠血清中TNFα和NO有明显降低作用($P<0.05$,$P<0.01$)。武凡等的实验表明,三七的主要成分三七皂甙可以明显减轻CCl_4引起的肝损伤大鼠血清TNFα升高。吴建成等用丹参、赤芍、蛇舌草为主药的清热凉血方对37例慢性乙肝患者进行治疗观察,发现治疗后患者血清单个核细胞内的TNFα有明显的降低,与对照组相比有显著差异($P<0.01$)。马书娟等人的实验表明,中药四逆颗粒对CCl_4所致肝损伤大鼠升高的血清TNFα有明显的降低作用,与模型组相比有显著差异($P<0.01$)。陈小囡等人的实验表明丹参注射液可以明显降低大鼠酒精性肝损伤血清TNF值,与模型组比较有显著差异($P<0.01$)。Cai等在体内和体外实验中发现茵陈蒿汤显著抑制核因子kappa B(NFKB)激活和TNFα产生。这些实验以中药单体和中药复方为治疗药物,以实验动物或人体为研究对象,通过对同一指标的检测表明了中药降低肝损伤时TNFα的确切作用,证实了中药抗肝损伤的这一作用途径。

2. 白介素　白介素(IL)是由单核/巨噬细胞、T细胞分泌的细胞因子,在非特异免疫调节和炎症反应中起重要作用。许多白介素在肝损伤的病理过程中起关键作用,如白介素1,2,6,8,12,10,18等。其中IL-8是一种重要的趋化性细胞因子,可由单核、巨噬、内皮细胞等产生,趋化和激活中性粒细胞、静止的CD_4^+或CD_8^+T淋巴细胞和活化的NK细胞,这些细胞在组织聚集往往产生大量炎症因子,引起局部组织的强烈炎症反应。研究观察表明中重度乙型肝炎肝组织中和酒精性肝病、丙型肝炎、肝切除术后患者血浆中IL-8含量与正常人相比明显升高,且不同程度地参与了肝损伤。再如IL-18,可由激活的肝脏枯否细胞产生,可以诱导活化T细胞和NK细胞,上调其FasL的表达,并使其分泌INFγ,后者可以进一步刺激活化单核/巨噬细胞,从而产生NO等共同形成对肝细胞的细胞毒作用。文维群等人的研究表明,慢性乙肝活动期患者外周血单个核细胞中IL-18表达显著增多,且与炎症活动度明显相关。贾红宇等研究表明慢性丙肝患者血清IL-18增多,与ALT的增高显著正相关。

目前中药对肝损伤白介素变化的研究方兴未艾,初步证明了对白介素的调节是中医药抗肝损伤的机制之一。万千红等对32名慢乙肝患者的的研究表明,以清热凉血方、赤芍、丹参、白花蛇舌草等组成的中药复方可明显降低乙肝患者外周血中单个核细胞中的IL-8的表达($P<0.01$)。王连江等人的实验表明以茵陈、大黄、厚朴等组成的腑安颗粒使内毒素诱导的肝损伤大鼠体内的IL-18明显降低,($P<0.05$),且这种作用与肝功能和病理学的改善相一致。以上实验说明了调节白介素的分泌可能也是中药抗肝损伤的重要作用机制之一,但检测白介素在中医药目前的抗肝损伤实验中应用还较少,值得今后进一步深入研究。

3. Fas/FasL　Fas和FasL是介导细胞凋亡的一对膜蛋白,二者结合后通过结合细胞内的死亡受体FADD/$MORT_1$或DAXX,进而激活Capase8或Jnk通路引起表达Fas的细胞凋亡。在多种肝病中可发现其介导的肝细胞凋亡,在病毒性肝炎中尤为明显。在慢性乙型、丙型病毒性肝炎等肝病中,国内外的研究均发现肝细胞表面Fas和FasL的表达同时增加,在汇管区等炎症活跃的区域增加明显,并随炎症的严重程度而增加。这些发现打破了经典的Fas介导的凋亡途径,即肝细胞仅表达Fas,而CTL、NK细胞表达FasL。对乙肝患者的病理切片的观察表明,随着肝组织炎症程度的加重,其Fas抗原表达也明显增强,Fas/FasL是慢性乙型肝炎肝细胞凋亡的一种重要机制之一,抑制肝细胞Fas表达将有助于减轻肝细胞损伤程度。对抗Fas和FasL诱导的肝细胞凋亡已成为抗肝损伤研究的新的亮点。

目前在动物实验中初步证明了中药能抑制Fas和FasL表达。葫芦素B是甜瓜蒂的有效成分,蒋远明等的实验发现在LPS所致的肝损伤模型中,葫芦素B组肝脏内凋亡细胞数和Fas、FasL阳性细胞数均明显低于LPS模型组,并有显著性差异,说明葫芦素B可通过抑制Fas和FasL表达,从而抗肝细胞凋亡,产生保肝作用。黄才国等人的实验表明玄参中苯丙素苷可以明显减少D-氨基半乳糖诱导的大鼠肝细胞的Fas和FasL的表达($P<0.01$),从而减少肝组织的凋亡。此外还有人的实验表明在D-GalN肝损伤模型中,肝组织中Fas/FasL表达程度随肝组织炎症坏死加重而增加,中药复方赤芍承气汤可明显减轻肝细胞中Fas和FasL阳性表达,与模型组相比有明显差异($P<0.01$),提示赤芍承气汤可以通过降低Fas/FasL阳性率抑制肝细胞凋亡,减轻肝组织病理损害。黄以群等临床研究对黄疸型肝炎患者103份血清及部份肝组织标本进行Fas/FasL的表达分析,其中治疗组52例,以大黄粉6~10克每天冲服,对照组51例,以门冬氨酸佳美片0.45克,每日3次,结果表明:经大黄治疗后,患者肝脏病理明显改善的同时,肝组织及血清中ALT、TB、Fas/FasL水平明显下降,与治疗前及对照组治疗后比较,有显著性差异。此结果提示Fas/FasL系统介导的细胞凋亡参与了黄疸型肝炎的发病机制,大黄通过调节Fas/FasL系统的表达发挥其治疗作用。

（二）抗自由基损伤

自由基指含有未配对电子的原子、原子团或分子，易与临近物质电子交换，是组织损伤的重要分子机制。各种损伤因子，如肝炎病毒、药物及毒物等在肝损伤机制中，均有自由基的大量产生，自由基致肝损伤可以看做各种肝损伤机制的共同通路之一，并与肝损伤后肝癌及肝纤维化的发生有密切的关系。自由基对肝脏的损伤表现在：① 对肝细胞膜相结构脂质的氧化攻击，使膜受体、膜离子通道和通透性破坏，引发 Ca 离子内流；② 对细胞内蛋白质的氧化攻击，各种酶活性丧失；③ 对 DNA 链的氧化攻击，使肝细胞突变、凋亡或坏死。因此抗自由基损伤是抗肝损伤的重要机制，也是近十几年来的研究热点。

在中药抗肝损伤的研究中，抗氧自由基损伤研究最多。金昔陆等人的实验表明，内南五味子的提取物木脂素戈米辛 J 对 Fe^{2+}－VitC 和ADP/NADPH 所致肝线粒体膜脂质过氧化和超氧阴离子自由基有明显的抑制作用。SOD 活力可以反映机体清除氧自由基的能力，MDA 是过氧化作用的最终产物，二者联合检测可反映机体细胞受自由基攻击的严重程度。钱涯邻等人的研究表明，以清热利湿、解毒退黄为大法组成的中药乙肝 I 号方使 D-氨基半乳糖所致肝损伤小鼠肝损伤明显减轻，肝匀浆 MDA 含量下降，SOD 含量升高，血清 ALT 降低，降低程度与用药量呈明显的量效关系。王晓燕等的实验表明，胡黄连总皂苷能明显抑制免疫性肝损伤小鼠血清 ALT、AST 活性的升高，减小增加的肝脏重量指数，显著抑制肝组织中 MDA 含量的升高及 SOD 活性的下降，病理结果也显示给药组小鼠肝组织损伤程度明显减轻（$P<0.01$）。梁文能等的实验认为中药组方解毒舒肝颗粒能明显降低 ALT，AST 活性，保护肝细胞膜，减少转氨酶释放，同时能增加 SOD，降低 MDA，使氧化与抗氧化趋于平衡，改善肝脏功能。刘银花在实验中观察到，单独应用溪黄草水煎剂或虎杖水煎剂均可改善 CCl_4 引起的肝

损伤,使血清 ALT、AST 降低,SOD,GSH-Px 活性明显增高,MDA 明显降低($P<0.01$),而配伍组降低血清 ALT,AST 的活性比单独应用溪黄草水煎剂或虎杖水煎剂的作用明显($P<0.01$),同时增高 SOD,GSH-Px 活性以及降低 MDA 含量均较单独应用一种药物的作用明显($P<0.01$)。这些实验都说明了中药可以通过抗自由基损伤达到抗肝损伤的目的。

二、促进肝脏血液循环

肝脏正常的血液循环对维持肝脏正常的生理功能有十分重要的意义。急性病毒性肝炎时,肝细胞大量坏死,引起肝小叶结构塌陷,肝窦内坏死碎片充斥,以致血流阻力增高;慢性肝炎,肿胀的肝细胞和新生的假小叶、以及纤维隔板形成等压迫肝窦,使肝脏的血液循环异常。一方面,血流减慢使各种炎症细胞易于附壁聚集,造成和加重局部的炎症反应,另一方面,缺血缺氧使肝细胞线粒体内尼克酰胺腺嘌呤二核苷酸的氧化型和还原型的比例下降,ATP 酶受抑制,出现细胞内 ATP 耗竭和酸中毒,持续缺氧使细胞内钙离子浓度上升,激活蛋白、脂质和 DNA 的降解,形成以小叶中央区为主的肝组织变性、坏死。因此,改善肝脏的供血供氧是抗肝损伤的重要环节之一。

由于血栓素(TXA_2)是迄今所发现的最强的血小板聚集物和促血管收缩物质。而前列腺素(PGI_2)是目前所知的最有效的抑制血小板聚集的物质和血管扩张物质,目前多从对 TXA_2/PGI_2 的干预来间接检测中药对肝血液循环的影响。孙沛毅等人的研究表明,以清热利湿、解毒退黄为大法组成的中药乙肝Ⅰ号方可以明显降低肝损伤小鼠血浆 TXB_2 浓度、提高 $PGF_{1\alpha}$ 浓度,改善肝组织血供,并与过氧化损伤的程度呈正比,说明乙肝Ⅰ号方可以通过改善小鼠的血液循环,减少肝组织的损伤,与模型组相比有显著差异($P<0.01$)。王醒等人的实验表明,由茵陈蒿汤和犀角地黄汤加

减组成的茵陈犀角地黄注射液可以使D-氨基半乳糖造成的肝损伤小鼠体内TXB_2浓度明显降低，与模型组相比有显著差异($P<0.01$)，并可以明显提高PGI_2/TXB_2的比值，与模型组相比有明显差异($P<0.05$)，并因此通过改善肝脏的微循环达到抗肝损伤、防止肝衰竭的目的。

三、促进肝细胞再生

肝细胞有强烈的再生能力，肝细胞的再生是肝细胞受损后肝功能恢复的重要机制。重症肝炎往往伴有大量肝细胞的坏死和凋亡，大量肝细胞的缺失一方面使肝脏的功能衰竭，引起全身性的严重反应，另一方面使残存的肝细胞以过大的负荷进行代偿，结果是加速其死亡。因此促进肝细胞的再生是改善肝脏功能提高患者生存力的重要手段和环节。

周小舟等人的实验定量DNA图像分析发现，由黄芪、穿山甲、田七、丹参、桃仁、鳖甲、叶下株、茯苓、枳壳9味中药组成的软肝冲剂能促进肝细胞再生，抑制肝纤维化、肝硬变的形成，其机制可能与肝内细胞增殖的调节剂p21在细胞增殖周期性的负调控中起重要作用有关。刘碧崇等的研究表明朱砂莲的提取物D-氨基半乳糖造成的肝损伤小鼠的肝细胞DNA的合成有明显促进作用，其，3HTdR的渗入量明显多于空白对照组和模型组($P<0.01$)。张志伟等人的研究表明丹参注射液(含丹参1.5克/支)与模型组相比，通过增加葡萄糖-6-磷酸酶、镁离子激活三磷酸腺苷酶，促进肝细胞代谢，为肝细胞再生提供能量物质，促进肝细胞再生，并通过升高琥珀酸脱氢酶(SDH)、减少乳酸脱氢酶、酸性磷酸酶得到证实。

综上所述，中医药对肝损伤的治疗作用机制是多靶点、多层次的，根据这些机制筛选有效的抗肝损伤中药将使肝损伤的治疗前景更好。肝病的中医药治疗机制研究仍存在一些问题：① 广度不够。与肝脏损伤相关的细胞因子还有很多，如细胞间黏附因子、多种白介素等，中医药的作用靶点的观察范围太少。② 深度不够。如对细胞损伤和药物作用的细胞间信号转导和药物血清的研究太少。③ 复方和中药提取物的研究较多，对单一治法的大型研究和有效方剂的拆方研究太少，对临床的有效指导意义尚不是很大。④ 造模方法多种多样，但缺乏公认的、高效的、简便易行的、与临床贴近的动物模型。⑤ 对动物的研究较多，以人为实验对象的研究不够。这些问题都是我们在今后的研究中值得注意和探索的。

20 中医药治疗酒精性肝损伤的研究进展

一、病因病机认识

(一) 病名溯源

中医中虽无“酒精性肝损伤”“酒精性肝病”的病名记载,但在中医历代文献中,对长期大量饮酒的危害性已有认识,根据其临床表现及发病特点,可将其归属于祖国医学的“伤酒”“胁痛”“酒癖”“酒胀”“酒鼓”“酒疸”等范畴。

酒疸是本病发病过程中的一种兼夹证,其病名的提出最早见于《金匮要略·黄疸病脉证治》“心中懊憹而热,不能食,时欲吐,名曰酒疸”。《症因脉治·内伤黄疸》有“酒疸之因,其人以酒为事,或饮时浩饮,大醉当风入水,兼以膏粱积热,互相蒸酿,则酒疸之证成矣”。指出了酒疸的成因及病理。对于其治疗,《金匮要略·黄疸病脉证治》曰:“酒疸,心中热,欲呕者,吐之愈”。“酒黄疸,心中懊憹或热痛,栀子大黄汤主之。”《诸病源候论·黄病》又提出“故知酒疸,心中热,欲吐者,当吐之则愈。”《诸病源候论·癖病》提出酒癖的病名,“人有性嗜酒,饮酒既多,而食谷常少,积久渐瘦。其病遂常思酒,不得酒即吐,多睡不复能食,云是胃中有虫使之然,名为酒癖也”。又指出其病因及临床表现,“夫酒癖者,因大饮酒后,渴而引饮无度,酒与饮俱不散,停滞于胁下,结聚成癖,时时而痛,因即呼为酒癖,其状胁下弦急而痛”。《圣济总录》称“论曰胃弱之人,因饮酒过度……谓之酒癖”,指出体质因素对本病的影响。《医学入门·鼓胀证治》中根据病因病机的不同，把伤于酒者称为酒胀。《景岳全书》首倡酒鼓之病名，并指出其预后较差，为“诸鼓之中，则尤以酒鼓为最危难治之证”。

按其临床证候特点，可将酒精性脂肪肝归属于“伤酒”“胁痛”之范畴，酒精性肝炎、酒精性肝纤维化可按“酒癖”论治，而酒精性肝硬化则属“酒胀”“酒鼓”。

（二）病因分析

中医认为酒为水谷之精气，其气剽悍而有大毒，湿热之品，味甘、苦、辛，性温、有毒，入心、肝、肺、胃经。《别录》称“味苦甘辛，大热，有毒”。《内经》论“酒性苦热”；《新修本草》指出“酒，味苦，大热有毒”。《圣济总录》称“酒性辛热”。《本草经集注》亦称“人饮之使体弊神昏，是其有毒故也”。《本草纲目》也认为酒味苦、甘辛，大热有毒，少量饮酒，可助血脉，行气血，但如《内经》所云“以酒为浆”可致病，入胃则酒胀气逆，内伤于肝胆。《养生要集》说“酒者，能益人，亦能损人。”“若升量转久，饮之失度，体气使弱，精神侵昏。宜慎，无失节度。”《景岳全书·杂证谟》明确指出：“少年纵酒无度，多成水鼓。盖酒为水谷之液，血亦为水谷之液，酒入中焦，必求同类，故直走血分。”

《医商意》指出“盖酒之伤人，湿而且热，永久不变”；《本草发挥》曰：“《本草》止言其热而有毒，不言其湿热，湿中发热，近于相火……其久也病深……为鼓胀。”清代张璐《张氏医通》曰：“嗜酒之人，病腹胀如斗，此乃湿热伤脾而成此病。”危亦林在《世医得效方》中亦言“盖酒之为物，随人性量不同。有盈石而不醉，有濡唇而辄乱者”，说明长期饮酒，酒毒湿热内蕴为主因，而体质因素的不同则是发病的关键，正如《素问·经脉别论》所述“勇者气行则已，怯者则著而病也”。《本草纲目》曰：“面曲之酒，少饮则和血行气，壮神御寒，消愁遣兴。痛饮则伤神耗血，损胃亡精，生痰动火。若夫沉溺无度，醉以为常者，轻则致疾败行，甚则丧邦亡家而陨躯命，其害可胜言哉。”进一步指出了嗜酒无度的危害性。

（三）病机及演变

酒毒湿热之邪伤人，脾胃首当其冲，肝气因之不畅，湿热灼伤阴液，导致肝肾阴虚。肝气郁结，一方面克脾犯胃，可使脾气愈虚，水湿更盛；另一方面使气血运行不畅，气滞血瘀。脾虚不运，水谷之精微则不能游溢于肾，肾之精气必然衰减，因而导致肾阳不足，膀胱气化不利，水泛于内；命门火衰，不能温运脾阳，脾肾阳虚，水湿更加不利。总之，本病由于脾胃、肝、肾功能相互失调，终至气、湿、痰、水、血内停腹中，形成本虚表实，虚实夹杂之证。

有学者综合各医家观点，依据酒精性肝病的发病特点，将其病机及演变分为3个过程。早期：过量饮酒，酒毒湿热之邪蕴积中焦，伤及脾胃，脾胃失运，湿浊内生，湿热蕴结，或停于脘腹，或阻于胁下，而出现胃痞、伤酒、胁痛等伤酒之证，此时病及肝、胃、脾。中期：纵酒日久致痰湿内蕴，阻于中焦，土壅木郁，气机不畅，渐则气滞血瘀，气、血、痰互结，阻于腹中，停于胁下则为痞块，发为酒癖，此时肝脾肾俱损，为本虚标实之证。晚期：肝伤则气滞血瘀，脾伤则痰湿蕴结，肾伤则水湿内停，气、血、水凝聚腹中而成酒鼓。

根据饮酒的时间长短，饮酒量大小的不同以及病变程度的不同，本病的发展也按伤酒、酒癖、酒疸、酒鼓几个阶段进行，其中酒疸可在其他阶段中并见。

二、辨证论治

任延明认为辨证可依《医宗必读》之论，分为初、中、末三期论治。初期：根据病邪的偏盛偏衰分为三型论治：① 气滞湿阻，选方小柴胡汤加砂仁、虎杖、厚朴、苍术、葛花等药物；② 湿热蕴结，用茵陈蒿汤加黄芩、黄连、栀子、车前草、泽泻等药物；③ 气滞血瘀，用失笑散加金铃子散加桃仁、红花、赤芍、香附、郁金等药。中期：治以清热解毒、理气活血、祛湿化痰，兼顾补虚。分为湿热内盛、肝郁脾虚、痰气交阻、瘀血内停四型,可分别采用龙胆泻肝汤、逍遥散、二陈汤、膈下逐瘀汤加减,临证可加用西洋参、炙黄芪、女贞子、旱莲草等补虚之品。末期:辨证应以顾虚为主,临床上分为气阴两虚、脾肾阳虚、肝肾阴虚三型。分别采用生脉散、济生肾气丸合附子理中丸、六味地黄丸合膈下逐瘀汤加减。

叶永安等认为酒精性肝病早期以肝郁痰阻、肝经郁热多见;中期多见肝胆湿热、食滞痰阻及气滞血瘀;晚期则多见肝脾血瘀、脾虚水停、脾肾阳虚及肝肾阴虚等多种证型。在治疗上,早期宜调肝理气、化湿、清热解毒;中期重在调肝理气、活血化痰消积;晚期在行气活血、化湿利水的同时要兼顾正虚的一面。在辨证的基础上,酌加补气、温阳、滋阴之品。调肝理气药多用柴胡、香附、青皮、陈皮、厚朴等;活血多选用桃仁、红花、赤芍、三棱、莪术、王不留行、当归、丹参等;化痰湿用茯苓、苡仁、陈皮、半夏等;用枳椇子、葛花、黄芩、黄连解酒毒;用西洋参、生晒参、党参、沙参、冬虫夏草、黄芪、白术、茯苓、肉苁蓉、仙茅等补虚。酒精性肝病病变在肝,但涉及到胃、脾、肾、胆等脏腑,产生的病理产物有气滞、血瘀、痰凝、湿聚、热毒等,这些病理产物反过来又加重原有的脏腑病变。在治疗时只有兼顾到肝胃、肝胆、肝脾及肝脾肾,调整好气血阴阳的平衡才能取得良好效果。

祁培宏认为根据其发病特点及大量临床实践,将该病分为三个阶段。① 初期:多属伤酒阶段。此期多属实证,辨证分型可分为肝胃郁热与肝郁痰阻 2 个证型。② 中期:多属酒癖阶段。此期多属本虚标实之证,辨证分型可分为肝胆湿热、食滞痰阻与气滞血瘀 3 个证型。③ 晚期:多属酒臌之证。此期亦多属本虚标实之证,辨证分型可分为肝脾血瘀、脾虚水停、脾肾阳虚、肝肾阴虚 4 个证型。

庄千友观察了 187 例酒精性脂肪肝患者,辨证分为 4 型治疗。① 湿热瘀结:用茵陈蒿汤合导痰汤加减:茵陈、炒山栀、炙大黄、半夏各10克,茯苓、丹皮、赤芍各12克,陈皮、胆星各6克,山楂20克,枳实8克,甘草3克,形体肥胖加三棱、莪术,痰湿重加明矾、浙贝,三酯高加山楂、草决明;② 痰湿阻滞:用苍附导痰丸合五苓散加减:苍术、香附、半夏、桂枝、泽泻、白术各10克,厚朴、陈皮各6克,茯苓、明矾各12克,山楂30克,甘草3克,体重胖加茯苓至30克,泽泻20克,三酯高加草决明30克,便溏时暂不要加入;③ 气血瘀滞:用柴胡疏肝散加减:柴胡、川芎、陈皮各6克,赤芍、枳实、香附、三棱、莪术、海藻、昆布各10克,丹参20克,山楂、炒草决明各30克,甘草3克,胁痛甚加郁金,瘀血重加当归、地鳖虫、水蛭;④ 气阴两虚,瘀血阻络:用六味地黄丸合一贯煎加减:太子参、百合、麦冬各10克,生地、丹参、赤芍、丹皮、山萸肉、淮山药各15克,山楂、草决明各20克,大豆30克,生水蛭2克,头晕乏力加高丽参、五味子。治疗后患者的肝功能指标、血脂及肝脏B超均得到不同程度的改善,临床治愈67例,显效49例,好转43例,总有效率达85%。

三、辨证论治与辨病用药相结合

孟文高认为,酒精性肝病的治疗须把辨证施治与辨病用药有机结合,以此提高疗效。① 轻型酒精性肝病,治疗上以化湿解毒为主,常用药如葛花、苍术、白术、茯苓、陈皮、滑石、土茯苓、半枝莲、生山楂等;② 酒精性脂肪肝:治疗上宜清肝活血、化湿解毒,常用药物如生山楂、丹参、茯苓、泽泻、半枝莲、佩兰、柴胡、枳壳等;③ 酒精性肝炎:治疗上宜清热利湿、利胆退黄,常用药物如柴胡、茵陈、金钱草、黄芩、茯苓、泽泻、车前子、猪苓、山栀、蒲公英等;④ 酒精性肝纤维化和/或肝硬化:治疗上宜行气活血、化湿利水,常用药物如桃仁、丹参、当归、柴胡、赤芍、猪苓、茯苓、石见穿、炙鳖甲等。

酒精中毒的最早期作用是微粒体损伤,损伤的微粒体大量释

放出 γ-GT,所以 γ-GT 对酒精的肝损害作用特别敏感,其阳性率明显高于转氨酶。王芳以具有清肝解毒,活血解醒的中药复方(柴胡 10 克,黄芩 10 克,半夏 10 克,蒲公英 30 克,垂盆草 30 克,丹参 15 克,山楂 30 克,虎杖根 30 克,板蓝根 15 克,生甘草 6 克,葛花 30 克,三七 10 克,薏苡仁 30 克,茯苓 15 克)为基本方,并随症加减,如纳呆便溏、舌苔白腻者加炒苍术、炒白术各 15 克,陈皮 10 克,焦神曲 15 克;有黄疸者加茵陈 30 克;有腹水或浮肿者加车前子 30 克,泽泻 15 克等,治疗酒精性肝病 42 例。结果发现,治疗后患者的临床症状及 γ-克 T 等肝功能指标都得到不同程度的改善,基本治愈 38 例,好转 4 例,且治疗前 γ-克 T 数值越低,治愈所需的时间就越短,治愈率就越高。

钱海青认为酒精性肝病的病机为酒湿困脾、瘀血阻滞、肝郁脾虚,治则为健脾化湿、凉血清热、疏肝和胃。以肝泰乐片、维生素 C、齐墩果酸片治疗 20 例作对照,用清热凉血解酒汤(茵陈、葛根、白毛夏枯草、蛇舌草、白茅根各 30 克,青蒿 10 克,赤芍 15 克,丹参 20 克,佩兰 10 克,焦山楂 30 克)为基本方,辨证加减治疗 47 例酒精性肝病患者:湿热郁蒸、肝火犯胃加蒲公英 30 克、生大黄 6 克,银花 15 克;湿困脾虚、肝气郁滞加厚朴、半夏、苍术各 10 克;湿热夹瘀、肝脾两虚加当归、桃仁各 10 克,地鳖虫 6 克。7 周后两组的临床症状、肝功能指标及肝 B 超检查均示得到不同程度的改善,治疗组总有效率达 87%,明显优于对照组 55%($P<0.05$)。

李新华等辨证治疗酒精性肝病 26 例,以二陈汤为基本方,随症加减:痰湿气滞证:加苍术、川朴、枳实,合并黄疸者于前法加茵陈、大黄、海金沙;湿热蕴结证:加车前草、黄柏、金钱草以清热湿热,解毒疏肝;酒湿浊毒:加丹参、益母草、五灵脂、白术、泽泻等散结利水之品。结果发现,治疗后临床表现及肝功能指标均得到不同程度的恢复,治愈 13 例,显效 10 例,总有效率达 96.14%。

四、辨病用药

(一) 酒精性脂肪肝

贾秀琴观察了加味温胆汤(枳实、清半夏、黄连各10克,云苓15克,陈皮、竹茹、桃仁、柴胡、赤白芍各12克,丹参、山楂各30克,鳖甲24克)对酒精性脂肪肝的疗效。结果发现,1个月后,患者的临床症状、肝功能指标及肝B超CT检查均有改善,痊愈22例,好转14例,总有效率94.74%。

沈国良等应用化痰消脂益肝汤(葛根10克,苍术、茯苓、薏苡仁、山楂各15克,绞股蓝、六月雪、平地木各20克,砂仁6克)治疗酒精性脂肪肝124例,并以肝得健胶囊治疗124例作对照。治疗3个月后发现,两组的临床症状及ALT、AST、克克T、B超检查均得到明显改善,其中治疗组总有效率95.9%,优于对照组87.7%($P<0.01$)。提示化痰消脂益肝汤具有减轻肝脏炎症、阻止和消除肝内脂肪沉积等作用,对酒精性脂肪肝有一定的治疗作用。高学清等以消脂益汤(葛根、丹参、生山楂、决明子各30克,郁金、泽泻、浙贝母、绿茶、虎杖各15克,柴胡12克,枳实、生甘草各10克)与东宝肝泰片对照治疗酒精性脂肪肝。4周后,研究表明消脂益肝汤有改善酒精性脂肪肝患者临床症状、恢复肝功能及减轻肝脏脂肪变性的作用,总体疗效90.5%,优于对照组80.0%。

潘志坚等以柴胡疏肝散加味(柴胡、枳壳、香附、川芎、郁金各10克,赤芍、白芍各12克,生山楂、丹参、草决明各15克,黄芪20克)治疗酒精性脂肪肝患者60例。结果发现,治疗后患者的临床表现、肝功能指标(ALT、AST、克克T)、血脂及肝B超均得到改善,临床治愈32例,显效8例,有效18例,总有效率达96.7%。任泽久等将72例酒精性脂肪肝患者随机分为2组,治疗组36例给予中药疏肝健脾汤(柴胡、法半夏各10克,草决明、何首乌、泽泻、葛根各15克,生山楂、丹参、茯苓各20克,陈皮12克等),对照组36

例给予脂必妥片口服。结果发现，治疗组的肝功能、血脂等改善以及临床疗效均明显优于对照组（$P<0.01$），提示疏肝健脾汤治疗酒精性脂肪肝疗效显著。

（二）酒精性肝炎

董全胜等对83例酒精性肝炎患者在基础治疗的基础上，加用葛芍酒肝汤（以解毒利湿、活血化瘀、调理肝脾为治法：葛根、白芍、丹参各30克，茯苓20克，郁金、鸡内金各15克，柴胡、厚朴各10克，甘草5克），以21例仅作基础治疗者对照，60天后治疗组有66例治愈，临床症状消失，克克T、ALT及B超均恢复到正常，总有效率达98.79%，而对照组2例治愈，总有效率达71.43%，二者比较差异显著（$P<0.05$）。赵殿法等观察了75例酒精性肝炎患者，40例在基础治疗的同时加用具有清热利湿、活血化瘀、软坚散结功效的酒肝灵（大黄6克，白术、郁金、栀子、柴胡各10克，泽泻、茯苓、黄芩、葛花各15克，丹参、黄芪各30克，鳖甲、虎杖各20克），与仅作基础治疗的35例作对照。2个月后，两组临床症状及肝功能指标ALT、AST、TBiL、γ-克T均较治疗前明显改善，且治疗组（总有效率97.5%）明显优于对照组（总有效率74.2%）（$P<0.01$）。

董筠等以具有疏肝健脾、清热利湿的中药复方（醋柴胡6克，白术、郁金各10克，白芍、葛根花、茯苓、茵陈、神曲各15克，砂仁3克，制大黄8克，甘草5克）治疗了24例酒精性肝炎患者，并以复合维生素B、维生素C及甘利欣治疗24例作对照，结果发现，两组的临床症状及ALT、AST、GGT均得到改善，总有效率无差异，而治疗组显效率62.5%明显优于对照组25%（$P<0.05$）。张诗军等以常规西药治疗15例酒精性肝炎作对照，亦观察了具有清热利湿功效的中药复方（柴胡10克，茵陈15克，郁金15克，大黄6克，葛根15克，金钱草30克，虎杖30克）对30例酒精性肝炎的疗效。结果发现，两组症状不同程度得到改善，肝功能亦得到不同程度恢复；总有效率比较差异虽无显著性意义，但两组显效率比较差异有显

著性意义($P<0.05$)。同时,治疗组患者外周血IL-8、MDA水平均明显下降,SOD活性明显上升($P<0.05$),而对照组仅MDA水平明显下降($P<0.05$)。研究提示清热利湿法对酒精性肝炎具有较好疗效,其机制可能与下调炎症细胞因子IL-8水平、减轻肝脏脂质过氧化反应等有关。

(三)酒精性肝病

王育群等采用随机数表法按2:1:1的比例将120例酒精性肝病患者分成三组:清肝活血方组(柴胡9克,黄芩9克,丹参15克,鳖甲9克,葛根15克),小柴胡冲剂组,支持疗法组(肝泰乐、维生素C)。治疗3个月后,清肝活血方能有效改善酒精性肝病患者的症状体征,对食欲减退、恶心、黄疸等的改善作用显著优于对照组,对ALT、AST、GGT、TG、纤维化标志物、炎性细胞因子等也有显著的改善作用,总有效率达95%,综合疗效显著优于对照组。故清肝活血方对酒精性肝病具有良好的治疗效果,疗效机理可能与抗脂质过氧化损害,稳定肝细胞膜;纠正肝内脂质代谢紊乱,防止肝内脂质蓄积;调节免疫活性因子,抗炎;抗肝纤维化发生等有关。

任延明等以益气活血祛湿法组成的胶囊(西洋参、黄芪、虎杖、大黄、土茯苓、水蛭、泽泻、牡蛎)治疗51例酒精性肝病患者,对照组23例给予肝泰乐片及维生素C。72天后,治疗组的临床症状、ALT、AST和GGT血清水平及肝B超检查均得到明显改善,总有效率达84.3%,明显优于对照组48.7%($P<0.01$)。且治疗后患者TNF-α、IL-6显著下降,提示本法有较好的阻止酒精性肝病进展的作用。

刘祥斌等将43例酒精性肝病患者随机分为2组:治疗组20例在基础治疗的基础上加用黄连温胆汤(黄连3克,陈皮10克,法夏10克,茯苓25克,枳实、竹茹各12克,炙甘草6克,丹参15克,粉葛30克,当归15克,鸡内金10克),对照组23例仅给予基础治疗。8周后,统计结果表明治疗组的临床症状及肝功能指标得到改善,且改善时间明显短于对照组。

李有田等将62例酒精性肝病患者随机分为2组,自拟解酒护肝饮(清热利湿,行气活血化瘀:柴胡15克,香附15克,郁金15克,川楝子15克,茵陈20克,青蒿15克,虎杖15克,葛根20克,丹参15克)治疗组32例,肝安治疗组30例。治疗6周后结果表明,两组肝功能有不同程度的恢复,且自拟解酒护肝饮治疗组患者外周血IL-8、MDA水平均较治疗前明显下降,SOD活性较治疗前明显上升($P<0.05$);肝安对照组患者外周血MDA水平较治疗前明显下降($P<0.05$)。自拟解酒护肝饮治疗组(总有效率98.1%)优于肝安对照组(69.8%)($P<0.05$),提示自拟解酒护肝饮治疗酒精性肝病的疗效优于肝安。

五、实验研究

(一)单味中药及其提取物

1. 枳椇子　嵇杨等研究发现枳椇子水提取液预先灌胃给药能阻止乙醇所致的小鼠肝脏MDA升高和GSH下降,提示其对乙醇所致小鼠肝脏脂质过氧化具保护作用;同时还能降低乙醇所致的胆固醇、三酸甘油脂增高,提示其有可能延缓和防止乙醇所致的脂肪肝的形成。张洪等亦发现枳椇子提取物对乙醇所致小鼠肝损伤有拮抗作用,其机制与提高GSH氧化功能、增强GST催化的GSH结合反应,增加SOD、Cat活性,从而加速乙醇及其中间产物的代谢有关。

2. 银杏叶　宋方方等观察了银杏叶提取物(EGB:6%萜内酯、24%黄酮)对大鼠酒精性肝损伤的预防作用。结果提示:与酒精组相比,EGB组ALT、AST活性均显著降低($P<0.05$),MDA含量非常显著降低($P<0.01$);SOD、GSH-P_X活性和GSH含量较酒精组均显著升高($P<0.05$)。血红素氧化酶-1(HO-1)是血红素代谢的限速酶,降解血红素为胆绿素、CO、Fe^{2+},胆绿素能迅速转化

为胆红素,胆绿素、胆红素是细胞内重要的氧化应激防御物质;HO-1 源的 CO 在氧化应激下能保护肝细胞的微循环;Fe^{2+} 可以加速运铁蛋白的合成,增加细胞内铁的流出使其免受氧化应激损。本研究还发现,EGB 可以诱导 HO-1mRNA 的高表达。因此认为 EGB 通过减少酒精所致 GSH 的耗竭,增加抗氧化物质活性或含量,抑制脂质过氧化反应从而预防酒精性肝损伤,其机制可能与诱导 HO-1 表达有关。

3. 三七　王彦武等研究了三七花含片(主要含三七花提取物、葛根粉、灵芝粉,具有镇痛、抗炎、抗血栓、免疫调节、护肝等作用)对酒精性肝损伤的保护作用。结果发现,三七花含片能够通过显著降低肝内 MDA 含量,抑制过氧化反应,减轻 MDA 对肌体的损伤;同时增加 GSH 的含量,使有足够的 GSH 对抗过氧化反应。说明三七花含片具有清除自由基,抑制脂质过氧化的作用,有较好地抗酒精性肝损伤的作用。

4. 牛磺酸　牛磺酸是细胞内含量最丰富的含磺酸基的 β 自由氨基酸,在体内分布广泛,具有维持组织渗透压、稳定细胞膜、调节细胞内钙代谢,抗脂质过氧化以及保护胰岛 β 细胞等广泛生物学效应。范建高等观察了牛磺酸、金牡蛎(主要含有牛磺酸)对大鼠酒精性肝损伤的防治作用。结果发现,二者均可显著降低高脂饮食酒精造模大鼠的血清和肝组织内 TG、TCH 含量,血清转氨酶 ALT、AST 水平亦明显下降,提示金牡蛎及其提取物牛磺酸可有效防治大鼠酒精性肝损伤。

5. 丹参　丹参是一种活血化瘀的中药,能增加毛细血管网,改善微循环,疏通肝内血液淤滞,并降低肝细胞纤维化程度。同时丹参还具有抗氧化作用,通过提高血中超氧化物歧化酶的活性,清除细胞内氧自由基,从而保护肝细胞。另外,丹参还具有钙拮抗作用,能维持细胞内钙稳态,从而发挥其抗肝细胞坏死的作用。王俊萍等研究了丹参对酒精性肝损伤的防治作用,结果显示,丹参组与酒精组比较,肝脏线粒体 GSH 水平明显升高达 50%,血清 ALT 明显下降,光镜及电镜均显示脏脏病理明显减轻,肝细胞核膜、内质网、线粒体等结构基本正常,提示丹参对酒精性肝损伤起到良好的保护作用,其机制可能是:① 丹参能降低自由基的产生,抑制 GSH 的消耗,增强体内抗氧化防御能力;② 丹参能很好地保护肝细胞膜系统,提高其稳定性。赖凌燕研究发现,丹参能减轻酒精所致的肝细胞脂肪变性和坏死及抑制 TG 含量升高。陈小囡等研究发现,丹参注射液能显著降低酒精性肝损伤大鼠模型组血清 TNF、ALT、AST 值($P<0.01$),从而防治酒精性肝损伤。

6. 川芎嗪　褚燕君等以川芎嗪注射液治疗 23 例酒精性肝炎患者,并以还原型谷胱甘肽治疗 20 例作对照,结果发现,治疗后 42 天后两组血清肝功能、SOD、LPO、TNF-α、IL-8 等指标均有不同程度的改善,但治疗组 PC-Ⅲ与 HA 的改善优于对照组,提示治疗酒精性肝炎不但有抗氧化作用,还有抑制肝纤维化作用。

7. 茶多酚　张幸国等研究发现,细胞因子 IL-1R2、IL-5R2、CSF1、CD27、IL-6R 对酒精性肝损伤的发生可能有阻断作用,而 IL-13、IL-1R1、IL-7R2、EPO-R、LIFR 则可能激发或促进酒精性肝损伤,应用茶多酚治疗后,其 IL-3、IL-4、IL-1R2、IL-6R、IL-7R2 的 mRNA 表达上调,而 IL-3Ra、IL-1R1 的表达下调,提示茶多酚可能是改变以上细胞因子的表达,从而改善氧化应激和炎症反应,起到抗酒精性肝损伤的作用。

（二）中药复方

1. 茵陈蒿汤　洪敏等观察了茵陈蒿汤提取物对不同浓度酒精灌胃造成的大鼠肝损伤模型,检测茵陈蒿汤对血清转氨酶及病理组织学的影响。结果发现,茵陈蒿汤提取物可降低酒精性肝损伤大鼠的 ALT、AST 的活性和肝脏系数;病理组织学检查显示其可明显改善小叶中心性纤维化、小叶中心性小灶性坏死及点状坏死,减少 Mallory 小体、嗜酸性变和溶解变性以及中性粒细胞浸润。可见,茵陈蒿汤提取物对酒精诱导的肝损伤,从血清酶学到肝细胞的组织学变化均有良好的保护作用。

2. 小柴胡汤　河福金等通过实验研究发现,小柴胡汤具有防治酒精性肝损伤的作用,能促进肝细胞内糖、蛋白质的合成,增强肝细胞对有害因子的抵抗能力。其机理是:① 保护肝细胞膜系统,提高其稳定性;② 促进肝细胞核大而圆,核仁明显,胞质丰富,密度增加,可见大量平行排列的粗面内质网和多聚核蛋白体。

3. 五子衍宗丸　李育浩等观察了五子衍宗丸对乙醇性肝损伤大鼠脂质代谢的影响,结果发现五子衍宗丸能明显防止乙醇性肝损伤大鼠模型的血清总胆固醇的降低和血清、肝内的甘油三酯的升高,肝脂变及肝组织坏死明显减轻,提示五子衍宗丸通过纠正肝内脂质,特别是甘油三的代谢紊乱,从而减少乙醇所致的肝坏死,促进肝脏损伤的修复。

4. 杞菊地黄汤　梁奇等观察了杞菊地黄汤对慢性乙醇性肝损伤大鼠的过氧化脂质的影响,结果发现,长期摄入乙醇,可使大鼠血清及肝 LPO 升高,两个剂量对肝 LPO 均有明显降低作用,且大剂量尤为明显,其作用与天然抗氧化剂 VitE 作用相似,提示防止血、肝过氧化脂质的升高,减少肝细胞的损害可能是杞菊地黄汤护肝作用的重要机理之一。

5. 橄榄解酒饮　彭勃等以电镜观察了以清热利湿、健脾护肝为主要治则的橄榄解酒饮(橄榄、枳椇子等)对酒精性肝损伤肝组织超微结构改变的影响,结果发现,橄榄解酒饮能明显保护肝细胞线粒体,恢复其形态结构和功能,维持细胞旺盛的蛋白生成能力和核酸代谢能力,从而促进细胞代谢,增强细胞功能,在能量代谢和蛋白质合成代谢方面量效关系呈正相关系。

6. 复方柴胡汤　陈志伟等观察了具有疏肝解郁、行气止痛、活血化瘀、健脾利湿功效的复方柴胡汤(柴胡、虎杖、茵陈、葛根、枳椇子等)对酒精性肝损伤的形态学影响,结果发现,该药对肝细胞膜及肝线粒体膜具有保护作用，可提高细胞内网状膜系统的稳定性，对酒精所致的肝细胞器和细胞膜的损害具有保护作用，证实了该药对酒精性肝损伤具有显著的防治作用。

7. 清肝活血方　郑培永等研究了清肝利湿、活血散结为功效的清肝活血方（柴胡12克，黄芩9克，丹参9克，鳖甲6克，葛根9克）对酒精性肝病大鼠肝脏脂质过氧化损伤的影响，并以小柴胡冲剂为对照，结果发现，清肝活血方可明显降低升高的ALT、AST、GGT、AKP、LDH，同时升高白蛋白；降低甘油三酯，升高胆固醇；明显升高肝内SOD、GSH水平，抑制MDA的生成，小柴胡冲剂亦有类似作用，但对MDA生成的抑制作用无统计学意义。提示，该方对酒精性肝病有明显防治作用，而抗脂质过氧化可能是其作用机理之一。

8. 柴蔻冲剂　李东良等研究发现，柴蔻冲剂（柴胡、草豆蔻、三七、茯苓、山楂）可有效地阻止慢性酒精性肝损伤大鼠红细胞、肝组织SOD及血与肝组织中CAT、GSH-PX耗竭和血浆与肝组织中脂质过氧化终产物MDA的升高，故有抑制氧自由基的产生、提高组织抗氧化能力、防治ALD的作用，且呈剂量效应关系。

9. 其他　许惠玉等观察了具有疏肝解郁、行气止痛、活血化瘀、健脾利湿的中药复方（柴胡15克，茵陈20克，鸡内金15克，郁金20克，黄芪30克，丹参20克，葛根15克等）对酒精性肝损伤大鼠血清ALT、GSH-Px活性的影响，结果发现中药组能明显提升肝损伤大鼠血清ALT、GSH-Px活性，提示该方具有抗氧化剂及抗脂质过氧化作用。

21 肝硬化腹水的证治研究

肝硬化腹水为临床常见疑难病症之一,属于中医学“鼓胀”的范畴。本病在临床上以腹部胀大如鼓,青筋暴露,面及皮色黄或黎黑为主要待征。早在古典医籍《灵枢·水胀篇》中就对这些临床症候作了比较详尽的描述:“腹胀身皆大,大与腹胀等也。色苍黄,腹筋起,此其候也”。中医学认为,本病属于四大难症之一。朱丹溪说:“风劳臌格为真脏病,绝难治。”临床所见,肝硬化腹水为肝功能失代偿期,治疗环节较多,治疗难度较大,确为疑难重症之一,资料表明肝硬化腹水5年生存率不到14%。历代医家关于鼓胀的理论认识和临床经验符合肝硬化腹水的临床规律,因此,指导肝硬化腹水的治疗是完全适用的,新中国成立后50多年来的研究表明,中医药作为难能替代的重要方法,在肝硬化临床治疗中发挥了重要的作用。

鼓胀一症与肝硬化腹水具有高度的一致性和密切相关性,因此,本文就肝硬化腹水的中医研究作较为详尽介绍。

一、病因病机学研究

(一) 津液的代谢过程

津液是维持人体正常生理功能的重要物质之一,人体津液代谢是一个复杂的过程,涉及到多个脏腑的一系列生理功能活动。《素问·经脉别论》说:“饮入于胃,游溢精气,上输于脾,脾气散精,上归于肺,通调水道,下输膀胱,水精四布,五经并行。”津液的生成和代谢,是通过胃肠吸收饮食精微后化生津液,上输于脾,脾气布散津液,上输于肺,布达十二经脉,肺通调水道,外布津液于肌表,下输津液于肾和膀胱,肾蒸腾气化,使津液清者上腾于肺,浊者下输于膀胱,经膀胱排出体外。津液的运行以三焦为通道,肺、脾、肾、膀胱和三焦在津液的生成和代谢过程中都具有重要的作用。

肺通调水道的功能,概括了肺的宣发和肃降对水液代谢的调节作用。肺的宣发可布散津液和卫气,将由脾转输来的津液敷布周身。正如《灵枢·决气篇》所说:"上焦开发,熏肤、充身、泽毛,若雾露之溉。"肺主皮毛,能宣发卫气于体表,调节腠理之开合,汗孔之启闭,及时地将代谢后的水液经汗孔排出体外。肺的肃降作用,可将人体内的水液向下输送到肾,与肾的蒸腾气化形成协调的升降运动,以保证津液的上腾下达,故有"肺为水之上源"之称。此外,津液的化生和运行还要靠肺气的支持,肺主一身之气,又主治节,调节全身气机的运行,气行则水行,气阻则水停,气旺则津生,气虚则津不化。所以肺是保证津液化生和代谢必不可少的脏腑。

脾是津液代射的枢纽,津液的上腾下达均经过脾的转输和运化。脾主升清,由胃吸收的津液,要靠脾的升清作用,才可上输于肺;脾"为胃行其津液"(《素问·太阴阳阴论》)至三阴、三阳经脉,"以灌四旁"(《素间·玉机真脏论》),将津液布达周身,起到滋润和濡养作用;脾主运化水湿,水湿指体内多余的水液,这部分水液是形成水肿、腹水的重要根源,脾的运化作用,可将水湿及时地转输于肺和肾。经汗、尿排出体外;脾和肾是人体气机升降的关键,气机的升降直接影响到津液的升降,所以肺的宣发肃降,肾的蒸腾气化。水液的上布下输,都要靠脾胃的升降和脾的转输来实现。脾属土,"土能制水",故张景岳称水液的代谢"其制在脾"。若脾气健运失常,则水湿最容易积聚,聚于腹则为腹水,泛于体表则为水肿,正如《素问·至真要大论》所说:"诸湿肿满皆属于脾。"

肾主宰着津液的代谢。肾所藏精气是机体生命活动的原动力,肾所藏元阳能激发脏腑机能活动,是维持津液气化和代谢的本源。肾对津液的吸收,脾的转输和运化,肺的宣发和肃降,膀胱和三焦的气化等都要依赖肾的蒸腾气化来实现。全身津液的上腾下达,清升浊降,布散排泄,都由肾所主。故《素问·逆调论》说:"肾者水脏,主津液。"肾决定着尿的生成和排泄,尿量多少又是调节津液代谢的主要因素,所以肾是维持津液代谢平衡的最重要的脏腑。若肾中精气不足,肾阳虚衰,蒸腾气化失常,则会影响到全身的津液代谢,致使小便不利,水湿内停,《素问·水热穴论》说:"肾者,胃之关也,关门不利,故聚水而从其类也。"

三焦主持全身的气机和气化,是气机和津液通行的道路。肾之元气要通过三焦敷布周身,从而保证对津液的蒸腾和气化,津液的运行要通过三焦才能布达于周身。肺脾肾对津液的布散调节作用,必须通过三焦才能得以实现。三焦本身还具有化气行水,疏通水道之功,正如《素问·灵兰秘典论》所说:"三焦者,决渎之官,水道出焉。"

此外,肝和心在津液代谢过程中也发挥重要的作用。肝主疏泄气机,气机畅达则水行通利,又通过调节脾肾的升降,以增强脾的转输和运化水液的功能。肝调节周身血量的分布,疏调血液的运行,心推动血液的运行,血液是津液的载体,心肝通过对血液的影响而促进津液的代谢。

总之,在整个津液代谢这一复杂的过程中,除依赖肺的宣降,脾的运输,肾的蒸化外,与心肝的生理活动也有密切关系。所以有人提出:肺为水之上源,肾为水之下源,脾为中流砥柱。这是符合水液代谢规律的。

(二)腹水的病因

古代并无腹水病名,现在所指的腹水,属中医的肿胀、鼓胀范畴。早在《内经》中就已有关于鼓胀的记载,《素问·腹中论》说:

“有病心腹满，且食则不能暮食，此为何病……名为鼓胀。”之后历代医家对其病因进行了不同的阐述，归纳起来，大致有以下几种。

1. 外感风寒湿热毒邪　风寒湿热毒邪，侵袭人体，初伤经络，郁久不散，与脏气相搏，损伤脏气，不能化气行水，或与气血搏结，致气滞、血淤，渐及水液代谢失常，形成肿胀。《诸病源候论·脚气病诸候》说：“风湿毒气，从脚上入于内，与脏气机搏，结聚不散，故心腹胀急也。”《河间六书·病机论》中则说：“腹胀大而鼓之有声如鼓者，热气甚则然也，经所谓热甚则肿，此之类也，是以热气内郁，不散而聚，所以叩之如鼓也。”《丹溪心法·鼓胀》则指出：“隧道壅塞，郁而为热，热留为湿，湿热相生，遂成胀满，经曰鼓胀是也。”李东垣《兰室秘藏·中满腹胀论》中则认为“胃中寒则胀满，或藏寒生满病”。现在看来，由外感湿热毒邪，如肝炎病毒导致慢性肝炎、肝硬化腹水形成的鼓胀，或外感风湿之邪，内伤于心所致的心源性腹水，均系外感所致。

2. 酒食不节，或毒物所伤　适量饮酒，可化为精气而滋养人体，嗜酒无量，过则为灾，滋生湿热，蕴积生毒；或进食有毒之物，积久内损脏腑，外伤血脉。终致脏腑之气败伤，经络血脉壅滞，津液气化失常，运行不利，积为肿胀；或过食肥甘厚味，则蕴湿生痰化热，壅遏脾胃；或饮寒食冷，饥饱失宜，损伤脾胃，致中焦升降失序，运化失常。清阳当升不升，浊阴当降不降。清浊相混，壅塞气机，阻碍血行，扰乱气化，闭塞水道，水湿滞留，气血交阻，而成腹水。《景岳全书·肿胀论》说：“少年纵酒无节，多成水鼓……盖酒性本湿，壮者气行则已，酒即血也，怯者著而成病，酒即水也。不惟酒为水，而血气即衰，亦皆随酒而悉为水矣。”李梴在《医学入门》中则论述到“阳水多兼食积，或饮毒水，或疮毒所致也”。

3. 情志所伤　情志失常，最易伤肝，致肝气郁结，旷持日久，由气及血，由气及水，终致气滞、血瘀、水阻，蕴积腹内。另一方面，肝郁不舒，则横逆而犯脾胃。脾胃被乘，则升降失常，运化失职，水液代谢发生障碍，水湿停聚于内，与淤血蕴结，日久不化，痞塞中焦，形成腹水。《杂病源流犀烛·肿胀源流》说："鼓胀……或由怒气伤肝，渐蚀其脾，脾虚之极，故阴阳不交，清浊相混，隧道不通……故其腹胀大。"朱丹溪、李东垣等医家都对情志因素引发鼓胀作了大量论述。由情志失常引起或诱发加重的肝病发展为肝硬化腹水者，为临床所常见。

4. 劳欲过度　劳力伤气损肺，劳神损伤心脾，房劳则伤肾。肺脾肾俱伤，则肺失宣发和肃降，脾失转输和运化，肾失蒸腾气化。另一方面，积劳成损，脏气衰败，气血乏源，因虚而滞，壅塞不通而作胀。《景岳全书·肿胀》说："若中年之后，及素多劳伤……或因病后，或因攻击太过而致胀满等证，则皆虚损之易见也。"《丹溪心法·鼓胀》说："房劳致虚，脾土之阴受伤，转输之官失职……遂成胀满。"《金匾·黄疸病篇》指出"因作黑疸，其腹胀如水状……此女劳之病"。说明因房劳伤肾所致的黑疸可见到腹水胀满。临床上观察到劳伤积损日久是形成腹水和诱发腹水加重的重要原因。

5. 虫毒感染　在血吸虫流行区，接触疫水，遭受血吸虫感染，虫毒内伤肝脾，致血淤阻络，清浊相混，积渐而成腹水胀满；或感染痨虫，内伤肺脾，耗气伤血，壅滞气机，致肺脾气化失常，运化失职，水湿内停，积聚于腹而成腹水。正如《诸病源候论·水蛊候》所说："此由水毒结聚于内，令腹渐大，动摇有声。常欲饮水，皮肤粗黑，形似肿状，名水蛊也。"《医宗必读·水肿胀满论》说："蛊胀者，中实有物，腹形充大，非虫即血也。"临床所见血吸虫病形成的肝硬化腹水，结核性腹膜炎所致的腹水多属此类原因。

6. 黄疸、积聚失治　《金匮·黄疸病篇》云"黄家所得，从湿得之"，黄疸的形成，或由湿热，或由寒湿，均与湿邪有关，湿邪困遏脾土，使中焦斡旋无力，升降无能，健运无权，湿邪泛滥，湿阻日久，由气及血，形成湿淤交结，不得分利，阻塞脉络，壅滞水道，致成鼓胀。临床上重症肝炎并发腹水，即属此类。

积聚之形成，多由于气郁与痰饮、淤血凝聚而成，积聚既成，必然影响肝脾气血的运行，阻碍脾、肾、膀胱和三焦的气化，使水液排泄不畅，积聚而成为腹水胀满。《医门法律·胀病论》说："凡有症癖、积块、痞块。即是胀之根，日积月累，。腹大如箕，腹大如瓮，是名单腹胀。"颇类似于临床上肝硬化肝癌及腹腔内肿瘤所致的腹水。

（三）腹水形成的机制

津液在体内的代谢主要依赖肺脾肾的正常功能活动，水湿内停，主要由于肺失通调，脾失运化，肾失蒸化所致，正如《景岳全书·肿胀》所说："凡水肿等证，乃肺脾肾三脏相干之病。盖水为致阴，故其本在肾，水化于气，故其标在肺，水唯畏土，故其制在脾。今肺虚则气不化情而化水，脾虚则土不制水而反克，肾虚则水无所主而妄行。"

腹水与水肿虽均为津液代谢失常所致，但在发病机制和转轨方面存有一定差异。其病机关键在于肝、脾、肾的功能障碍。由于肝气郁结，气滞血淤，阻塞脉络，影响水道的通利，这是腹水形成的一个基本因素。肝郁日久，势必克伐脾土，即《金匮要略》所说的"见肝之病，知肝传脾"，脾失健运，亦可反过来影响肝的疏泄，两脏相互影响。形成气滞湿阻。湿遏气机，壅滞不解，即可化热而致湿热互结，亦可因患者素体阳虚，或久病湿从寒化而形成寒湿内困。肝脾俱病，气郁血凝湿阻，气、血、水搏结，隧道壅塞，形成肝脾血淤，淤水交阻之病机，肝脾俱虚，日久则累及于肾。肾阳虚则无以温养脾土，形成脾肾阳虚，水液失于温煦气化；肾阳虚则肝木失其滋荣，而致肝肾阴虚，肝失疏泄之力，肾无蒸化之功。最终导致气滞、血淤，水停腹中。正如《医门法律·胀病论》所说："胀病不外水裹、气结、血淤。"由于肝脾肾功能失调，不能互相维系，脏腑虚者愈虚；气、血、水蕴结腹中，水湿不化，实者愈实，故本虚标实，虚实错杂是腹水的病机特点。肝脾肾功能虚损，水液不能运化停于腹中则是腹水得以形成的主要条件,而气滞、血淤、水停又往往是腹水形成过程中的三个基本环节,了解这一病理转轨及特点,对于确立正确的治疗原则与方法,具有重要的意义。

二、证候学研究

无论何种原因所致之腹水总以腹部臌隆为主证,祖国医学就是以其腹大如鼓而命名为鼓胀的。

对于鼓胀的临床证候,祖国医学早在两千多年前就已有明确认识与描述。《灵枢·水胀篇》说:"鼓胀何如? 歧伯曰:腹胀身皆大,大与腹胀等也。色苍黄,腹筋起,此其候也。"这段经文对臌胀证候的描述是准确而详尽的。《素问·腹水论》也说:"有病心腹满,旦食则不能暮食,此为何病? 歧伯对曰,名为鼓胀……"

之后,历代医家在医疗实践中进行临床观察。对鼓胀证候的描述更加具体而形象。

张仲景在《金匮要略》中分列五水及其表现。肝水的症状是:"其腹大,不能自转侧,胁下腹痛,时时津液微生,小便续通。"脾水的症状是:"其腹大,四肢苦重,津液不生,但苦少气,小便难。"肾水的症状是:"其腹大,脐肿腰痛,不得溺,阴下湿如牛鼻上汗。其足逆冷,面反瘦。"这三种水病都有腹胀,不仅在表现上与鼓胀同,同时也与鼓胀主要在于肝脾肾功能障碍所致的病机相符。

巢元方在《诸病源候论》中说:"水症者,由经络否涩,水气停聚。在于腹内,大小肠不利所为也。其病,腹内有结块铆强,在两胁间胀满",他还说:"若积引岁月,人即柴瘦,腹转大。"这段一千三百多年前的论述,与今之肝硬化腹水是十分吻合的。巢氏还认识到水蛊系水中有虫为患,他说:"此由水毒气结于内。令腹渐大,动摇有声。常饮欲水,皮肤粗黑。如似肿状,名水鼓也。"这与血吸虫性肝硬化所致的腹水也颇近似。

明李梴在《医学入门》中论鼓胀证候时说"鼓胀中空外坚,有似于鼓”，简明而形象。张景岳在《景岳全书》中说：“单腹胀者。名为鼓胀，以外坚满而中空无物，其象如鼓，故名鼓胀，且肢体无恙。胀惟在腹，故又名单腹胀。”对腹水症候进行了准确描述。

对于气鼓与蛊胀证候的不同，《医宗必读·水肿胀满篇》进行了区别，提出“病名有鼓胀与蛊胀之殊，鼓胀者，中空无物，腹绷急，多属于气也。蛊胀者，中实有物，腹形充大，非虫即血也”，这是符合临床实践的。

对于血臌未成之征兆，古人论述颇详。喻嘉言在其所著《寓意草》中说：“人但而色萎黄，有蟹爪络路，而得五虚脉应之，因窍疑而诘之曰；足下多怒乎了善忘乎？口燥乎？便秘乎？胸紧乎？胁胀乎？腹痛乎？渠曰种种皆然，此何病也？余曰：外症尚未显，然内形已具将来血蛊之候也。”并反复强调：“腹虽未大，而腹大的情形已著，如瓜膀然。其日趋于长也，易易耳，明哲可不见机于早也耶。”这段描述形象地指出血臌将成之前的各种临床表现。与肝硬化患者腹水未成之前即可见到的蜘蛛痣等淤血之证是一致的，可见古人对本病的早期诊断已有正确卓越的见解。

血臌既成，瘀血之象则更为明显，《丹溪心法》中云：“广茂溃坚汤治中满腹胀，内有积聚，坚硬如石，其形如盘，令人不能坐卧，大小便涩滞，上气喘促，面色苍黄，通身虚肿。”这里之所谓中满腹胀与肝硬化腹水而见肝脾肿大者几无差别。

对于部分腹水患者可能出现的精神症状，如肝昏迷，古人亦有认识与描述。《杂病源流犀烛·肿胀源流》中提到“燥漱水，迷忘惊狂”的症状。古代医家还认识到一旦出现精神症状则往往预后凶险，尤为难治，如《沈氏尊生方·医旨篇》曰：“血胀烦燥漱水，迷忘惊狂，痛闷呕逆者，绝难治”，这是符合临床实际的。

古人已经认识到血臌患者会发生各种出血，并认为这也是预后不良的表现，《医宗金鉴》认为“腹胀身热，阳盛胀也。若吐、衄、泄血则亡阴矣”。临床上出血常作为严重的并发症而危及患者生命，这与古人论述是一致的。

历代医家在医疗实践中经过长期观察，发现某些特有的证候与疾病预后有密切的相关性，如元·危亦林在《得效方》中认为“腹满得之未久，或胀或消，腹皮稍软，不泄不喘，随治随差”，这里将病程短、腹软、无泄无喘视为易治之证，预后较好。对于预后不良之证，他说：“若脐心突起，利后复腹急，久病羸乏，喘息不得安，名曰脾肾俱败，不治，腹满咳逆，不得小便，不治，。腹大满而下泄，不治。”这些见解与论述是值得临床借鉴的。

明·李士材认识到如果出现某些证候即为鼓胀死证，他在《医宗必读》一书中说：“瞋张胀身热者死，腹胀寒热如疟者死。腹胀大，四肢清冷，形脱泻甚者为逆，腹胀便血脉时绝者死。”上述证象均反映了机体阴竭阳绝，气血竭夺，从而已经丧失周转运化与阴阳协济的能力，种种迹象都是生理功能乖逆错乱的表现，故皆为之逆证或死证。又曰：“唇黑或肿，肝伤；缺盆平，心伤；脐突，脾伤；足心平，肾伤；背平，肺伤，五伤者死。”又曰：“大便滑泄，水肿不消者死；阴囊及阳物肿浮者死；泻后仍胀，腹有青筋者死。”以上种种论述，说明了在疾病过程中脏腑损伤、阴阳失衡、生理逆乱，功能乖逆，已经不能互相维系。而五伤者死即为五脏真气已竭，反映出种种异常症状，而这些症正是预后不良的迹象，实践证明，这些认识和论述是符合临床实际的。

对腹水消失后可能出现的一些证候，古人也有论述，《张氏医通》引喻嘉言治血臌案中说：“患者在眼药百日后，大腹全消，左胁始露出病根一条，如小枕状……以物激之，呕出污血斗余，余从大便泄去始消。”这里如小枕状物无疑是指肿大的脾脏，在腹水消失之后肿大的脾脏才始显露出来，而这部分患者多有食管或胃底静脉曲张，由此呕血和便血的机会是比较多的，可见喻氏在脾大鼓胀的诊断和治疗上的见解与观察是十分准确而细致的。

腹水与水肿均为水湿之患，然二者病因病机与临床证候多有不同,古代医家已在证候描述上详加鉴别,沈金鳌在《沈氏尊生书》中说:“且夫胀与肿,内因则各殊,而外形多相似。要有其易辨者。如先腹大,后四肢肿,为胀病,先头足肿,后腹大,是水也。但腹肿,四肢竟不肿,为胀病。脐腹四肢悉肿,是水也。皮厚色苍,或一身皆肿,或自上而下,为胀病,皮薄色白,或自下而上,是水也。至若胀病有肿有不肿,肿病有胀有不胀。皆当分辨。”这段论述对于腹水与水肿在证候上的异同描绘得尽详尽细,鉴别得清清楚楚,对于今天临床对腹水与水肿的诊断,仍具有现实的指导价值。

总之,历代医家对腹水的主证、兼证、预后、腹水形成前及消失后的表现、腹水与水肿的鉴别等均有正确见解、详尽描述。足资我们在认识本病,制定治疗方案时借鉴。

三、辨证分型研究

辨证论治是中医诊治疾病的原则和精华所在,腹水亦然。祖国医学对腹水的内治法也主要体现在辨证分型上。所谓辨证分型,就是根据腹水的不同证候和体质差异,将本病概括和归纳为几组临床类型,这种临床分类既能体现不同的临床表现,同时又反映出不同的病因病机和体质差异,从而确立不同的治则与方药。

对辨证分型的方法,古人的名目繁多除有“五鼓十水”外,还有“单腹胀”、“胀病”、“水病”,等等。这些分类分型方法有的按其病因,有的依其症状,有的按其病位,十分繁杂,不利于准确而有效地指导临床。近年来在辨证与辨病相结合的基础上,各地学者提出了新的辨证分型方法。但仍感不足的是各地分型或过简,或过繁,各有其偏,难能统一。我们认为对辨证分型主要采用两种方法,即气、血、水三种分型法与以八纲、脏腑辨证为总原则的全面辨证分型法。前者从宏观与总体上归类。后者从八纲与脏腑病理机转上认识,二者虽方法不同,但都可较为全面地反映出腹水病变的病因病机和证候规律。从而制定出相应的治则与方药,是目前临床上较为常用的辨证分型。

何梦瑶氏在《医碥》一书中说:“气血水三者,病常相同。有先病气滞而后血结者,有先病血结而后气滞者;有先病水肿,而后血随败者,有先病血结而后水随蓄者。”俞嘉言也说:“胀病不外水裹、气结、血淤。”这些论述不仅阐明了气血水三者的关系,而且强调了鼓胀有偏气、偏血与偏水之不同,临床实践证明,这种分型方法执繁驭篇,便于掌握,具有实际的临证指导意义。

(一) 气鼓

主证:腹大中空,叩之如鼓,或有振水声,两胁胀痛,不得转侧,朝宽暮急,善太息,嗳气或得矢气后腹胀稍缓,饮食减少或食后即胀,每遇情神刺激后加重。小便短赤或少,大便不畅。舌淡苔薄白,脉多沉弦。

治则:理气宽中,利水消胀。

方药:柴胡疏肝散、平胃散、四磨汤、灯草莱菔汤合蟾砂散等为常用方剂。我们观察以平胃散合灯草莱菔汤送服蟾砂散效果较好。

药味与用量:苍术15克,川厚朴12克,陈皮9克,云苓15克,川木香6克,大腹皮15克,香橼皮15克,砂仁9克,炒莱菔子30克,灯心草30克(先煎),蟾砂散3克(冲服)。水煎服,日一剂。

加减:两胁胀痛不减加青皮6克,佛手9克;心下痞满加炒枳实9克,白术12克;食欲不振加焦三仙各12克,内金12克,宣木瓜12克;尿少者加苓皮15克,车前子15克,茅根30克。

(二) 血鼓

主证:四肢消瘦,腹大如鼓,多伴胸腹壁青筋暴露,肝脾肿大,质韧或硬。面色黎黑晦暗,面颈胸臂蜘蛛血痣,肝掌,口唇、舌及爪甲色绛,舌边尖多见淤点或瘀斑,脉多沉弦或沉涩。

治则:活血化淤、通经利水。

方药:血府逐淤汤、复元活血汤、舒肝化淤汤、水红花子汤等均为常用方剂。

水红花子汤的药味与用量：水红花子15克，泽兰15克，炒水蛭9克，山甲珠12克，生桃仁4.5克，红花9克，赤小豆30克，淮牛膝12克，丹参15克，马鞭草15克，三七参粉1.5克（冲），王不留行12克，黄芪15克，沉香9克，大枣5枚。水煎服，日一剂。

加减：脾亢、血小板减少、牙衄鼻衄者去桃仁、红花，加鸡血藤15克，藕节12克，茜草12克；胸腹壁静脉怒张加丝瓜络9克、路路通12克；尿少加猪苓30克，冬瓜皮15克。

肝脾肿大质硬兼服二甲化淤丸：山甲30克，鳖甲60克，丹参60克，生牡蛎60克，红花30克，三棱30克，蓬莪术30克，橘皮30克。共为细粉，水打为丸，每服6克，每日三次。

（三）水鼓

主证：腹大膨隆如蛙腹状，按之如囊裹水，甚至下肢水肿如泥，按之没指，周身困倦乏力，或伴有肢冷畏寒，溲少便溏。舌淡苔薄白或腻，脉虚而缓。

治法：温中化湿，健脾利水。

方药：临床多选实脾饮、五苓散、五皮饮、决水汤等。

药味与用量：苓皮30克，车前子30克，王不留行15克，赤小豆30克，肉桂6克，台参15克，黄芪皮30克，老木香6克，仙人头30克，淮牛膝15克。水煎服，日一剂。

加减：畏寒肢冷加淡附片9克，干姜9克；腹水久不消加肾金子6粒（冲），蝼蛄粉6克（冲），通草6克，扁豆皮15克；食欲差加鸡内金12克，橘皮9克；血浆蛋白偏低加苡米30克，鱼膘胶珠9克，或用鲤鱼汤。鲤鱼汤方：鲜鲤鱼（鲫鱼也可）下尾，约半斤到一斤左右，去内脏及鳞，加松罗茶9克，橘皮9克，椒目9克，红皮蒜30克，砂仁15克，以上药用纱布包好，加水同鱼共煮，勿放盐约煮1 500毫升，吃鱼喝汤，作一日量。

此外，在鼓胀发展过程中还可见到阴虚湿阻、湿热交蒸等证型。一般认为这不过是气血水三鼓的辨证，在治则确立与方药选用上均应予以兼顾。

四、治法学研究

腹水病因非一，病机复杂，常表现为虚实夹杂之候，在治疗上涉及多种治法，可选用的方药十分广泛。常用治法与辨证分型从纵横两个方面分列腹水治则与方药，二者可以互为补充，基本上体现了祖国医学消除腹水表散、利小便与通大肠三大途径，临床运用可互相参照。

（一）宣肺利水法

适应证：肺气不利，证见大腹水肿，气道喘满，小便不利，大便不畅，微恶风寒，舌淡苔薄白，脉浮紧。

分析：肺主气化，为水之上源，通调水道，宣达三焦，下输津液，在水液代谢运行中发挥气化宣达的重要作用。肺气不利则水液不能宣发下达，故小便不利，水液停聚。肺与大肠相表里，肺气失宣故排便不畅，肺气上逆则见气逆喘满。利水不效则用宣达肺气，又称“提壶揭盖”，肺气宣和，则水湿之邪或散之于体表，或下达于膀胱，或出之于大肠。

方药：炙麻黄6克，生石膏30克，炒杏仁9克，赤小豆30克，芦根15克，冬瓜仁30克，车前子15克(包)，生苡米30克，桑皮12克，法半夏9克，橘皮9克，全瓜蒌12克，海蛤粉15克，川椒目9克，生姜皮6克。水煎服。

加减：气短不能自续加桔梗9克；咳嗽有痰加白前9克，前胡9克；自汗去炙麻黄，加云苓15克，白术12克；腹胀不能转侧加香橼皮9克；大便不畅加郁李仁15克。

（二）健脾利水法

适应证：腹大肿满，按之如囊裹水，气短乏力，面色萎黄，四肢倦怠甚或上肢水伸，纳呆便溏，舌淡或边有齿痕，苔薄白，脉沉缓或细弱。

分析：脾主运化，脾气健旺则水液得以运化，不致停蓄而发病，若脾气虚弱，则无力运化水湿，水湿蕴结停聚中焦则出现腹大肿满，即经言“诸湿肿满，皆属于脾”。气短乏力，纳呆便溏、黄色萎黄、舌淡边有齿痕、脉沉细弱均为脾气虚弱之象。

方药为六君子汤加减：台党参15克，白术12克，云苓15克，清半夏9克，橘皮9克，黄芪皮15克，苡米30克，炒山药30克，建泽泻12克，厚朴9克，扁豆15克，莲子15克。水煎服。

加减：朝宽暮急为血虚去党参加当归、芍药。暮宽朝急为气虚加倍党参白术。朝暮俱急为气血双虚用八珍汤。

（三）行气利水法

适应证：气滞湿阻，证见腹大胀急，叩之如鼓，两胁胀痛，嗳气或得矢气后稍舒，小便不利，烦躁易怒，舌淡红苔薄白，脉弦紧或弦滑。

分析：水液代谢与正常运行赖气机升降与条达，气行则湿亦随之而行。若肝气郁结，气滞而不行则清气不升，浊气不降，经脉受阻，则水湿因之而阻，停蓄于肠胃之间，渐成鼓胀之证。气胀则胀急，叩之如鼓，肝气郁滞则两胁胀痛、烦躁。嗳气或得矢气后气机稍畅故稍感舒快。

方药为平胃散合逍遥散加减：柴胡12克，白芍12克，苍术12克，川朴12克，橘皮9克，香附9克，炒枳壳9克，木香6克，佛手9克，白术12克，砂仁9克，地枯萝30克，大腹皮15克，沉香6克，水煎服。

加减：心下痞满加枳实9克；尿少加车前子15克，茅根30克。

（四）活血利水法

适应证：淤血内停，水液积聚，证见腹大坚满，四肢消瘦，面色晦暗，胸腹壁可见脉络暴张，肌肤甲错，或见血缕赤痕、肝掌、甚或衄血吐血，唇青舌紫，苔燥、脉沉涩。

分析:病初在气,病久入血,形成气滞血淤,血淤为病,久可化水,即所谓“先病血结而后水随蓄”。唐宗海曾提出“瘀血化水,亦发水肿”,《百寓意草》也说“癥瘕积块是胀病的根源”。瘀血化水即成血鼓,除腹大坚满外,表现为一派瘀血证候。

方药为水红花子汤加减:水红花子15克,土元9克,泽兰15克,黄芪15克,大黄4.5克,炒水蛭9克,茅根30克,马鞭草15克,山甲9克,京三棱9克,醋文术9克,青皮6克,三七参粉1.5克(冲)。水煎服。

加减:胁下痞块作痛加炒灵脂9克,矾郁金15克;牙衄鼻衄加炒生地15克,黑栀子9克;吐血加紫珠草12克,白芨9克,童便为引;皮下瘀斑加炒槐花15克,地榆12克;烦热、低热加青蒿12克,十大功劳叶12克。

(五) 通阳利水法

适应证:中阳不振,证见大腹水肿,腹胀,形寒肢冷,面色晄白,小便短少,脘腹满闷以入夜为甚,舌胖质淡边有齿痕,苔薄白,脉沉细或脉弦大而重按无力。

分析:阳气有温化水湿之功用,脾阳不振或肾阳衰微均可无力温化水湿,导致水湿停积,停于腹中而发为鼓胀。脾阳根于肾阳,肾阳虚衰既失去蒸化水湿的作用,又可导致中阳不振,故临床除可产生水湿积聚发为鼓胀外,还可出现一系列脾肾阳虚的证候。

方药为附子理中汤合五苓散加减:淡附片9克,党参15克,白术15克,干姜9克,甘草3克,云苓15克,泽泻15克,肉桂6克,猪苓15克,车前子15克,牛膝12克。水煎服。

加减:大腹胀急加台乌药12克,炒莱菔子9克;下肢浮肿者加黑豆30克,防己9克;或用济生肾气丸。

(六) 清热利水法

适应证:中焦湿热,证见腹大肿胀,胸院痞闷,肢体困重,恶心厌油,烦热口苦,小便短赤,大便黏滞不爽,或见面黄、目黄、身黄,舌红苔黄腻,脉弦滑或滑数。

分析:水湿内蓄,久而化热,或气、血、痰、食诸郁久而化热。与湿相合,蕴结中焦,使清浊相混,湿助生热,热伏于湿,留恋难去,聚于中焦,发为鼓胀,故见腹肿胀满,湿热逆于上则见恶心厌油、烦热口苦之证。湿热注于下则见尿赤大便粘滞,湿邪重浊故肢体困重,湿热蕴于肝胆,迫使胆汁泛溢肌表,故见面黄、目黄,身黄。舌红苔黄腻,脉弦滑或滑数系湿热之象。

方药为中满分清丸加减:淡黄芩 15 克,川黄连 9 克,知母 9 克,赤茯苓 15 克,建泽泻 12 克,枳实 9 克,厚朴 9 克,砂仁 9 克,通草 6 克,白术 15 克,橘皮 9 克,荷梗 9 克,苡米 15 克,淡竹叶 9 克。水煎服。

加减:身目黄染加茵陈 30 克,田基黄 30 克,车前草 15 克;呕恶加姜半夏 9 克,苏叶 9 克。

(七) 养阴利水法

适应证:阴虚湿阻,证见腹大肿满,脘腹撑胀,肝区隐痛,四肢消瘦,烦热口干,小便短赤,大便秘结,腰膝酸软,失眠多梦,头晕耳鸣,或见牙衄鼻衄,舌红无苔或舌干起芒刺,脉弦细数。

分析:水湿郁久化热伤阴或久用利水之剂伤及阴分,均可导致阴津亏耗。以脏腑而论最易引起肝肾阴虚。临床所见,即有阴虚津亏征象,又有水湿结聚而为鼓胀的表现,在治疗上往往滋阴易恋湿邪,利水更易伤阴,用药颇感棘手,宜选淡渗清利而不伤阴的方药。

方药为猪苓汤合三子养肝汤加减:猪苓 45 克,赤苓 15 克,滑石 15 克,阿胶 9 克(佯化),通草 6 克,茅根 30 克,女贞子 15 克,楮实子 15 克,枸杞子 15 克,生白术 12 克,花粉 15 克。水煎服。

加减:口干、舌红无苔起芒刺者加生地 15 克,元参 15 克;头晕耳鸣加白蒺藜 15 克,杭菊 12 克;失眠多梦加炒枣仁 15 克,合欢花 15 克;五心烦热加银柴胡 12 克,地骨皮 12 克。

(八)攻逐水饮法

适应证:腹大膨隆,坚满拒按,胀急不能安卧,转侧困难,小便艰少,大便不畅,体质尚实。利水药未收显效者。

分析:此类鼓胀起病较急,发展较快,病程较短,正气未虚,体质尚实,水邪聚于腹内,一般利水之剂难能奏效,宜用攻逐水饮之法,以收速利之效,亦属治标之法。

方药如下。

1. 十枣汤　大枣10枚,甘遂、大戟、芫花各等份。甘遂、大戟、芫花共研细末,每服1.5克,每日一次。清晨空腹服,以大枣10枚(劈)煎汤送服。或制成丸剂,每服1.6克,清晨空腹吞服。若服后泄不止,可饮冷粥则易止。水泻后即停用。后以扶正健脾之剂调养。

2. 舟车丸　黑丑120克,甘遂30克,芫花30克,大戟30克,大黄60克,青皮、陈皮、木香、槟榔各15克。上药共研细末,水泛为丸,如小豆大,每次1.5克,温水送下。药后便泄一、二次,即可停药一、二日,后每天服0.6克为维持量,使水去其大半为度。此方均峻泻之药,轻粉剧毒,且不可大量或久服,中病即止。

3. 禹功散　黑丑头末120克,茴香30克,木香30克为末,用生姜自然汁调服。逐水禁忌:体虚、孕妇、有出血倾向、肝昏迷者均忌用。注意事项:攻逐水饮之剂泻下之力极为峻烈,部分药尚有剧毒,临床除严格掌握禁忌外,只可暂用,不可久服,严格用量,中病即止,并注意水除改以扶正方药调养。

(九)外治法

外治法是祖国医学治疗腹水的重要方法之一,临床上一是为加强疗效而对内服药物起辅助与协同作用,适应于腹水较多、病势较重、单用口服利水药物难能获效者;二是部分患者因各种原因而一时服药困难者。外治法是古人长期实践经验的结晶,用之得当,常可收到意外的效果。临床上最常用的外治法有两种即敷脐法与放腹水法。

1. 敷脐法　敷脐法即用某些特定药物或作散、或制饼、或为糊、或捣泥，敷于脐部，外以纱布裹之，以药穿透之力达到消除腹水的目的。常用敷脐方如下。

(1) 麝香方：麝香0.6克，灵仙30克，白鸽粪30克，细木通9克，白芷9克，细辛9克，上药共为细粉备用，白酒半斤。将药粉及白酒装入猪脬内。将猪胖口扎紧，将脬口对准肚脐，以纱布扎到腰里，小便可在第三天后增加。

(2) 甘遂法：甘遂3克(研末)，生姜9克捣泥调匀摊于纱布之上，敷于脐部，以纱布裹之。

(3) 消河饼大田螺四个(去壳)，大蒜五个(独头蒜)，车前子末9克。共研为饼贴脐中，以手帕缚之。

(4) 麝甘法：麝香0.3克，甘遂9克共为细末，生姜捣泥调匀，摊于纱布之上，以纱布裹之，每三日重复一次。

2. 放腹水法　祖国医学典籍中很早就有穿刺放水的记载，如《灵枢·四时气》说："徒水，先取环谷下三寸，以铍针针之，已刺而筩，而内之，入而复之，以尽其水。必坚。来缓则烦，来急则安静，间日一刺之，水尽乃止。"这段话说明早在几千年前，我们的祖先已经认识到穿刺放水是腹水治疗的一个重要方法。晋代医学家葛洪在《肘后备急方》一书中也提到"若唯腹大，下之不去，便针脐下二寸，入数分，令水出了孔合。须臾腹减乃止"。这里对进针部位、进针深度都提出明确要求。

放腹水也是现代医学经常应用的治疗方法之一。放腹水虽能解除患者腹大胀急之苦，但有时会引起腹腔感染，还会因腹水大量排出而使大量蛋白丢失，甚或引起水电解质的紊乱、诱发肝昏迷等。对于穿刺放水的危害，古人也早有觉察与认识，如《千金要方》中说："凡水病忌腹上放水。水出者月死，大忌之。"可见古人一般是不主张放腹水的，这与现代医学的主张也是一致的。

五、腹水治疗的一般规律

祖国医学对腹水的治疗以辨证论治为总原则,在这一原则指导下涉及多种具体治则和方法。从临床实践看在整个治疗过程中有一定规律可循的。

(一) 在整体辨证上

从整体辨证上应首先辨明病程之久暂,体质之强弱,病情之缓急,偏气偏血偏水之不同,以及季节气候环境之影响等,需综合分析,而后行施治,方能较好地掌握其要领。对病期较短,体质好者,多以“中满者,泻之于内”“下之则胀已”为原则,以祛除病邪为主,在利水药的选用上多以量大力专,如攻逐水饮诸药,此即为泻法。

久病体虚,腹大如鼓,四肢大肉消脱,骨瘦如柴,呈正虚邪实、本虚标实之候,当分别缓急,或扶正以祛邪,以补为主,兼顾祛邪;或祛邪为主,兼顾扶正,如此标本兼顾,方能收到较好疗效。切勿一味攻逐,以求速效,犯“虚虚之戒”。总之,邪实者祛邪,正虚者扶正,正虚邪实则攻补兼施。

亦有腹大如鼓,少腹重坠,下肢水肿,久用通利之剂不效者,多为脾肺气虚,脾气虚陷,斡旋无力,水气内聚,肺气虚闭,失其宣降,水道阻塞,可试用补中益气汤加苏叶、麻黄,在补中益气的基础上,取柴胡升麻之升提,取苏叶麻黄之开宣,仿古人的“欲降先升,欲升先降”和“表里通而里气亦通”的方法,在不少病例中取得意外效果,从而说明“病在下者取其上,病在上者取其下”以及表里上下分消法在腹水治疗中的重要意义。

亦有鼓胀病,大腹水肿,腹壁坚硬而拒按,患者苦于腹胀。皮肤黄疸可见,小便黄赤而少,大便偏干,脉沉弦滑,舌苔黄厚而燥等湿热交蒸的脉证,即“诸腹胀大,皆属于热”的一类、对这种水聚热伏的治法,多以清泄通腑、利水透热为法,湿去则热无所伏,多以二金汤或茵陈蒿汤加减。

另有的腹水患者素有脾阳不充,寒湿内生,表现腹水如囊裹状,下肢水肿如泥。肢冷畏寒,腹胀便溏,脉迟舌淡,可用温阳健脾法治之,如决水汤加黄芪、附子等,以强土利水,温阳化气。

(二)在治疗过程中

在腹水治疗过程中,逐水常暂用,调补可久服。寒湿温化,湿热清利,郁闭开宣。利水药多易伤阴,应时时顾及,同时,应时时顾护脾胃。腹水病程较长,在不同的临床阶段,应掌握不同的治疗环节,做到重点突出。

在腹水形成的过程中,腹水是多种病因经过复杂的病理机转而产生的后果,在治疗上要通盘考虑,做到因果兼顾,在利水的同时,掌握时机,针对病因和病机,施之以治,以求疗效巩固。

六、腹水的善后治疗

腹水消失后的善后治疗是保证疾病康复的重要措施之一,有时甚至是成败的关键,临床医生决不可忽视,否则,非但前功尽弃,而且易复发难愈。善后治疗的目的在于巩固已经取得疗效,同时,通过药物调理,改善脏腑功能,增强体质、扶助正气,杜绝腹水再起,为最终康复创造条件。善后治疗主要体现在以下三个方面。

(一)健脾益气

脾为后天之本,是体内水液运化的枢纽,脾气健旺。不仅使水谷之精微物质得以吸收输送,为人体所利用,从而使体质得到增强,同时水液得以正常运化,从而即无聚积再生之虑。李用粹曾说"治湿不知理脾,非其治也",徐灵胎也说"肠利水既难奏功,可用培土胜湿法以治之"。可见健脾法在治疗包括鼓胀在内的水湿疾患中的重要性。不少患者在腹水消失后,肝脾肿大、肝掌、蜘蛛痣及腹壁静脉曲张等瘀血征象更加明显,医者往往把治疗重点转移到活血化瘀、软坚散结上来,常常事与愿违,淤血征象未见改善,体质更加虚弱。此时继用攻伐,使脾气虚陷,水湿复泛,鼓胀再起,应当深以为训。

健脾益气首选香砂六君子汤加味：台党参15克，生白术12克，云苓15克，清夏9克，橘皮9克，木香6克，砂仁6克，黄芪15克，山药15克，苡米30克，莲子15克，大枣5枚，水煎服。或以人参健脾丸、归脾丸等久服，缓缓图之。久必收效。

（二）养血柔肝

肝体最恶燥急而喜柔润，在腹水治疗时多以利水为主，极易造成阴津亏耗，从而导致肝阴不足，因此养血柔肝也是重要的善后治疗措施。

养血柔肝首选四物汤加减：熟地15克，白芍15克，川芎9克，当归12克，炒枣仁15克，首乌15克，木瓜12克，鳖甲9克，龟板12克，丹参15克，山甲珠9克，生白术12克，夏枯草15克，北沙参15克，水煎服。用这些药物以顺肝体柔润之性，扶正消淤，对促使疾病康复是极为有利的。

（三）补肾填精

鼓胀病久及肾，不少患者腹水消失后出现舌淡、脉沉细弱、腰膝酸软、头晕耳鸣、二目干涩等肾精亏乏的证侯。血浆蛋白含量偏低，A/G倒置，可用补肾填精法，兼调中气。

首选方药为归芍地黄汤加味：熟地15克，泽泻15克，丹皮9克，山芋肉12克，淮山药30克，云苓15克，当归12克，白芍15克，鱼膘胶珠9克，冬虫夏草6克，首乌9克，乌梅9克，木瓜12克，枸杞24克，菟丝子15克，橘皮9克，水煎服。久服对改善症状与体征、增强体质均有一定帮助。肾精充足，肝木得以滋养，脾阳得以温煦，肝脾肾三脏功能协调，即水不能再生，鼓胀避免复发。

七、腹水患者的生活调养

祖国医学认为腹水患者的转归与预后不仅取决于及时而适当的治疗，合理的生活调养也是促使疾病康复的重要环节之一。历代医家对于腹水患者生活宜忌的许多正确的主张与论述具有很高的科学性,至今仍不失其现实的指导意义。《赤水悬珠》中曾说:"若能素食淡薄,寒暖适体,心平气和,动定舒畅,内勿扰干情感,外勿伤于天和,则病何由生。"这些生活调养的原则对于腹水患者十分相宜。若能遵而行之,则可望水消胀除,使病情趋于稳定或有较长时间的缓解,为进一步治疗和康复创造条件和机会。

(一)饮食调养宜忌

合理的饮食调养对腹水患者的康复至关重要,应当及时给予患者以正确的指导。

1. 合理搭配荤素　腹水患者在食物选择上以新鲜清淡、富于营养容易消化为原则,以量少质精、清洁可口为标准。《内经》云:"五谷为养,五果为助。五畜为益,五菜为充。气味合而服之,以补益精气",并说"谷肉果菜,食养尽之",强调全面而合理的食物搭配才能使人体获得各种不同的营养,以满足人体生理机能的需要。对于腹水患者,合理搭配荤素,适当给予新鲜蔬菜、水果、豆类、蛋类、瘦肉及鱼类食品等是十分相宜的。对于消化力较弱的患者则以清淡饮食为主。因油腻肥甘厚味之品能够助湿生热,影响食欲,腹水患者一般应当避免或少用。孙思邈曾主张"常宜轻清甜淡之物,大小麦曲、粳米为佳"。朱丹溪著《茹淡论》提倡多食"谷椒菜果,自然冲和之味"。这些原则对于腹水患者是非常适宜的。

此外,葱蒜姜茴等调味蔬菜气味芳香透达。既能行气通郁,又可开醒口味。尚能温化三焦,宜导经络,可以利气宽肠、通透小便,均可适量用之。

2. 注意调适寒热　注意食物的寒热调节,以使适得其宜,也是腹水患者饮食调理的一个重要方面。《内经》曾说"食饮者,热无灼灼,寒无沧沧",即食物既不可太热,也不宜太冷。腹水患者也应遵循这一原则,特别是有出血倾向的患者,一切辛辣过热、煎炸烹炒等食均应忌食,以免助热伤络,诱发出血。同时,由于患者消化功能减弱，过于寒凉又易引起脾胃寒凝积滞。甚或肠鸣泻泄，也不利于病情的恢复。对于食品寒热的调节，《千金要方》主张“热无灼唇，寒无冷齿”，总之，腹水患者在饮食上应做到寒温适宜，尽量忌食过寒过热的食物。

3. 掌握进食宜忌　腹水患者的进食宜忌一是注意按时节量，按时是指在进食时间上要有一定规律，节量是调节或节制食量。不少患者往往食欲尚好，但食后即胀，就是所谓“胃强脾弱”，应避免饱餐，以少量多餐为宜。一般早餐或午餐可稍增加一些，晚餐则宜少进，以免引起患者腹胀而影响睡眠，做到孙思邈所说的“暮无饱食”。二是在进食时应保持精神愉快。切忌恼怒烦忧。否则会有碍消化徒增胀满。《千金要方》云：“杯当食须去烦恼，不得暴慎。”《达生要录》也说：“怒后不能便食，食后不发怒。发怒多思多恐皆不食，倦时磕睡时勿食，防食停于中而不下。”这些论述腹水患者都应谨记。

4. 严格控制盐的摄入　腹水患者应当严格控制食盐的摄入，以利于腹水的消除。腹水较少、腹胀较轻者可给予低盐饮食；腹水较多、腹胀较重甚或尿少、尿闭者则应绝对禁盐。这一点祖国医学很早就有明确认识，朱丹溪在《格余致论》中说“却盐味以防助邪”。李梃在《医学入门》中也说“治胀必补中行湿，兼以消积，更断盐酱”。临床上不少患者往往由于进盐而影响治疗效果，使腹水难消除。祖国医学认为盐凝涩助湿之弊，故应严格限制。由于病程较长，长期低盐或无盐饮食患者往往难以接受，因此，民间多以秋石代之，近年研究已表明秋石的成分也是氯化钠，是不能代盐食用的。其实这一点古人也早有认识，清代陈士铎在《石室秘录》一书中曾告诫人们“……然必禁食盐，三月后可渐渐少用矣。即秋石亦不可用，必须三月后用之”。这里是将食盐与秋石同样对待的。近几年有无盐酱油之类代盐品问世，因其主要含钾，故腹水患者是以酌情选用的。

5. 饮料宜忌　绝对禁酒。酒食不节是腹水产生的重要原因之一，因此，腹水患者无论在治疗中或腹水消除之后都应绝对戒酒。《景岳全书》曾说："少年纵酒无节，多成水臌……酒性本湿，壮者气行则已，酒即血也，怯者着而成病，酒即水也……诸鼓中则尤以酒鼓为最危难治之证。"现代医学研究表明，进入体内的酒精90%～98%在肝脏代谢，乙醇可以对肝细胞产生直接作用，引起机体免疫反应异常，引起细胞结构和功能的破坏，损伤肝细胞，使肝细胞代谢紊乱，这些因素与肝硬化的形成与腹水的产生都有密切的关系。临床上因破戒进酒而导致病情加重的教训颇多，腹水患者应深以为戒。

茶水适量。我国是茶的故乡，我国人民有悠久的饮茶历史。茶本是一种含有多种营养的保健饮料，适量饮用对健康十分有益。不少患者只知茶能利尿，或因利水治疗后往往口干难耐，因而过量饮用茶水，这对腹水患者的病情是极为不利的。李时珍曾说"茶苦寒，久饮茶每致腹胀食少"，《百药元铨》也指出"中宫多湿，若更过饮茶汤……则以湿助湿，鲜有不败脾元而成中满之候者"。由此可见，腹水病不宜过量饮茶，以免助湿，影响疾病恢复。

总之，腹水患者的饮食调养对疾病的预后有极其重要的影响，历来受到人们的普遍重视，正如《肿胀证治》中所言："治疗肿胀者首先在于食物的选择，用药次之。倘滥吃滥喝，病必增剧，且难治愈，仅靠用药也难获全效，故患肿胀病者，当与家人分锅另炊，一直到病愈复原为止"。

（二）精神调养宜忌

祖国医学历来把精神调养视为养生保健、延年益寿之大法，提出"精神内守，病安从来？"为达到"精神内守"的境界，提倡豁达乐观、清心寡欲，忌怒伤悲、勿过忧思及避免惊恐等调养精神的原则。因为任何情绪低沉与精神刺激都可以导致肝气郁结不行，使气机升降失常，使腹水不易消除或消而复生，因此上述原则对腹水患者具有特殊的意义。

对于腹水患者在精神调养上一是克服悲观失望情绪，二是要避免精神刺激，保持稳定平和的心境，以使气机条达流畅，从而有助于腹水的消除并减少腹水再生的条件。

腹水一旦形成往往难以速去。很容易给患者造成沉重的思想负担，产生悲观失望情绪，这对于疾病恢复是极为不利的。要使患者培养乐观坦达的胸怀，树立战胜疾病的信心，既来之，则安之，坦然待之。《管子》中曾说“凡人之生也，必以其欢。忧则失纪，怒则失端。忧悲喜怒，道乃无处”。《遵生八笺》也说“安神宜悦乐”。经云“乐以忘忧”。腹水患者应以悦乐之心克服忧虑悲观，使心气平和、情绪稳定，以更好的配合治疗。

古人有言“百病皆生于气也”。虚斋也说“心气常平，百病自豚”。腹水患者应尽量避免和减少不良的精神刺激，加强性情与文化修养。做到如古人所言“口有善言，又当身行善事”，与人处事，心气平和。孙思邈主张“众人大言我小语，众人多繁我小记，众人悖暴而我不怒，不以不事为累意，不临时俗之化”，达到“淡然无为的境界”。

事实上，完全避免情志影响是不可能的，既不能避免，就应尽量缓冲或减少情志刺激带来的影响，孙思邈指出“凡人不可无思，当以渐遣除之”，偶遇恼怒或外来刺激，也应采取“渐遣除之”的方法，进行及时的自我宽慰和排遣。使其对人体的危害程度减少到最低程度。临床上不少患者经过治疗后腹水消失，病情基本恢复，但往往由于忧郁、愤懑、暴怒等不良刺激而使病情加重，甚或危及生命，这是腹水患者应当切切谨记的。

（三）休息起居宜忌

适当而合理的休息是腹水治疗的一个重要内容。腹水一般病程较长，多呈正虚邪实之候，用大剂量利水药物治疗又易耗伤正气，一般体质都较差。因此应以卧床休息为宜。腹水较多患者有时腹胀急,难以平卧。可取半卧位,体位以患者感舒适为宜。待病情稳定,胃纳转佳,体力得到一些恢复之后,可以适当进行散步等轻微活动,动静结合,循序渐进,以舒适愉快、不感到疲劳为度。这样有利于气血周流与新陈代谢的进行。《内经》云"劳则气耗"。切不可急于从事剧烈活动。《千金翼方》云"平且,点心饭讫,即以热手摩腹,出门庭行五六十步,缓缓行,勿令气急,行讫还床偃卧,四展手足勿睡,倾之气定,便起正坐"。《千金要方》说:"鸡鸣时起,……四时气候和畅之日,量其时节寒温,出门行二里三里,及三百二百步为佳,量力行,但无令气乏气喘而已。亲故邻里来相访问,携手出游百步。"另有《老老恒言》也提倡"散步者,散而不拘之谓,且行且立,且立切行,须得一种闲暇自如之态"。这些缓步而行的方法,对于食后即胀的腹水患者是十分适宜的。

腹水患者要做到起居有常,要随季节的更移与气候的变化。增被添衣,顺四时之异,适寒温之变。腹水患者体质较差,极易感受外邪,衣着增减应随季节气候变化而异,如《孙真人卫生歌》所言:"春寒莫使棉衣簿,夏热汗多需换着。秋令觉冷渐加添,莫待疾生才入药。"《摄生消息论》也说:"正二月间乍寒乍热……天气暄寒不一,不可钝去棉衣……风冷易伤揍理。时备夹衣,遇暖易之。一重渐减一重,不可以暴去。"这些论述与原则都极适宜于腹水患者。为获得充足的睡眠,腹水患者应做到安卧有方。睡眠定时,睡姿要正确、床铺高矮适中,被褥清洁松软。做好睡前醒后保养,如睡眠不可当风等,以免感受外邪,加重病情。此外,居室应力求清洁安静、空气新鲜,光线充足。

节欲也是腹水患者康复的重要环节之一,古人多有论述。朱丹溪说"却厚味、断妄想、远音乐,无有不安",断妄想主要是节制情欲。老子云"必静必清,无劳汝形,无摇汝精,乃可以长生"。对于腹水患者来说就更应严格控制性欲。摒绝房事,唯此才能保养肾气,培固根本,巩固疗效,促进康复,实践证明这是完全正确的。

22　黄疸证治的几个问题

黄疸是由于血胆红素浓度升高而引起的眼结膜、皮肤、黏膜及体液等的黄染现象。正常人血液中胆红素不超过17 μmol/L。当胆红素在17.1～34.2 μmol/L之间而临床不出现黄疸时,称为隐性黄疸,达34.2 μmol/L以上时即可出现明显黄疸。临床上胆红素达20.4 μmol/L时即应视为异常。

在中医中黄疸是一个独立的病证,临床上以目黄、身黄、小便黄为特征。早在两千多年前中医对黄疸就形成了比较全面的认识,如《素问·平人气象论》说:"溺黄赤安卧者黄疸,已食如饥者胃疸……目黄者曰黄疸。"《灵枢·论疾诊尺篇》也说:"身痛而色微黄。齿垢黄,爪甲上黄,黄疸也。安卧,小便黄赤,脉小而涩者,不嗜食。"经过历代医家的不断探索与阐发,对黄疸的病因病机、证候及证治等形成了系统完整的理论体系,积累了丰富的治疗经验,许多治法与方药仍广泛地应用于肝胆病的临床实践,发挥着重要的作用,中医药退黄治疗成为肝病治疗的一个重要的领域。现就黄疸中医治疗应注意的几个问题谈几点个人看法。

一、关于辛燥药的应用

对于黄疸的治疗,古人曾概言为"阳黄者,栀子与大黄,阴黄者,附子与干姜"。而茵陈则为治黄所必用。从古人治疗阴黄的方药看,其代表方剂中每有附子、干姜等药,这就出现了一个如何认识辛燥药应用的问题。

黄疸之发，多因于肝胆之疾。而肝“体阴用阳，体柔性刚”，刚阳之性易于激发而升越上亢，故治肝之法宜清、宜舒、宜镇、宜柔，顺其性而治之，而不宜用辛燥刚烈之品如桂枝、附子、干姜、麻黄、细辛等。因而古人曾有“肝病忌桂，木得桂则枯”之说，我们体会这里并非单指桂枝而言，而是提示大凡辛燥药物在应用时均宜慎重。陈平伯也曾说“厥阴肝脏，藏营血而应木，胆火内寄，风火同源，苟非寒邪内患，一阳之生气欲绝者，不得用辛热之品，以扰动风火”。可见，他对肝病应用辛热药也是十分慎重的。

临床所见，黄疸证治总以清利药应用较多，我们治疗肝硬化、慢活肝甚至肝癌患者出现的阴黄，常用活血化瘀软坚药，并辅以清热利湿退黄药，姜附类亦较少应用。临床上阴黄患者同时伴有便溏、腹泻、腹痛肠鸣、四肢不温、甚或出现双下肢浮肿等一系列脾阳虚衰证候时，适当加入附子、干姜、肉桂等温阳之药是适宜的，但一般量不宜过大，应用时间不宜过长。

总之，温阳辛燥药在黄疸证治中应用机会较少，即使是阴黄，亦应慎之又慎，以免影响肝脏功能，引起肝脏新的损伤，这样自然不利于黄疸的消退。

二、明确黄疸的现代医学病因

现代医学科学的发展特别是各种客观检测方法的出现，使我们完全有可能明确黄疸发生的现代医学病因，这不仅可以帮助我们对黄疸的预后作出较为确切的判定，还可以根据不同的疾病采取相应的治疗措施，这对提高黄疸的临床疗效是非常关键的。

在急性黄疸型肝炎，除黄疸外，患者每有呕恶纳呆、胁痛、乏力等证，同时肝功多有异常，如 ALT 升高等，这样在清热利湿退黄的同时常需适当加入一些解毒药如板兰根、败酱草等；又因肝细胞破坏后的修复需要新鲜氧气，而新鲜氧气主要靠血液来提供，这样又宜加入丹参、丹皮、赤芍、当归、红花等活血药;同时加用疏达肝气、和胃降逆之佛手、香橼、郁金、枳壳等,又可以改善一些主要的症状与体征,而上述治疗又都有助于黄疸的消退。

在部分慢性活动性肝炎患者出现的黄疸可以表现为阳黄,也可以表现为阴黄,同时表现有肝脾肿大、肝掌、蜘蛛痣等体征及消瘦、乏力、纳呆等症状,肝功损害多较明显,如 ALT 升高、A/G 倒置等,HBsAg 多阳性。在治疗上就应采取不同的综合措施,如用活血化瘀法、凉血解毒法、清热利湿退黄法等,同时还应加入某些有益于改善肝功的方法或药物,甚至根据患者免疫功能状况加入某些具有免疫调控作用的中药。因慢活肝多由乙型肝炎和丙型肝炎引起,进行积极正确的抗病毒治疗如正确应用干扰素和核苷类等药物是最根本的治疗,有时还需选择一些对病毒指标有针对性的中药,如果不了解这些,只按阳黄或阴黄进行证治,则往往难以达到预期的目的。

淤胆型肝炎发生的黄疸常较顽固,临床实践表明凉血化瘀退黄之法效果较好,主要选择药如赤芍、生地、丹皮、桅子、茵陈、大黄、紫草等,有人报道重用赤芍(30~60 克)收到较满意的疗效。同时考虑到肝汁瘀积的因素,还宜加入金钱草、海金砂、郁金、内金等利胆药。

肝硬化引起黄疸退黄亦颇困难,关键在于真正改善肝脏组织学改变,如加入桃仁、丹参、山甲、赤芍、当归、冬虫夏草等改善肝脏纤维化的药物;如出现腹水还需加用猪苓、王不留行、泽兰、六路通、大腹皮等利水药。

肝癌亦常引起黄疸,瓦特壶腹癌及胰腺癌常导致阻塞性黄疸的发生,中医治疗上除按黄疸辨治应用退黄中药外,又每需加用半枝莲、白花蛇舌草、蚤休等抗肿瘤药物或中西医结合治疗,且不可一味辨证治疗,以免延误病情,造成不良后果。有手术指征者应首先进行手术治疗,适于介入治疗或化疗、放疗者也应及时进行。

重型肝炎黄疸较深重，且发病急骤、变化迅速、病情凶险，需中西医密切配合，采取积极的全面的抢救措施，方能提高抢救成功率。

胆石症特别是胆总管的较大结石或胆囊石经治疗排至胆总管后嵌顿易引起阻塞性黄疸，治疗应加大利胆排石药的应用，如重用大黄、芒硝、木香、枳实、金钱草、茵陈等，但应密切观察，如结石嵌顿、局部水肿，出现高热休克时，则需外科配合，有手术适应证时行急症手术，而不应仍一味行退黄治疗。

药物性黄疸临床十分多见，国内报道黄疸患者约有5%为药物引起，而澳大利亚统计住院黄疸患者约有50%为药物性黄疸。能引起黄疸发生的药物有抗痨药、抗甲亢药、抗癫痫药、某些抗肿瘤药、驱虫药及某些抗生素、中药黄药子等，临床上长期、超量应用或未采取相应的护肝治疗等，均可导致药物性黄疸。药物性黄疸最重要的是首先应当立即停用致黄药物，在辨证治疗时常需加入某些护肝解毒药物，这对提高黄疸的疗效是十分有益的。

当然，黄疸发生的因素还有许多，都应当尽可能了解其基本原因，只有这样，黄疸的证治才可能减少盲目性，提高治愈率。

三、明确黄疸消退的途径

无论用何种治法与药物治疗，黄疸消退的途径大致有三条，一是从汗而出，如应用麻黄连翘赤小豆汤；二是从小便而出，故除利胆清肝外，尚需加入清利小便之药物，如扁蓄、瞿麦、竹叶、茅根、车前草、灯心、通草等；三是利之于大肠，即通腑泻下，肠泻胆亦泻，通腑即可以利胆，从而发挥退黄的功效，如大黄、元明粉等，明确退黄的三条途径在治疗上才能做到思路清晰。

四、黄疸的预后与转归

临床上阳黄、阴黄、急黄虽属不同性质的病证,但在一定条件下是可以互相转化的,如阳黄可以转化为阴黄,阴黄也可以转化为阳黄,转化条件一般指治疗是否及时适当,调养是否合理等。如过劳、酗酒、妊娠等有时可使一般黄疸转化为急黄而危及生命。影响黄疸预后的因素很多,如治疗是否适当、调养是否合理等,但在某种意义上最重要的还是取决于导致黄疸发生的原因。一般情况下,病毒性肝炎引起的黄疸经过积极治疗特别是辅以正确的抗病毒治疗,预后多良好;结石所致之黄疸经过某些治疗措施使结石排出或改变其位置后亦可获愈;重型肝炎之黄疸治疗难度较大,经中西医结合抢救治疗部分患者的生命得以挽救,随着病情好转,黄疸可转为阴黄或逐渐消退,仍有一大部分患者预后较差,本病死亡率仍较高;肿瘤引起的黄疸除非手术或其他治疗使肿瘤消除则一般不易消退,预后多较差;药物性黄疸及时停用损肝致黄药物并进行积极治疗预后多良好。

古人对黄疸预后多有论述,《金匮要略·黄疸病脉证并治第十五》云:"黄疸之病,当以十八日为期,治之十日以上瘥;反剧,为难治。"说明经过一段时间治疗后病情未愈反而加剧者,多为难治,这是符合黄疸的临床实际的。

一般说,阳黄消退较易,阴黄易致缠绵,急黄预后多差,这一点古人早有认识,如《诸病源候论》说:"热毒所加,故卒然发黄,心满气喘,命在倾刻,故云急黄也。"丹溪亦谓:"时行疫疠,亦能发黄,杀人最急。"都提示急黄不仅传染性强,其预后也最凶险。

总之,黄疸预后出入较大,正如徐灵胎所言:"黄疸之疾,轻者即愈,重者有黄水成窠,久而不化,变态百出,以致伤生。"此论不无道理。

了解了黄疸的预后和转归,医者和患者就可以采取积极有效的预防措施以预防黄疸的发生，如积极预防肝炎，慎用损肝药物等。

对已发生的黄疸，除进行积极治疗外，还要注意生活调养，如合理调整饮食包括择食、节量及戒酒等；注意避免过劳，做到起居有常等都是十分必要的，此外，女患者还应避免妊娠等，采取以上措施对于改善黄疸预后，防止其不良转归都是具有重要的意义的，医者与患者都应引起足够的重视。

23 溃疡病复发的中医药治疗

目前,随着抗酸药的广泛应用,消化性溃疡药物治疗已可使95%以上的溃疡病患者免于外科手术,但溃疡愈合的复发问题仍未得到根本解决,资料表明,停药后一年内溃疡复发率可达65%～80%,2年复发率竟高达99%,因此,传统认为的"一旦发生溃疡,便总是有溃疡"的观点至今尚未被完全推翻,溃疡病复发的治疗已成为溃疡病临床研究的重要课题。

对于溃疡病的抗复发治疗学术界都对中医药寄予厚望,中医界有关有识之士也视此为重要的切入点和突破口,期望中医药在这一领域能有所作为。这是基于:一方面,中医药治疗脾胃病有长期的学术积淀和经验积累,特别是近二十年来国内中医药治疗溃疡病的成功经验可为中医药抗溃疡病复发研究提供有益的借鉴;另一方面,从方法学角度讲,以汤剂口服为主的给药途径决定了药物容量较大,在胃内的覆盖面较为广泛,相对于其他系统疾病而言具有作用更为直接、吸收也更为充分、从而使收效更为快捷的优势。

毫无疑问,辨证论治是中医药抗溃疡病复发的基本方法,通过这一方法我们期望中医药的止呕、止痛、消胀、止酸、消食等作用和功效能够得以发挥,从而使溃疡病所导致的烧心泛酸、胃痛腹胀、食欲减退等症候得到解决。但是,对于溃疡病发生和复发的局部病变和微观的胃黏膜变化而言,仅用辨证肯定是不全面的,还必须明确以下问题。

一、溃疡病发病原因和复发机制

溃疡病形成与致溃损害因素和保护因素即攻击因子和防御因子的失衡密切相关。

长期以来,人们一直将胃酸与胃蛋白酶视为攻击因子,1910年 Schwartz 提出“无酸无溃疡”的学说,采用抑制胃酸的方法,实践证明有效,近二十年来,出现了 H_2 受体拮抗剂及质子泵抑制剂,使消化性溃疡的治疗不再困难,但不能解决溃疡病复发问题。

第二个重要的损害因素就是幽门螺杆菌(HP)感染。目前,已公认 HP 感染是消化性溃疡的一个重要病因,HP 一方面损害胃黏膜的防御因子,另一方面又增强攻击因子对胃黏膜的破坏,造成防御因子与攻击因子失衡,引发溃疡病。

大量研究表明,溃疡病的复发与 HP 感染、胃酸高分泌状态、胃黏膜微循环障碍、前列腺素缺乏等因素密切相关,因此,理想的抗复发药物应包括持久抑制 HP、抑制胃酸分泌及增强胃黏膜屏障功能等作用。

二、中医药治疗的几个主要环节

(一) 改善胃黏膜循环灌注

动物实验研究发现:血管及微循环的改变是溃疡形成的关键因素之一,临床实验研究也表明,肉芽组织中血管的密度与溃疡病的复发密切相关,溃疡愈合过程中其边缘血流增加,愈合后局部组织纤维化、瘢痕化、微血管结构减少、紊乱,致使黏膜屏障的通透功能受损。

中医认为胃肠为多气多血之腑,溃疡病患者亦往往表现气滞血瘀证候,表现为胃痛拒按、舌紫暗、舌底有青筋暴露、脉沉涩等,行气活血化瘀就为常用治法,常用药如生地、赤芍、丹皮、当归、川芎、红花、五灵脂、蒲黄、丹参、桔皮、香附、甘草等。现代药理研究证实，上述行气活血化瘀药可增加胃黏膜循环灌注，促进胃黏膜组织能量代谢，保持胃黏膜的酸碱平衡，从而提高溃疡的愈合质量。

（二）持久抑制 HP 感染

约有超过 90% 的十二指肠溃疡与大多数胃溃疡患者都存在 HP 感染，HP 阳性者 1 年、2 年溃疡复发率为阴性患者的 20 倍以上；有研究表明根除 HP 后溃疡的复发率可以大为降低，从过去的几乎 80% 降为 10% 以下。Wyle 等人也发现 HP 的细胞毒素可抑制溃疡边缘的细胞增殖，影响溃疡瘢痕的形成，从而提高了溃疡的复发率，因此，持续有效地抑制 HP 是防止或减少溃疡病复发的重要途径。

临床与实验研究都证实，许多中药都具有较好抑制和杀灭 HP 的作用，如黄连、黄芩、甘草、公英、败酱、大黄、土茯苓、高良姜、乌梅、山楂、三七、厚朴、台参等，而这些药物又恰恰是溃疡病辨证论治组方时所常用的，如半夏泻心汤即含有上述药物的多种，高良姜又为温胃之常用药。美国曾对厚朴所作的实验证实，厚朴可使尿激酶试验转阴，推测可能厚朴抑制了尿激酶释放氨等有毒物质。这些结论都为我们在辨证论治的基础上选择抑制 HP 药物提供了药理学依据。

（三）增加胃黏膜前列腺素 E_2 含量

胃黏膜含有丰富的 PGs，具有促进胃黏膜上皮细胞分泌粘液及 HCO_3 的作用，增强黏膜血液循环和蛋白质合成，抑制胃泌素和胃酸分泌，从而起到保护胃黏膜屏障的作用，因此，PGs 与溃疡病愈合关系极为密切。

研究表明半夏泻心汤及其类方能促进胃黏膜分泌前列腺素，从而起到保护胃黏膜作用。大黄、黄芪、党参、黄精等也都具有促进血中 PG12 的合成，抑制血中 TXA2 的生成，加强胃黏膜屏障的作用，从而减少溃疡病复发的机会。

（四）增强、保护胃黏膜屏障功能

研究表明，黄芪建中汤能显著提高细胞和体液免疫，减少酸性粒子回渗，保护胃黏膜的屏障功能，这既有助于溃疡的修复，又能防止溃疡愈合后的复发。

半夏泻心汤、左金丸、柴胡疏肝散等能持久地抑制胃酸分泌，降低胃蛋白酶活性，改善胃内高酸状态；而行气活血药则通过改善微循环障碍，增加胃黏膜血流量，使胃黏膜屏障功能得以加强，从而拮抗溃疡的复发。而这些方药又恰恰是临床辨证论治所最常用的方药。

以上四个方面，中医药的作用功效是综合的，有时是互相交叉的，充分反映了中医药在改善胃肠内环境所发挥的重要作用，这也正是中医药抗溃疡复发的疗效学基础。

三、几个主要环节的临床用药问题

中医药抗溃疡病复发的治疗在坚持辨证论治的基础上还应对以下两个方面进行充分兼顾，力求使辨证与辨病相结合、整体与局部相结合、宏观与微观相结合，从而取得较好的综合疗效。

（一）针对几个主要环节的选药

抗酸药：海螵蛸、煅瓦楞子、刺猬皮、浙贝、左金丸。

保护胃黏膜：凤凰衣、白芨、焦神曲、炒山药、蒲黄。

抑制HP：黄连、黄芩、蒲公英、连翘、败酱、胆草。

改善胃肠动力：川朴、苏叶、木香、砂仁、枳壳、草果、大腹皮等。

（二）微观胃黏膜象的选药

黏膜充血，红白相间，以红为主，呈麻疹样改变：丹皮、赤芍、丹参、蒲黄、蒲公英、栀子等。

黏膜水肿：苍术、白术、茯苓、苡米。

黏膜出血或糜烂：白芨、三七粉、仙鹤草、小蓟、藕节等。

黏膜苍白：黄芪、党参、当归、炒白术、黄精等。

（三）内病外治

溃疡病与外科之痈疽有相似之处，用祛腐生肌收口敛疮药往往可以发挥独特疗效，可加用儿茶、象皮、枯矾等药物，以有助于溃疡愈合。

除积极正确的治疗之外，生活方式的调适对于防止溃疡病复发亦为重要，感受外邪、内伤饮食、情志失调、劳倦过度等都是致溃和复发的主要原因，因此，情绪乐观、饮食合理、劳逸适度、睡眠充足等对防止溃疡愈后复发都是不可或缺的。

24 胆石症的中医临床研究

胆石症是最常见的急腹症之一,我国发病率为 2.4% ~ 16.8%,近年来有日渐增高的趋势。对于胆石症的治疗以往多采用手术疗法,虽然取得了一定疗效,但是很多问题并未完全解决,如据国外统计,术后残余结石为 0.3% ~3%,肝内结石亦不能靠手术解决等。国内目前对胆石症的治疗方法主要有以中药、针灸为主的排石疗法、溶石疗法、机械碎石及手术取石等 4 类。这些疗法虽然都可取得一定疗效,但其中溶石药物的副作用、机械碎石所造成的组织损伤、手术并发症、术后残余结石及上述疗法共同存在的结石复发等问题均未获得满意的解决,使应用范围受到很大限制。比较而言,仍以中药、针灸及耳穴按压为主的排石疗法等应用机会较多,痛苦较少,患者乐于接受,其适应范围也更广泛些。

目前中医治疗的主要方法有中药、针灸、耳穴点压等,临床实践证明,上述方法或单用或配合进行,在排石及综合疗效方面都具有一定优势,中药溶石的作用也日益受到重视,已成为我国胆石症研究领域中难能替代的治疗途径。

一、胆石症的中医归属

我国古代并无胆石症病名,亦无专题论述,但有许多记载与描述与胆石症的症状颇为相似,说明祖国医学很早就对本病的一些临床证候有过观察和描述。《灵枢 · 胀论》说:“胆胀者,胁下痛胀,口中苦,善太息。”《伤寒论》第 139 条云:“……结胸热实,心下痛，按之石鞕者，大陷胸汤主之。”《金匮要略·黄疸病脉证治篇》云：“有结胸发黄者，心胸满硬，按之痛不可近，大陷胸汤加茵陈。”而有人提到“祖国医学对胆石症很早就有认识，早在 1 700 多年以前就采用大陷胸汤、大柴胡汤等方剂进行治疗”，也有人提到“祖国医学早在 1 700 多年以前，认为气机郁积胆腑和湿热淤结中焦，造成胆道梗阻、感染、胆汁瘀积、虫积等，引起胆石症”等，笔者认为这些提法是不确切的。

中医著作中虽有不少描述与胆石症的症状相近或相同，其中自然也包括一部分胆石症患者，但这些描述并不能准确的反映胆石症的实质病变，更不表明古人已经认识到胆结石的存在。虽然中西医理论体系不同，对疾病的认识方法亦不同，但结石毕竟是有形可见的病理产物，只有用肉眼直观或其他方法观察到结石的存在时，才能诊断成立，也才能谈到对胆石症的认识问题。譬如对泌尿系结石，祖国医学就有直观观察，并有生动描述，明确提出“砂石从小便道出，甚者塞痛”，《景岳全书》中云：“石淋茎中痛，溺如砂石，不得卒出。”《证治要诀》中提到：“尿中有砂石之状，其溺与盆也有声……与溺俱出。”这说明祖国医学不但发现了结石的存在，而且明确指出结石排出的通路，同时对结石形成机理也有详备描述，并设利尿通淋（排石）一法。胆结石则不同，由于受历史条件的限制，古人既不能观察到结石所在的位置，大小及形状，更未认识到由肠道而出的通路，亦无排石治法，因而可以认为祖国医学对于胆石症在理论上尚属欠缺。近年来，一些治疗胆石症的原则和方法，如利胆排石法等。实际上是临床工作者在继承中医学的基础上，在实践中不断摸索总结出的经验，这是继承发扬的结果，对于这一点我们必须采取实事求是的科学态度。

20 世纪 70 年代，随着国内中西医结合治疗急腹症研究的深入开展，各地对中医、中西医结合治疗胆石症进行了大量研究，运用中医学理论，对胆石症进行探讨认识，结合本病表现，多将其归属于中医"胁痛""黄疸"及"发热"等门下,这一点,各地在认识上是比较一致的。张祥德等则认为应当归属于"肝胀""胆胀"及"结胸"等病的范畴,也不无道理。

关于胆石症的的病因病机,王作人认为"胆石症的发生多与情志不畅,寒温不适,饮食不节,过食油腻,虫积等致病因素,引起中焦湿热蕴结或肝胆气郁,胆道腑气失于通降有关"。朱振铎认为胆石症的主要病因为"肝气郁结或蛔虫上扰,虫卵留积于胆道,均可导致胆液排泄障碍.使之积于胆腑,久而成石。亦有脾气虚或肝木横克脾土,使脾虚湿生,加之肝气过盛化火,湿热与胆汁蕴结于胆腑,结而为石";张祥德等认为"气滞、湿热、痰湿三因为本病的关键";贺瑞麟等认为本病基本病机是"气、热,结为邪"。

总之,情志失畅,寒温失调,过食肥腻及虫积等为本病的主要原因,这些诱因最终可导致胆腑郁热,气滞湿阻这一基本病理变化。胆腑郁热则使胆汁受其煎熬,日久结石;气滞湿阻则使胆汁排泄不畅,湿热交蒸,胆液凝而为石。更由于结石的移动,甚或引起嵌顿、阻塞而出气滞血瘀或毒热炽盛的病理机转与证候,因而胆石症在局部上多为实证。

以上这些理论是20世纪70年代以来我国中医、中西医结合工作者在临床实践中不断探索总结和创立的,这是对中医传统理论的拓宽和发展。

二、胆石症常用治法

辨证论治虽可以改善症状,有时亦可排出结石,但由于对结石的针对性不强,虽然近年来各地虽然在实践中总结出一些成功的经验,使结石排出率有所提高,但仍具有很大的不确定性,

我们在多年的临床实践中体会到胆石症的中医治疗应在辨证论治的前提下,充分借鉴西医学诊断方法,明确胆结石所在的部位、结石大小、范围、预测结石性质,从而确定中医药排石、溶石等

疗法,而不应盲目施治,造成事倍功半。我个人认为在辨证论治的基础上,辅以以下种种治法,对结石的排出和消融往往有所帮助,从而提高胆石症的临床疗效。

(一) 利胆法

利胆法为胆石症最常用治法,主要包括疏肝利胆法和清热利胆法,目的都是为了通利胆道,以有利于结石排出。必用药如金钱草30~120克,郁金15~30克,茵陈15~30克,柴胡15克;常用药如黄连、青蒿、黄芩、大黄、板兰根及栀子等也可随证加入。实验研究与临床观察都已证明,茵陈、郁金、金钱草等利胆药都具有松驰胆道括约肌、扩张胆管及促进胆汁排泄的作用,不仅能利胆排石,还可清热和消除黄疸等其他症状。

(二) 通腑法

古人曾谓"肠泄胆亦泻",通腑也是利胆排石的一个重要途径,通过通腑泻下而引石下行,泄下药中的大黄、元明粉等本身又都具有溶石的作用。通腑泻下药常用药有大黄、风化硝及香泻叶等。

(三) 缓急法

所谓缓急法是利用药物以缓解胆管拘急症挛以利结石排出的一种治法。急者,拘急也,主要指胆内结石移动或嵌顿于胆总管而产生的拘急疼痛,其痛为剧痛,甚至如刀割难忍,这同时也是下石之征,需用缓急的药物使胆管松驰,胆囊收缩,为排石的重要辅助治疗。常用药物如白芍、甘草、勾藤、全蝎等。

(四) 活血解毒法

由于结石的刺激或嵌顿,使结石附着部位产生急性充血水肿,水肿又反过来加重嵌顿,患者可有高热,剧痛,甚至可以发生感染性休克,用活血凉血解毒的药物,可以消除结石附着部位的水肿,改善感染引起的发烧等中毒症状。为结石排出创造条件。常用药如双花、连翘、赤芍、桃仁、红花、皂刺、大青叶、地丁等。

(五)疏达周转法

疏达周转法的目的在于解除气滞胆郁,使气机条达,气血流畅,借其疏达周转之力,以利于结石下行。常用药如柴胡、白芍、威灵仙及防风等。实验证明柴胡等疏达药具有较好的松驰 Olddi 括约肌的作用。

(六)溶石法

临床上有时因结石太大不易排出及肝内胆管结石无排出通路等需用溶石疗法,常用药物有青皮、橘皮、内金、蛤粉、瓦楞子、皂刺、山茨茹、生牡蛎、穿山甲、元明粉等都具有溶解结石的作用,实验与临床研究表明,溶石以胆固醇性结石效果较好。

(七)补虚法

补虚法适用于因胆结石久用攻下法而露虚象者,可根据患者虚弱程度或气血阴阳的区别,或在攻石方剂中加入扶正药,或先攻后补,或间断交替使用攻补。扶正多用补中益气汤等。一般医生对于胆石症多用攻下之法,常可出现忽视扶正的偏差(如忽略辨证,有时会愈泻愈闭)。有人提出即使无正虚之候。也要间用补虚法,扶助正气,这是有深意的。

(八)驱蛔法

胆石症的形成往往与胆道蛔虫引起的上行性感染有关。据青岛市医院报道,他们解剖 413 例胆管结石,其中结石以蛔虫残休为核心者占 70% ~84%。因此,对于具有胆道蛔虫典型症状或检查确诊的胆道蛔虫患者,均可施以驱蛆法。常用方药如乌梅丸、牵牛丸(牵牛、大黄、大白、雄黄)及追虫丸(黑丑、大白、雷丸、木香、茵陈、皂刺、苦楝皮等)。以上各法各有其常用药物,但临床上往往把鸡内金、石决明、海金砂及金钱草等作为治疗胆石症的必用之药,因此无论应用何法,均宜随证加入以提高疗效。

(九)针灸

针灸对胆结石具有良好疗效已为临床所证实,主穴为日月、期门及后溪，进针后可行强刺激手法，可单独进行，亦可作为辅助治疗。我们认为在采用以上各法时辅以针灸治疗，可以缩短疗程。加速排石，提高排石率。值得推广。

（十）耳压疗法

耳压疗法为南京市中医院首创，总有效率为84%以上，我们在临床应用时也收到较好疗效，可单独进行，亦可作为辅助治疗。主要穴位：肝胆、大肠、小肠、胰胆等穴位。方法为以中药王不留行籽，按照上述穴位，找准压痛点，用胶布压贴之。每日用手按压数次，每三天换一次。

总之，以上各法均为临床所常用，由于胆石症是一个复杂的病理过程，其临床表现不尽相同，排石与否又与结石大小、形状、性质及所在部位有关，因此在治疗上应以辨证论治为主，同时根据不同情况选用以上诸法作为辅助治疗。必要时还要中西医结合治疗，只有这样才能提高疗效，增加排石率。

此外，生活宜忌亦是胆石症的重要治疗措施之一，往往为一般人所忽视。胆石症患者应以清淡素食为主，忌油腻之品，这不仅有利于减轻症状，还可防止结石新生，应引起医生与患者的重视。

三、中医治疗胆石症的疗效评估

由于受多方面因素的影响，国内对中医治疗胆石症疗效的文献报道相差甚大。准确地评估其疗效仍属困难。笔者认为，对中医治疗胆石症的疗效评估应该是全面的、多层次的，既不能单以排石率作为疗效的唯一标准，也不能单以临床症状、体征的改善或消除而作出治愈或显效的结论，而应当分别而论，综合分析。

（一）关于排石率

排石率高低是评价胆石症疗效的最重要标准，目前国内文献报道相差甚大。其中辨证论治排石率低者26%，高者达90%以上；针灸排石率可达84.5%；加用电针治疗可使中药排石汤对肝胆管结石排石率从28.1%提高到62.5%;耳穴点压疗法排石率有达95%者。有人统计164例排石率与中医分型有一定关系,其中以湿热型最高为90.5%,气滞型为68.1%,中毒型为65.5%。

应当指出的是,在分析排石率时应考虑到自然排石率(约1~50%),在统计疗效时往往很难排除,同时,目前采用的判定排石的筛石和B超两种方法存在一定的误诊率和局限性,这些因素都会影响排石率统计的准确性。尽管如此,中医治疗的排石疗效仍然是可以肯定的。

(二)关于排净率

排石不等于排净,对于胆石症来讲,排净率意义更大。有报道,辨证治疗胆石症244例,近期排净率为27%;以中医中药为主的中西医结合治疗术后胆道残余结石89例,胆石排净率为19.1%;耳穴压迫配合中药治疗胆石症40例,排净率为10%。对排净后远期随访的报道尚少。

由于胆石再生率较高,因此,所谓"排净"在概念上并不明确,似应附加一定的时限条件,在某一特定时间内反复进行有关检查确定后方可认为系"排净"。据现有资料看,对排净率的评定与统计都还不够严密,从而影响了结论的可信性。

(三)关于溶石率

溶石疗法是胆石症治疗的重要方法之一,西药已有鹅去氧胆酸(CDCA)和熊去氧胆酸(UDCA)应用于临床,对其疗效尚无中肯评价。关于中药溶石,有报道用利胆冲剂治疗胆囊结石84例,其中经造影随访见10例结石完全溶消,10例结石缩小破碎,溶石率为23.8%。由于对中药溶石的临床研究与报道较少,其溶石效果尚待进一步探讨。

(四)关于有效率

对胆石症而言,有效率是一个十分笼统的概念。如部分排石、排净、症状缓解、体征消除等均可视为有效,故国内报道有效率均偏高,如有报道:辨证论治总有效率为83.2%;耳压配合中药利胆排石汤及脂肪餐综合治疗总有效率竟高达98.7%;纯中药制剂"胆石通胶囊"治疗总有效率为93.7%等。虽然有效率并不能准确地反映胆石本身的变化情况,而且受到对疗效标准制定与掌握存在较大差异的客观影响,但如前所述,有效率体现了中医治疗对胆石症各个方面的综合疗效,这是目前所常用的其他疗法所不具备的。

(五)关于治愈率

国内文献有的报道过治愈率,如辨证论治治疗胆石症244例。痊愈29例,占11.9%;活络效灵丹加味治疗胆石症60例,治愈率为12%等。对于胆石症治愈率问题,国内已有专家指出,排石是一种临床现象,不一定能代表胆石症治愈,因为不能驱除致石因素,还有胆石再生的可能;此外非手术疗法可以有效地控制胆石症的急性发作,对其伴随的胆系炎症有较好疗效,但从胆石症疗效看不能算作治愈。笔者认为这一观点是客观的、正确的。

(六)关于防石疗效

国内有报道利胆冲剂防石动物试验结果,成石组22只喂致石饲料,总成石率为91%,防石组20只在喂致饲料的同时加用利胆冲剂使成石率降为10%;国外也有人研究报道青皮、陈皮的挥发油中90%为左旋柠烯,是胆固醇的强烈溶剂,其结构与口服溶石药相似,可降低胆汁成石指数。临床所见,中医药治疗作为主要致石因素的胆系炎症、胆道梗阻及胆道蛔虫等疾病都取得较好疗效,因而推想有关方药肯定会起到一定防石作用,但临床尚无系统的观察报道。

(七)关于对疗效的总体评估

如前所述,尽管由于受多种因素影响,但文献报道结果与实际疗效可能存在某些差异,但中医治疗胆石症的临床疗效仍然是可以肯定的。这些疗效主要体现在:① 有促进排石功效;② 有一定溶石作用;③ 能较好地缓解或消除胆石症本身及其伴随的胆道炎症等所产生的一系列症状与体征;④ 调理全身,增强体质;⑤ 可能有一定的防石效果。上述疗效除已为临床观察所证实外,基础与实验研究结果也已证明某些利胆排石方药、针灸及耳压疗法等对排石及溶石等过程产生多方面影响,如促进排胆功能、增加胆汁分泌量、收缩胆囊、松驰 Olddi 括约肌、增强肠蠕动频率及抗菌消炎作用等。可见,中医治疗胆石症的疗效是有其生理病理学基础的。

可以肯定,在可预见的一个长时期内,中医治疗仍将是胆石症的重要治疗途径,特别是排石治疗,中医药仍将发挥主导作用,这是其他任何方法都难以取代的。

四、中医治疗胆石症研究中存在的问题

国内自 20 世纪 50 年代开始中医治疗胆石症的研究以来,已走过了近 40 年漫长的道路。这期间,各地在理论研究、临床观察与基础实验研究方面都进行了许多有益的探索,积累了一定经验,取得了一定成果。但应该看到,目前在研究方法和治疗手段等方面都还存在许多问题,从而影响了胆石症中医治疗水平的提高。这些问题主要是:① 对证治规律探索不够.表现在多数注重辨证,未能将辨证与辨病紧密结合,故立法各异,方药分散,针对性不强,难以总结治疗规律及筛选有效方药,使研究流于表浅;对适应症、排石时机等规律掌握不够,治疗带有一定盲目性;② 溶石研究不够,对许多理论上具有化积消石作用的中药未进行系统筛选与研究;③ 临床研究与实验研究脱节;④ 各种中医治疗方法未能合理配合应用等。这些都是在今后研究中应当加以改进和提高的。

五、中医治疗胆石症研究的方向与目标

胆石症成因复杂。结石的性质、大小、形态、部位及患者年龄、体质、胆囊收缩功能等均可有较大差别,因此,不可能期望采用一

种方法或药物所能解决，仍需采取多途径、相互配合使用，中医治疗仍将是非手术疗法的主要内容，应当进行更科学、更深入的研究。其研究方向及主攻目标应为：① 提高中药、针灸及耳穴点压的排石效果，在临床总结的基础上借鉴现代医学研究成果，根据排石适应征筛选出有效方药，或与针灸、耳穴点压恰当配合，形成较为固定的和有效的系统治疗方案；② 加强中药溶石的研究，临床筛选与实验研究相结合，反复验证，筛选出最佳溶石方药，并确定剂型及给药途径；③ 加强中药防石研究，在高发人群中观察有关方药的防石作用。设对照组，作近期及远期随访调查，结合实验研究，得出结论，从长远看，防石研究的意义重大，对胆石症这样一个治疗难度较大的疾病来说，还要从基础做起，防重于治；④ 继续发挥中医治疗胆石症伴随症、并发症及改善症状与体征的综合疗效优势，在临床实践的基础上总结证治规律，力求制定出阶段性治疗方案。

25 中医养生的科学真谛

近年来，在不断升温的中医养生热潮中，出现了一些与人们了解中医养生常识、追求健康长寿美好愿望相背离的怪异现象，某些所谓的中医养生专家受利益的驱使不断制造中医养生的神话，人为地使中医养生神秘化、复杂化、低俗化，肆意歪曲中医养生的理念和原则，甚至宣扬违背起码的生活和卫生常识的奇谈怪论。充斥于报刊、书籍和电视网络等传媒的所谓中医养生内容更是良莠不齐、鱼龙混杂，使人们如雾里看花、真假难辨。这不仅对人们掌握中医养生常识，建立科学合理的生活方式产生误导，也大大降低了国人对中医养生的认知度和认同感。我们应该深刻反思产生这一现象的深层次原因，加大中医养生的宣传力度，引导大众完整、准确地了解和把握中医养生的科学真谛，使中医养生这一宝贵的科学财富更好地为大众的健康服务。

一、中医养生的三大理念

养生是中医学重要的组成部分，其完整科学的养生理念和形式多样的养生方法不仅对中华民族的繁衍昌盛发挥过巨大作用，至今仍有其现实的指导意义，受到我国人民和世界人民关爱和重视，日本人福田道夫称中医学为“养生医学”，可谓中肯之言。中医养生的科学理念主要体现在以下三个方面。

第一，整体观。中医理论认为养生要从整体观念出发，充分认识人不但自身是一个有机整体，人与自然和社会也具有高度的统一性，因此养生要从调精神、节饮食、慎起居、顺四时、适劳逸等多方面入手，而不是单一的。《内经》曾说：“上古之人，其知道者，法于阴阳，和于术数，食饮有节，起居有常，不妄作劳，故能形与神俱，而尽终其天年，度百岁而去。”这实际上也是中医养生的一个总原则。

第二，自然观。中医养生强调“顺应自然”，即顺应自然界四时与气候变化的规律。如《老子》所言：“人法地，地法天，天法道，道法自然。”《庄子》亦说：“顺之以天理，行之以五德，应之以自然。然后调理四时，太和万物。”中医还认为养生不仅要顺应自然界一年四季的气候变化，还要适应周围外界环境，要有自我控制、调适情绪的能力，避免外界环境包括人文环境对身心健康的不良影响。

第三，求己观。中医养生理论认为长寿需求己，唯有自己才是健康的主人，应正确把握中医养生的真谛，顺从中医养生的基本规律，建立良好的生活方式，而不是迷信所谓“养生诀窍”和“灵丹妙药”，更不是像近年来某些人那样听信和盲从所谓的“养生大师”。唐朝人施肩吾有诗云：“丹田自种留岁月，玄谷长生续命芝。世上漫忙兼漫走，不知求己更求谁?”这种不盲从、不信邪的长寿求己观具有十分积极的意义，符合健康长寿的客观需要，也符合中医养生的原则和要求。

二、中医养生的基本特征

中医养生作为中医学宝库的重要组成部分，主要有以下特征。

第一，系统性与完整性。中医养生的理论和方法是我国古代劳动人民在长期的生活实践中不断摸索和总结中诞生的，是大量生活经验积累的结果，经过历代医学家的总结、提炼和升华，形成了系统完整的养生理论体系和一整套切实可行的养生方法，充分反映了古人的经验和智慧。从养生理念、基本原则到具体方法，从精神内守、食饮有节、劳逸适度、起居有常到适应环境、适量运动等养生措施，系统完整，脉络清晰，其内容涉及生命活动的每一个细节。

第二，科学性与实用性。中医养生理论与方法是古人实践经验的总结，具有很高的科学性和实用性，符合人体生理功能活动的基本规律，符合人与自然社会环境密切相关的客观实际，符合现代科学理念，符合人类生活的基本常识，如强调保持平和乐观的心态；提倡全面合理的饮食结构和坚持良好的饮食习惯；倡导顺应自然规律，建立合理的生活起居方式；重视劳动和体育锻炼，坚持劳逸适度；注重调适改造居住环境，保持清洁卫生等，都充分体现了中医养生的科学精髓。同时，中医养生的理念、原则和方法贴近人们的日常生活，涉及人们衣食住行的方方面面，举手投足之间即可为之，简便易行，具有很强的实用性。

第三，通俗性与趣味性。中医养生有着丰富的理论和方法学内涵，丰富多彩的中医养生内容散见于历代养生著作，有的甚至出现在诗歌、小说等文学作品中。因此，中医养生又往往不同于严肃的医学说教，而是充满了情趣。有时，一首诗歌、一个故事就将中医养生的道理体现得淋漓尽致。如《儒林外史》中范进中举因大喜而疯癫的故事说的就是不能平静对待生活中的喜乐之事，过分激动而超出了精神与人体本身的承受能力从而出现病态的后果，从而告诫人们要爱憎不栖于情，忧喜不留于意，做到泰然处之，喜怒有节。

古人十分重视睡眠的质量和卫生，从一些古诗中，我们会发现聪明的祖先不仅掌握了睡眠养生的真谛，还道出了许多难以体会到的睡眠趣味："读书已觉眉棱重，就枕方欣骨节和。睡起不知天早晚，西窗残阳已无多。"夜读困倦后竟长睡了一天，这是多么难得的意境啊！宋代大诗人陆游也有诗云："相对蒲团睡味长，主人与客两相忘。须臾客去主人觉，一半西窗无夕阳。"陪友长晤，倦意袭来，竟然酣睡照旧，醒来时客人早已离去，但见夕阳西落，已到掌灯时分了，难怪陆游生前健迈，享年八十有五了。

对于环境选择，唐朝大诗人李白曾有诗曰：“问余何意栖碧山，笑而不答心自闲。桃花流水杳然去，别有天地非人间。”这样的环境选择当然是正确的。

诗人陆游认为清淡饮食有益养生，他曾写《食粥诗》：“世人个个学长年，不悟长年在眼前。我得宛丘平易法，只将食粥作神仙。”将食粥养生说得生动有趣，活灵活现。

三、中医养生的基本原则与方法

(一) 精神内守

中医历来重视精神情志活动与人体健康的密切关系，提出“形神合一”学说，强调调节精神在养生保健中占有主导地位。而要做到精神内守，保持平和乐观的心态，需从以下几个方面进行调节。

首先，要做到豁达开朗，乐以忘忧。乐观宁静的心态是人体健康的正常需要与基本保证。中医历来主张“和愉”，提出“安神宜悦乐”，要求人们做到性格开朗、目光宏达，保持乐观情绪，遇事泰然处之，“爱憎不栖于情，忧喜不留于意”；要做到知足常乐，《遵生八笺》认为“知足不辱，知止不怠”，说明只有知足，才能做到随遇而安，使内心恬静，使精神处于稳定自守、乐观的良好状态。

第二，淡泊宁静，清心寡欲。中医认为“养生莫若寡欲”，《养生论》说：“清虚静泰，少私寡欲，知名位之伤德，非贪而后抑也。”这是要求人们明确贪欲对健康的危害，正确对待个人的利害得失，真正做到少欲无私，保持淡泊宁静。

第三，喜怒有节，不妄作劳。喜怒人人皆有之，太过则有害。《彭祖摄生养性论》说：“喜怒过多，神不归室。”《灵枢》亦说：“喜怒不节，则伤脏，脏伤则病起于阴也。”这些论述都说明了喜怒不节对人体健康的危害，因此认为人应该客观理智的对待生活、工作问题，做到心无大喜而有常乐。冷静处事，提倡忍让，戒怒戒嗔，保持心志平和。

第四，切忌伤悲，避免惊恐。人有悲欢离合，月有阴晴圆缺。人生的道路难免会有悲哀伤愁，而忧愁悲伤可对健康产生巨大危害。《内经》说：“忧悲思虑则伤人。”《养性延命录》亦说：“多愁则心摄。”所以要求人们应“不以物喜，不以己悲”。《内经》曾说：“恐则气下，惊则气乱。”因此应避免惊吓等外界的突然刺激，加强意志锻炼，自觉消除不必要的恐惧心理。

第五，省思少虑，定志宁神。思虑是人的精神活动之一，人必有所思，亦有所虑。但少思则神活，多思则神败。中医认为思虑过度则伤神，《彭祖摄生养性论》说：“切切所思，神则败。”所以主张省思少虑，以使精神安宁，以有益健康。正如《万寿丹书》说：“能少思虑，省嗜欲，扫除杂念，湛然不侵，则神自全。”

第六，修身养性，积善成德。古人云“仁者寿”，孔子也说“大德必得其寿”。《医先》提出“养德、养生无二术”。道德高尚，慈善为怀，助人为乐可使人精神愉悦，从而有益身体健康。

(二) 食饮有节

饮食是供给人体营养物质的源泉，是维持人体生长发育、完成各种生理功能及健康长寿的基本保证。中医历来将饮食调养作为养生的重要环节。《养生延命录》说：“百病横夭，多由饮食。”《养生论》主张“服食养生”为本，提出一系列饮食养生的原则和方法。

首先，食宜清淡，切忌肥甘。古代养生家历来主张清淡饮食，《吕氏春秋》曾说：“肥肉美酒，勿以自强，命曰烂肠之食。”所以《医学心悟》主张“莫嗜膏粱，淡食为最”。《保养说》强调“能甘淡薄，则五味之本，自足以养脏，养老慈幼皆然”，这些论述都说明清淡饮食对人体健康的重要意义。现代社会之许多生活方式病如糖尿病、高脂血症、高血压、脂肪肝等也往往与高热量、高脂饮食密切相关。古人之谓清淡饮食还专指从味道上而言的“淡食”，主张“少咸”“少盐”，孙思邈曾提出“咸多促人寿”的观点，现代研究也证实许多疾病如高血压等均与过量食盐有关。

第二,调配适宜,谨和五味。古人认为不同食物含有不同的营养成分,进行全面而合理的搭配,才能使人体获得不同的营养。《内经》提出"五谷为养,五果为助,五畜为益,五菜为充,气味合而服之,以补益精气"的饮食方案,指出谷物,蔬菜,水果,肉类是饮食的主要成分,应当尽可能全面而均衡的摄取,以保证人体正常生理功能的需要。这是非常科学的。五味是指食物的酸、苦、甘、辛、咸五种主要气味,调和五味指的是在事物选择上尽量做到五味搭配合理,二是在烹调方法上人为地加以调整,充分利用五味的制约和生化作用,这样既保证了营养的全面性,又调剂了口味,对健康是十分有益的。

第三,食宜按时,食宜节量。按时节量是中医饮食养生的一个重要原则,《吕氏春秋》云:"食能以时,身必无灾。"《尚书》也说:"食哉惟时。"说明古人两千年前就有吃饭定时的记载。我国绝大部分地区的一日三餐制,每餐间隔 4~5 小时,是很有道理的。节量是指在饮食的数量上给以适当调节和节制。《洞微经》曾云:"太饥伤脾,太饱伤气。"孙思邈主张"食欲数而少,不欲顿而多,多则难消也。常欲令如饱中饥,饥中饱耳"。这种似饥非饥,似饱非饱的饮食原则对人体健康是十分有益的。古人认为对食量节制如少食可以延寿,《老老恒言》说:"食总以少为有益……故曰少食以安脾也。"对多食的危害如《东谷赘言》指出"多食之人有五患,一者大便数,二者小便数,三者扰睡眠,四者身重不堪修养,五者多患食不消化",这是非常符合实际的,确系经验之谈。所以《寿世保元》主张"食惟半饱无兼味"。对于老年人而言,由于生理机能衰退,消化功能减弱,就更应该在保证人体生理机能需要的前提下节制饮食。现代医学也证实经常饱食,会使胃肠负担加重,引起消化不良,由于摄入量超过身体需要还会变成脂肪在体内贮存起来而诱发肥胖,诱发高血压、冠心病、脂肪肝等疾病。

第四，调适寒热，顾护脾胃。寒热为食物的属性，过寒或过热均可损伤脏腑，给健康带来危害。《内经》对食物寒热的要求是“热无灼灼，寒无沧伧”。《千金翼方》也说：“热无灼齿，冷无冷齿。”指出了食物寒热应掌握的尺度。这些论述所强调的总原则是勿使寒热太过，当然寒热调适还要根据季节气候的不同、食物品种不同及个体承受能力的差异而定。现代医学研究也证实经常进食太热的食物易灼伤口腔及食管黏膜而引发相应疾病，过食生冷则易损伤脾胃而损伤消化功能，因此，调适食物寒热，顾护脾胃功能的意义是不容忽视的。

第四，清洁卫生，谨避秽浊。进食不洁秽浊的食物是引起许多疾病特别是胃肠疾病的重要原因，这一点古人早有认识，《金匮要略》提出“秽饭、馁肉、臭鱼食之皆伤人”，并专门谈到果实食用禁忌，“生果停留多日，有损处，食之伤人”“果子落地，经宿虫蚁食之者，人大忌食之”，这些主张都是非常符合日常生活实际的。

第五，饮食宜忌，牢记常遵。饮食有所宜，亦有所忌。《养生录》提出饮食六宜，即“食宜早些，食宜缓些，食宜少些，食宜淡些，食宜暖些，食宜轻些”，系统提出了进食在时间、速度、数量、味道、质地等方面科学合理的实际要求。这实际上是饮食的总原则。而六宜的反面即进食时间晚，进食速度快，进食数量多，进食味太咸，食物硬或冷等则都是进食之所忌。具体言之，又分食时宜忌，如食时宜专致忌分心，宜舒畅忌慎思，宜细嚼缓咽，忌粗嚼急吞等；食后宜缓行忌急走，食后宜摩腹忌卧等。对饮料宜忌特别是饮茶不宜过量，饭前午后及睡前不宜饮。饮酒要做到三适即适量、适时、适情等。这些主张系统完整地反映了中医饮食养生的科学精髓。

（三）起居有常

起居是指日常生活及作息的各个方面，中医历来重视起居调理对健康的重要作用，《千金方》指出“善摄生者，卧起有四时之早晚，兴居有至和之常制”。

第一，顺应四时，起居有常。四时是指一年春夏秋冬四季之时光，自然气候是随着四时的不同而变化的，人的起居也要与之相适应，所谓起居有常是指日常生活要有一定的规律性。《内经》提出“春夏养阳，秋冬养阴”的原则。提出春季“夜卧早起，广步于庭”，夏季“夜卧早起，无厌于日”，秋季“早卧早起，与鸡俱兴”，冬季“早卧晚起，必待日光”。《类修要诀》也说“春夏宜早起，秋冬宜晨眠，晨眠忌日出后，早起忌鸡鸣前”。这些主张符合人们的起卧规律，是非常科学的，只要坚持经常，形成规律，自会有益健康。古人还认为一日之内亦有昼夜晨昏之不同，“日出而作，日落而息”的作息制度就是适应这些不同而建立的。

第二，善自调摄，安卧有方。生命在于运动，精神来自睡眠。人的生命过程中有三分之一是在睡眠中度过的。古人十分重视睡眠的质量和卫生，认为只有安卧有方才会健康长寿，提出“不觅仙方觅睡方”。睡前调理强调睡前调精神，保持思想安定，情绪平和。《延寿药言》还提出热水洗脚以帮助放松情绪；睡前节饮食，强调“夜膳勿饱”，以避免“胃不和则卧不安”；睡前宜活动，放松肢体，有助较快入睡。《紫岩书》提倡“每夜入睡时，绕室行千步，始就枕”。睡时卫生则主张睡姿要正确，睡时不宜点灯烛，不可当风卧，不可对炉火，不可裹首，床铺宜宽大，枕头要舒适，被褥宜宽大松软，并分别提出了合乎实际的要求；睡后保养提出醒后宜作轻微活动，疏松肢体。实践证明这些主张是非常正确的。古人还主张要坚持午睡，对午睡的时间及注意事项也提出符合实际的要求。

第三，顺应自然，衣适寒温。古人很早就认识到衣着与健康的密切关系，从养生保健的角度提出了许多衣着保健方法。一些主要原则和方法今天仍然是适用的，很有借鉴的价值。首先，中医认为衣着不在华丽而在适体，因此要“量体裁衣”，以穿着舒适为原则。还要根据衣料保温、散热、散湿等不同功能和特点进行合理选择，以利于保温和防暑。其次，衣着服装要要随气候变化而增减，

《孙真人卫生歌》中说:“春寒莫使绵衣薄,夏月汗多须换著。秋令觉冷渐加添,莫待疾生才入药。”《老老恒言》亦说:“热即脱,冷即着。”都是说四季气候不同,衣着增减也应随之而异。其三,衣服穿脱有禁忌,《彭祖摄生养性论》说:“勿汗出甚而便解衣”。另外,古人认为汗渍浸湿了的衣服应当及时换洗,不要长久穿在身上,如《千金要方》说:“湿衣及汗衣皆不可久着,令人发疮及风瘙。”这些论述是非常符合生活实际的。

第四,洗刷沐浴,清洁卫生。中医自古重视保持清洁卫生,在漱口、刷牙、沐浴、手足卫生方面都有详尽论述,至今仍不失其指导意义。首先,古人很早就提出“食毕当漱口数过”。还有人认为晚上睡前漱口比早晨更为重要,提出“夜漱却胜朝漱”,这是非常科学的。我国是世界上最早制造和使用牙刷的国家,1954 年考古工作者在辽代墓穴中发现植毛牙刷,比西方国家早 600 多年。元代《饮膳正要》提出“清旦用盐刷牙,无齿疾”。对于刷牙时间,《金丹全书》则认为夜晚刷牙更宜,指出“凡一日饮食之毒,积于齿缝,当日夜晚刷洗,则垢污尽去,齿自不坏”。其次,清洁的身体是健康的保证,古人很早就非常重视沐浴净身,甲骨文中就有“沐浴”二字。古人还对水温、间隔时间等提出了明确要求,《老老恒言》说:“浴水不可太热,温凉须适于体”。浴身次数则因人、因时、因地而有所区别,《泰定养生论》认为“除夏日之外……十日一浴”。对洗浴环境,古人认为“频于暖处浴”,强调环境应保暖。古人对冷水浴的健身作用也有论述,还创造了药浴,提出“枸杞煎汤沐浴,令人不病不老”。对于洗浴禁忌,《老老恒言》说:“饥忌浴”,《彭祖摄生养性论》则说:“故风来宜避浴后尤宜避”,这些认识符合生活实际,具有很高的科学性。其三,古人历来重视手足卫生,提出经常洗手,勤剪指甲,经常温水洗足,以利于血脉周流,还要求人们养成睡前温水洗脚的良好习惯。

(四) 劳逸适度

劳指劳作,逸指安逸或闲适。中医历来认为劳逸适度与否对人体健康的影响极为重要。主张劳逸适度,反对过劳或过逸,主张必须使劳作保持在人体所能负荷的限度之内,要经常进行合理安排,适当调节,使劳逸有度。

第一,勿劳伤形体。中医认为过度劳累可损伤形体,轻则疲倦劳顿,重则引起相应的病变。《内经》说:“久视伤血,久卧伤气,久坐伤肉,久立伤骨,久行伤筋,是谓五劳所伤。”说明行坐卧立过久,超越了人体所能承受的限度,就可以对人体产生危害。除五劳之外,盖凡一切体力劳动皆不可太过,

第二,勿劳伤心神。心神指精神,七情六欲,人皆有之,但太过则可损伤精神,中医主张要“少思以养神”“勿使悲欢极”。对于忧患思悲,喜怒哀乐虽不可能完全躲避,但要善于正视、善于自我调节、善于排解。

第三,勿房劳过度。房劳过度指无节制的性生活,是健康和长寿的大敌,古人曾提出过许多告诫。《内经》曾提出“以酒为浆,以安为常,醉以入房,以欲竭其精,以耗散其真……故半百而衰也”,充分说明了纵情声色的危害。防止房劳过度,古人提出了一系列防范措施,如切勿早婚,行房有度,对性生活的频率随年龄不同而做出不同规定;另外,提出行房有禁,如莫醉以入房,愤怒惊恐时勿行房,气候异常时莫行房,经期及新产后莫行房等,都有系统阐述,具有很强的科学性。

第四,培养多种兴趣和爱好。这是要求通过积极合理的休息方式,使人安闲舒适,使身心得以放松,以达到养生的目的。如琴棋书画、旅游、读书看报、欣赏音乐等方式皆可适当为之。

第五,勿过度安逸。过劳可以伤人,过逸亦可伤人。如精神上只图安逸,形体上四体不勤,这种过逸就会变为消极因素而有害健康,甚至引起疾病。《正统道藏》说:“身体不可太逸,太逸则气血

不畅,最易生疾”。因此,古代养生家建议人们要经常活动,勤于动脑,切勿久卧及过度安逸。

(五)适量运动

“生命在于运动”,运动作为一种重要的养生保健方法,历来受到人们的重视。《言行录》中说:“一身动则一身强,一家动则一家强。”《吕氏春秋》也提出“流水不腐,户枢不蠹,动也,形全亦然”,形象的说明人体就像户枢和流水一样,只有经常不断地运动,才能保持活力和健康。运动健身在我国有十分悠久的历史,汉代华佗曾创五禽戏,1975年长沙马王堆汉墓中出土的帛画就画有静坐、伸臂、屈膝、抱腿、下蹲等运动姿势,可见古人很早就认识到运动保健的意义并创立了许多行之有效的运动锻炼方法。

第一,坚持适量劳动。劳动创造了世界,中医认为劳动作为一种主动的运动方式,可以疏通气血,运动形体,强筋壮骨,加强和活跃生命机能,劳动还能增进人的智慧,使人精神愉快,心情舒畅,故孙思邈强调“养性之道,常欲小劳”。

第二,参加体育锻炼。体育也是运动养生的主要活动方式,古人十分重视体育锻炼对健身的主要作用,创立了如太极拳、五禽戏、八段锦等民族体育项目。中医还推崇散步、舞蹈、导引、太极拳等体育运动方式,视其为养生强身之不可或缺的重要措施。

(六)调适环境

中医“天人相应观”认为环境与人的健康有密切的关系,不同的自然和水土环境条件可以对人体产生不同的影响。大量研究资料表明,国内外长寿地区一是宁静秀丽的山村,二是秀丽宜人的田园风光,三是气候宜人的海滨地区。因此人类为实现健康长寿的美好愿望就应对环境进行调适,以使之更有利于人类的生存。调适环境主要体现在对生活环境的选择和改善两个方面。

第一,环境选择,择优而居。《释书》曾说“宅,择也,择吉处而营之也”,《千金要方》指出“背山临水,气候高爽,土地良沃,泉水清灵……若得左右映带岗阜形胜最为上地,地势好,亦居者安"这些论述都对住宅选择的条件提出了要求,是非常符合实际的。

第二,环境调适,从善而行。调适是改造或改善之意,就是要对居住周围的大环境和居室内的小环境进行改善。大环境主要是净化空气、绿化造林、净化水质、消除噪音、消除污染等。居室环境改善主要指空间、光照、温度、湿度及清洁卫生等。《老老恒言》提倡"在院中植花木数十种,不求名种异卉,四时不绝更佳",是指美化大环境;宋代大养生家苏子美说"居室稍宽敞,耳目清旷,高春而起,静院明窗";陈直也说"栖息之室,必常洁雅,夏则虚敞,冬则温密。其寝床榻,不须高广,比常之制,三分减一,低则易于升降,狭则不容漫风。裀褥厚籍,务在软平。三面设屏,以防风冷"。这些论述都对居室内小环境提出合理的要求。

第三,保持清洁卫生。保持清洁卫生也是改善居处和周围环境的重要措施之一。甲骨文中就有"帚"这个字,《礼记》中有"鸡初鸣……洒扫室堂及庭"的记载,说明两千年前,我们的祖先就十分重视环境卫生并已用湿式扫尘法了。《后汉书》记载"作翻车渴乌,施於桥西,用洒南北郊路",这是用人造洒水车打扫街道。在粪便管理方面,我国很早就建有厕所,汉代出现的"都厕"是世界上最早的厕所。对污水处理,《潜确类书》提到"除污水以灭孑孓",说明古人已认识到污水与某些疾病的关系。此外,古人还有端阳插艾叶、菖蒲、洒雄黄酒等,也都有净化空气、预防疾病作用。古人还认为随地吐痰是坏习惯,孙思邈曾明确提出"常习不唾地"。综上所述,保持清洁卫生,改善生存环境是中医重要的养生措施和方法,不但可以提高人类健康水平,还必将促进社会文明的进步。

此外,针灸、推拿、按摩、气功等也是中医养生保健的重要方法,通过平秘阴阳,调节身心,疏通经脉,调和气血等作用而发挥健体强身的功能,而这些方法常需在医生指导下进行。另外如中医食补方药、某些中医补品、药浴等,用之得当,也都有很好的养生保健功效。

结　语

中医养生的理论与方法系统完整、科学严谨、简便实用，而决非神秘、玄虚，更不是低俗的。养生保健靠的是科学的理念和方法，而不是神话和大师。我们要认真领悟和把握中医养生的科学真谛，让这一宝贵的科学财富更好地服务于大众健康，再现中医养生理性和智慧的光芒。

26　肝病中医治法研究的源流与进展

传统肝病治法的确立源于《内经》，对肝病的治疗，《内经》提出三个原则，即“肝苦急，急食甘以缓之”“肝欲散，急食辛以散之，用辛补之，酸泻之”，寥寥数语，明确地提出了甘缓、辛散、酸收三大治法，成为后世治肝的理论基础。这三大治法所针对的目标实际上已经包容了肝体和肝用两个方面的病变。因肝血宜藏，宜润养，肝气宜疏畅，宜条达，若肝体受到损害，即用酸收甘缓的方法，使肝体慢慢得到恢复，若肝脏的气化功能受到抑郁，则可用辛散的方法，以宣发疏畅。《难经》说：“损其肝者，缓其中。”《金匮要略》中也说：“肝之病，补用酸，助用焦苦，益用甘味之药调之。”这除继承《内经》的治疗原则之外，又增添了苦味，将这些原则联系起来，可以归纳为四个原则：补肝用酸味；缓肝用甘味；疏肝用辛味；清肝用苦味。以药的四气五味加以配伍，即产生不同的作用，如酸甘化阴，辛甘化阳，苦寒泻火，甘寒生津等，实践证明，这是非常符合临床实际的。

《金匮要略》论肝病治法颇为详尽，今人章真如将其归纳为肝病实脾法、养血柔肝法、调肝安神法、培土抑木法、平肝降逆法、解郁化痰法、疏肝化瘀法、补肝止血法、柔肝软坚法、清肝利湿法等，临床实践证明，这些治法具有很高的科学性和实用价值，至今仍为临床工作者所常用。

李冠仙将肝病治法定为十法，即辛散；酸敛；甘缓；心为肝之子，实则泻其子；肾为肝之母，虚则补其母；肺为气之主，肝气上逆，清金降肺以平之；肝气上逆，必挟胆火而来，平其胆火，则肝气亦随之而平；肝阳过量，养阴以潜之，不应，则用介类以潜之；肝病先实脾；肝有实火，轻则用左金丸，重则用龙胆泻肝汤。这十个法则，对于肝病治法学而言，已大体齐备，可谓简练实用。

清代王旭高根据肝气、肝风内动和肝火的特点，提出了更为详尽具体的三十个治法，并附列方药，其中关于肝气治法有八个：① 疏肝理气法，肝气自郁于本经，两胁气胀作痛者，用香附、郁金、苏梗、青皮、橘叶之属，兼寒加吴萸，兼热加丹皮、栀子，兼痰加半夏、茯苓；② 疏肝通络法，理气不应，营气痹瘀，络脉阻滞，宜兼通血络，用旋覆花、新绛、当归须、栀仁、泽兰；③ 柔肝法，肝气胀甚，疏之更甚者，用当归、枸杞、柏子仁、牛膝，兼热加天冬、生地，兼寒加苁蓉、肉桂；④ 缓肝法，肝气盛而中气虚者，用炙甘草、白芍、大枣、橘饼、小麦；⑤ 培土泻木法，肝气乘脾，脘腹胀痛，用六君子汤加吴萸、白芍、木香；⑥ 泻肝和胃法，肝气乘胃，脘痛呕酸，用二陈汤加左金丸、白蔻、川楝子；⑦ 泻肝法，肝气上冲于心，热厥心痛，用川楝子、元胡、吴萸、黄连，兼寒去黄连加川椒、肉桂，寒热夹杂者用黄连或再加白芍；⑧ 抑肝法，肝气上冲于肺，猝得胁痛，暴上气而喘者用吴萸汁炒桑枝、苏梗、杏仁、橘红。

在肝风内动方面，他提出五个法则：① 息风和阳法，即凉肝法，肝风初起，头目昏眩，用羚羊角、丹皮、菊花、钩藤、决明、白蒺藜；② 息风潜阳法，也称滋肝法，用牡蛎、生地、女贞子、元参、白芍、菊花、阿胶；③ 培土宁风法，也称缓肝法，用人参、甘草、麦冬、白芍、菊花、玉竹；④ 养肝法，用生地、归身、栀子、牛膝、天麻、首乌、胡麻；⑤ 暖肝法，用术附汤。

肝火方面定出十个治法：① 清肝法，用羚羊、丹皮、山栀、黄芩、竹叶、连翘、夏枯草；② 泻肝法，用龙胆泻肝汤、泻青丸、当归芦荟丸类；③ 清金制木法，用沙参、麦冬、石斛、枇杷叶、天冬、玉竹、石决明；④ 泻子法，肝火实者兼泻心，用黄连、甘草；⑤ 补母法，用六味丸、大补阴丸之类；⑥ 化肝法，用青皮、陈皮、丹皮、山栀、白芍、泽泻、贝母等；⑦ 温肝法，用肉桂、吴萸，兼中虚胃寒者加人参、干姜；⑧ 平肝法，用川楝子、蒺藜、橘叶；⑨ 散肝法，用逍遥散；⑩ 搜肝法，用天麻、羌活、独活、薄荷、蔓荆子、防风、荆芥、僵蚕、蝉衣、白附子。

除此之外，还提出了对肝气、肝风、肝火均可适用的七个治法：① 补肝法，用首乌、菟丝子、枸杞子、枣仁、芝麻、沙苑子；② 敛肝法，用乌梅、白芍、木瓜；③ 镇肝法，用石决明、牡蛎、龙骨、龙齿、代赭石、磁石；④ 补肝阴法，用生地、白芍、乌梅；⑤ 补肝阳法，用肉桂、川椒、苁蓉；⑥ 补肝血法，用当归、续断、牛膝；⑦ 补肝气法，用天麻、白术、菊花、生姜、细辛、杜仲、羊肝。

以上治法，几乎对肝病的所有病理变化都有所针对，全面而具体，符合肝病临床实际，这些治法与方药至今仍广泛应用于肝脏疾病的临床治疗，对肝病各个环节都有较强的针对性，可收到较好的疗效，具有普遍的指导意义。

有人将王旭高三十条治法简而论之，归纳为以下数则，可谓言简意深，切中肯綮。

① 补肝、养肝、滋肝。肝主藏血，虚则宜用滋润补养，故曰补、曰养、曰滋，三者的目的相同，均属肝血不足的治法。② 柔肝、缓肝、和肝。肝为刚脏，其性若急，常表现为肝气上逆，肝火冲激，刚必柔制，以甘缓之，使其和畅，故曰柔、曰缓、曰和。但这些治法一般适用于肝气、肝火不盛而根本上由于血虚而致病证，含有调养的意义。③ 敛肝。血虚则阳不潜藏，必化风上扰，当在滋养中佐以酸收，使阴充则阳自敛，风自熄，故曰敛，一般用于肝阳和肝风上扰的证候，所以补药亦偏用滋腻厚味。④ 镇肝。用于肝阳亢盛，肝风内动，以潜阳息风为目的，因有镇静的意义，故曰镇。但一般均属于肝热引起的风阳亢盛，在治疗上与敛肝有所区别。⑤ 搜肝。用于肝病外风与内风混杂。窜走空窍经络者，利用搜逐的能力以

驱邪,故曰搜。主要是外风深入久恋,若单纯的内风就不宜使用。⑥ 平肝、泄肝、疏肝。用于肝气横逆,胀满痞闷,使其平降疏泄,故曰平、曰泄、曰疏。⑦ 舒肝、散肝、化肝。凡肝脏气血郁结阻滞,郁则宜舒,结则宜散,阻滞宜化,以遂其条达之性,故曰舒、曰散、曰化,常用于虚实相兼,气血同病的证候,尤其偏重于虚证和血分方面。⑧ 清肝、凉肝、泻肝。肝热内郁,肝火内扰,均宜凉药清之,故曰清、曰凉。在清凉的基础上进一步加苦寒直折,故曰泻肝。⑨ 温肝。寒邪伤肝,当用温剂辛散,肝脏本身阳气不足,宜用温养的办法,助长肝脏生长条达之气,故曰温肝。

今人邹良材老先生临床运用“八法”治疗慢性病毒性肝炎,积累了丰富的临床经验。① 化湿健脾法:方用不换金正气散加减,药如藿香梗、炒苍术、厚朴、陈皮、法半夏、茵陈、茯苓、凤尾草;② 疏肝运脾法:方用四逆散加减,药如柴胡、白芍、枳实、茯苓、郁金、香附、延胡索等;③ 柔肝健脾法:方用归芍异功散加减,药如当归、白芍、炒党参、炒白术、茯苓、炙甘草、陈皮、制首乌、丹参、郁金等;④ 泄肝和胃法:方用左金丸合金铃子散加减,药如黄连、炒吴萸、炒柴胡、延胡索、蔻仁、陈皮、生白芍等;⑤ 双补脾肾法:方用左归丸或右归丸加减,药如炒党参、大熟地、陈萸肉、怀山药、甘杞子、鹿角胶、菟丝子、牛膝、杜仲、炙甘草等;⑥ 养阴柔肝法:方用一贯煎加减,药如炒生地、当归、生白芍、北沙参、大麦冬、干首乌、甘杞子、灵磁石、旱莲草、女贞子等;⑦ 清金制木法:方用沙参麦门冬汤加减,药如南北沙参、麦冬、玉竹、百合、芦根、生白芍、粉丹皮、生甘草等;⑧ 活血化瘀法:方用桃红四物汤加减,药如当归、赤芍、白芍、生地黄、桃仁、红花、三棱、莪术、郁金、地鳖虫等。以上八法及相应方药符合临床实际,确为邹老先生毕生经验之总结。

钱英教授等在《肝炎论治学》一书中指出肝炎的治疗原则应以治肝、脾、肾三经为主,以治胆、胃、肠三经为辅,抓住湿、热、痰不放,气畅血和勿放,可谓一语中的。具体治法如下。

治肝:以疏、清、养为法。

疏:疏乃疏泄、调畅、爽达之意,包括疏肝、调肝、达肝诸法。方如逍遥散、柴胡疏肝散等。药如柴胡、青皮、香附、郁金之类。

清:包括清肝、泄肝、凉肝,即清肝泻火、凉血解毒之意。方如龙胆泻肝汤之属。药如黄芩、龙胆草、丹皮、竹叶、连翘、茵陈、栀子等。

养:即补养之意。养肝、滋肝、补肝、柔肝均属此类。方如一贯煎、杞菊地黄丸等。药如生地、熟地、白芍、枸杞、当归、玉竹、桑椹、女贞子、沙苑子。

治脾:着重于运、温、补。

运:运即运化。脾气不运,水谷难化。脾不运,则为湿所困。运脾包括醒脾、调脾、理脾。方如半夏泻心汤、平胃散等。药如藿香、佩兰、砂仁、蔻仁、云茯苓、枳实、苍术、半夏、川黄连。

温:温即温补脾阳。方如理中汤、苓桂术甘汤。药如干姜、附子、乌药、生姜、桂枝、白术等。

补:脾胃虚弱,运化无力,则气血无源。补脾包括健脾、和胃、健胃。方如四君子汤等。药如党参、白术、黄芪、山药、莲肉等。

治肾:以温、滋为主。

温:包括温肾阳、补肾气。方如金匮肾气丸等。药如仙灵脾、仙茅、补骨脂、鹿胶、肉桂、附子、干姜等。

滋:滋即滋养肾阴。方如六味地黄丸。药如熟地、山药、女贞子、覆盆子、黄精、山萸肉、五味子等。

治胆、胃、肠:六腑以通为用。肠、胆贵在疏通,根据病情,利胆选茵陈、龙胆草等,通肠选生大黄、枳实、芒硝等。“人以胃气为本”,治胃重在“健”“和”。药选谷麦芽、砂仁、蔻仁、苍术、白术、山药等。

湿热:湿为肝炎之源。在肝炎病的治疗过程中,祛湿多是贯穿始终。包括化湿、利湿、祛湿、除湿、燥湿等。方如三仁汤、平胃散、六一散等。药如苡仁、滑石、佩兰、苍术、云茯苓等。湿邪郁久化热,热之渐为火。对火邪宜治以清热、泻火、解毒。方如龙胆泻肝汤等。药如板蓝根、茵陈、黄连、黄芪、青黛、龙胆草、栀子等。

痰瘀:痰、瘀皆为肝、脾、肾功能失调,气血失和的病理产物。治痰包括化痰、豁痰、祛痰。方如二陈汤、温胆汤。药如橘红、法半夏、白芥子、瓜蒌、贝母等。治瘀包括活血、消痞、软坚、祛瘀、通络等。方如桃红四物汤、鳖甲煎丸、大黄蟅虫丸等。药如丹参、白芍、当归、王不留行子、龟板、鳖甲、生牡蛎、玄参、蟅虫、橘络等。

气血:气血贵在畅活。治气包括理气、调气、补气。方如逍遥散、木香顺气丸、四君汤等。药如枳壳、木香、川芎、川楝子、佛手、青皮、党参、黄芪。治血包括活血、凉血、止血、补血等。方如血府逐瘀汤、十灰散、四物汤等。药如桃仁、红花、白茅根、玄参、大蓟、小蓟、当归、丹参、阿胶、三七等。

上述治法,是分而论之。其实肝炎的病因病理错综复杂,与各脏腑的联系又是千丝万缕,且还有病邪的轻重、病势的急缓、病位的深浅、患者的年龄、患病的时间、患病的地域等诸多因素需要考虑,因而临床上辨病辨证论治的基本原则仍然是确定治法的综合依据。

近年来,在肝炎、肝硬化等主要肝脏疾病的临床研究中,治法学研究也有了新的发展,创立了许多新的治法,这些治法以某些肝脏疾病的发病规律为依据,既参考传统治法,又借鉴现代医学的最新成果,使之更切合临床实用,如疏肝理气法、疏肝健脾法、滋养肝肾法、清热利湿法、凉血解毒法、活血化瘀法、软坚散结法、益气调中法等,这些治法不仅应用频率较高,而且对病因、病机、病位、证候都有所针对,对某些客观指标的改善也有较好的作用,大大丰富和完善了肝病治法学的内涵。

肝病用药是在治法学指导下进行的,临床实践表明,大量传统的肝病治法具有很高的科学性，不但适用于中医肝病之治疗，亦完全适用于现代医学之肝脏疾病治疗，充分说明传统治法的确立是建立在长期临床实践的基础之上的，是符合临床实际的，这也是其具有强大生命力的原因所在。

27 肝病治法论

治法研究是肝病中医临床研究最重要的环节之一,治法正确与否直关疗效优劣和疾病预后,其重要意义不言而喻。

肝病治法学研究源远流长,自《内经》首创甘缓、辛散、酸收三大治法之后,《金匮要略》又补焦苦一法,从总体上确立了肝病治法学研究的方向。后世历代医家不断在临床实践中探索规律、总结经验和创立新的治法,使肝病治法学形成深厚的学术积淀和丰富的经验积累。新中国成立后特别是近二十年来,随着肝病中医临床研究的不断深入和现代医学科学的飞速发展,肝病治法学研究领域日渐广阔,研究方法更加丰富,研究成效也更加显著。广大中医、中西医结合肝病临床工作者根据疾病谱变化和治疗目标的转换,在学习继承传统肝病治法的基础上创立了许多新的治法,这些治法既适应中医肝病病证辨治的需要,也对肝炎、肝硬化、脂肪肝等西医肝脏疾病及这些疾病的某些具体病变、具体指标等具有较强的针对性,使肝病治法学既秉承中医传统肝病治法的精髓,又适时融进了现代医学科学的理念,从而使肝病中医治法的科学性和实用性进一步增强,肝病中医治法研究的内容也更为丰富并渐成体系。

令人遗憾的是目前国内尚无系统论述肝病治法理论和临床的专门著述,这不但有碍于肝病治法学研究的进展,也使广大临床工作者颇感不便,为此,在总结国内外治法学研究文献的基础上,特别是结合个人多年临床经验与心得体会,对肝病常用治法进行归纳梳理,优选重组,对十种应用频率最高的治法如疏肝法、健脾法、滋肾法、清利法、活血法、利水法、散结法、芳化法、养阴法及温阳法等进行简要评述,重点介绍个人应用的经验与体会,希望有助于加深肝病临床工作者对这些治法的理解和印记。

从这十种治法的内涵和意义来说,它们是完全不对等和不平行的,疏肝、健脾、滋肾是针对大多数肝病所涉及的主要脏腑以及这些脏腑的发病学特点而设立的;养阴和温阳则主要从调整阴阳两大属性入手;清利、活血及芳化则主要为解决肝病过程中湿热、毒邪及瘀血、痰浊等病理产物而设;利水法和散结法则主要针对肝病过程中所形成的水聚和癥积这一病理后果。将完全不对等、不平行的十种治法并列而论的根本原因主要在于肝病中医治法研究必须全面针对现代医学肝脏疾病的防治这一客观现实,是根据这些疾病的治疗需要而确定的。临床实践证明,本章所列十法在多种西医肝病诊疗中应用的频率最高,应用的范围最广,积累的经验也最多。

当前,由于肝病中医临床研究的目标已经全面转换到现代医学肝脏疾病,这一现实为肝病治法研究带来巨大的理论障碍,中医"证"与西医"病"既密切相关又不必然相关,既有广泛对应又有许多背离,这些都成为中医治法学研究的方法学瓶颈。如何使每一中医治法既针对中医"证"又针对西医"病",从而实现病证同步改善的疗效学目标等理论和实践问题仍未得到根本解决,肝病中医治法研究面临的任务是艰巨的。

近年来,某些中医治法对某些肝脏疾病具体病变实质的治疗作用如清热解毒减轻肝组织炎症、活血化瘀法阻抑肝纤维化的发生发展等都为临床和实验研究所证实,但从总体上看,中医治法的疗效主要还是反映在"证"的层面,面对西医肝脏疾病的防治任务,中医治法研究应不断拓宽研究领域,使治法研究更加深入具体。

27.1　疏肝法

肝在生理上以气为用，性喜条达而恶抑郁，而其病理特点却恰恰又是肝气易郁。举凡外来情志刺激、内生郁闷烦恼，或诸种毒邪内侵等种种原因皆可导致肝气郁结。同时疾病过程中所产生之湿热、瘀血、痰浊等病理产物均可阻滞肝经气机，使肝气郁滞而不行，因而肝病过程中肝气郁结的机会最多，肝郁证候出现的频率也最高。

肝气郁而不畅，疏泄失常，轻则气郁，甚或气逆，或横逆，或上逆，或流窜三焦，扰乱血行，又可郁久化火，气滞而血瘀，引起脏腑气血逆乱。经云："悲伤气逆则伤肝。"李冠仙论肝气说："五脏之病，肝气居多……治病能治肝气，则思过半矣。"这里说的肝气即为气郁，这是言肝气郁的多发性。《丹溪心法》也提到"胁痛者肝气也，其脉沉涩"。在肝炎、肝硬化、脂肪肝等肝脏疾病过程中，每有肝气郁滞证候出现。气郁太过，就会产生气机逆乱，在临床上主要表现为肝气上逆和肝气横逆犯胃，引起胃气上逆而产生呕恶，肝气上逆还可扰及头目而引起眩晕头胀、易怒、失眠等症。如《笔花医镜》所论"肝之实……其症为左胁痛……呕吐，为呃逆"，即指肝气横逆犯胃之证。因此疏肝解郁、行气导滞为肝病最为常用之法，即所谓"木郁达之"。

古人有言"肝无补法，顺其性而谓之补"，顺其性，就是指顺应肝喜条达之性，适应肝恶抑郁而易抑郁之病理特点，在肝病治疗中善用疏肝解郁之药，顺势引导，最终使肝气调畅，从而恢复其自然生性，解除其气机郁滞的病变状态，以利于整个疾病的康复。

临床上还有一些情况，如肝肾阴虚用归芍地黄汤、肝血亏耗用四物汤等，皆为滋补之品，质重味厚，均应适当配用疏肝理气、疏通经络之药味，以防壅塞气机。此外，如湿热蕴结之用清热祛湿法，也往往需要加用轻宣透达之药，以斡旋气机，适肝之性。

疏达药质轻味薄，性多辛燥，用量不宜过大，用时不宜过久，在临床应用时，常需加入滋柔甘缓之品，以防伤及肝体。

疏肝法作为最常用的肝病治法，在各种急慢性肝病治疗中又因肝气郁滞的程度、久暂，兼证及体质强弱的差异而有不同的侧重点。

一、疏肝行气法

肝气郁结是肝病最重要的病理特征之一，有人曾统计，临床上约50%的肝病患者有肝气郁结的证候，肝脾肿大等体征的形成亦多与气滞及由此而致的血瘀有关。在急性无黄疸型肝炎、慢性肝炎等急慢性肝病中，常可见胁肋胀痛、腹胀、纳呆、呕逆、烦躁易怒等肝气郁结的证候，在治法上均可用疏肝行气之法。代表方柴胡疏肝散等。

二、疏肝健脾法

经云："五脏受气于其所生，传之于其所胜。"又说："气有余则制已所胜而侮所不胜。"这是用五行生克乘侮的理论来说明五脏疾病的传变规律，在生理上，肝依五行关系而克脾土，而在病理情况下则可以乘脾，产生病理影响。在临床上，无论急性或慢性肝炎都可有一个肝病及脾的病理过程，肝气郁结或疏泄失常，常常首先影响到脾胃气机的升降，使脾的运化功能受到妨碍，而产生一系列肝郁脾虚的临床证候，如大部分肝病病人都会出现食欲差、乏力、腹胀、便溏等症状，甚至因脾虚水湿凝聚而发为水臌，湿与热合发为黄疸，这些症状都是肝病及脾引起的病理反应，所以李冠仙提到"肝气一动，即乘脾土，作痛作胀，甚则作泄"，即乘，是说肝病极容易、也较快地对脾产生病理影响。肝病传脾是一个非常重要的病理过程，有时甚至贯穿疾病的始终，临床上肝郁脾虚证候的发生机会最多,因而疏肝健脾法在肝病治疗中应用频率也最高。

疏肝健脾法在临床应用中一般应分清两个侧重点,一是以肝郁为主,兼见脾虚,治以疏肝为主,兼以健脾,方用逍遥散或柴胡疏肝散加党参、黄芪等健脾药;二是以脾虚为主,兼见肝郁证候,侧重在健脾,兼用疏肝,方用柴芍六君子汤或五味异功散加柴胡、白芍、香附、橘叶等疏肝药。

三、疏肝利胆法

肝与胆,一脏一腑,各有经脉相连,互成表里关系,肝胆位置邻近,生理关系密切。《灵枢》说:“肝左者胆也。”《难经》则更明确地提出:“胆在肝之短叶间……盛精汁三合。”胆的主要功能为贮存和排泄胆汁,而胆汁的生成则在肝脏,所以《脉经》也说:“肝之余气溢于胆,取而成精。”在这里,精就是胆汁,说明胆汁源于肝而藏于胆,这与现代医学的观点是非常一致的。胆汁由胆排入小肠,以助消化吸收,而胆汁排泄是否通畅,是由肝的疏泄功能是否正常来决定的,肝气调畅是胆汁正常排泄的动力和条件,肝一旦疏泄不利,则胆汁就不可能排泄通畅而形成胆汁郁积,甚或外溢而发为黄疸。在病理上肝病最容易影响及胆,导致胆病发生或肝胆同病。《素问·痿论》说:“肝气热则胆泄口苦。”李冠仙也说:“胆在肝叶之下,肝气上逆,必挟胆气而来。”临床上,肝气郁滞或肝火都可以影响胆的肃降通顺,使胆汁不能正常排泄,外溢则可发为黄疸,同时肝热往往胆亦热,形成肝胆湿热蕴结,出现呕恶、厌油、溲赤、大便黏腻、腹胀等证候。这种肝胆同病的情况在急慢性肝病都是可以经常见到的,所以在治疗上就疏肝利胆法就成为最为常用的治法。临床所见,慢性肝病常合并有胆囊炎症,B 超示胆囊壁变厚、毛糙,甚至有结石形成,表现为右胁及后背胀痛等症。

在治疗上,临床以四逆二金汤最为常用,即柴胡、白芍、枳实、甘草、郁金、内金等药,或加金钱草、海金沙、茵陈、大黄等。若伴有结石者排石加大黄、芒硝、木香、川朴、槟榔；溶石加青陈皮、生牡蛎、蛤壳、瓦楞子。

四、疏肝和胃法

胃主受纳腐熟水谷，为水谷之海，其气以和降为顺。肝气郁结或疏泄失常则使胃的这种和降功能受到影响，胃气不降则上逆而呕恶、嗳腐，所以李冠仙又说："……又或上犯胃土，气逆作呕，两胁胀痛……"《类证治裁》所谓的"肝木性升散，不受遏郁，郁则经气逆，为嗳，为胀，为呕吐，为暴怒胁痛，为胸满不食，为飧泄、为溃疝，皆肝气横决也"就是对肝气横逆犯胃很好的描述。

因为消化吸收是靠脾升胃降共同完成的，因此肝气犯胃常常不是单独存在，而是每多兼有肝郁脾虚，因为脾气不升也直接影响胃气的和降，二者在临床上是很难截然分开的。治疗上多以疏肝和胃为主，所以有人称为："治肝即可以安胃。"

疏肝和胃法多用于因肝气犯胃而致的肝胃失和的种种证候，如胃气上逆之恶心、呕吐、嗳气、痞满不适、两胁撑胀、食欲减退、甚或嗳腐吞酸、胃脘胀痛等。临床多以柴平汤、胃苓汤等为代表方。

五、疏肝解郁法

肝生性喜条达而恶抑郁，在大多数肝病过程中广泛存在着肝气郁滞的病理状态，除表现为消化呆滞，胆气不利等诸多证候外，往往同时兼有情志抑郁不畅、烦躁易怒或每遇情志刺激而使病情加重。此外，肝病治疗过程中某些药物如干扰素往往容易造成或加重患者的情志抑郁，使病人意志消沉，情绪低落，郁郁寡欢甚至悲观厌世。这一系列的病理变化主要的原因在于肝气失去疏达条畅之性，在治疗上则宜予疏肝解郁之法，方选逍遥散加减，药用柴胡、白芍、枳实、川芎、香附、橘叶、郁金、白矾、蔓荆子、茯苓、远志、石菖蒲、莲子心、生栀子、合欢花、青皮等。胁胀加佛手，腹胀加厚朴,失眠加炒枣仁、夜交藤,食少加炒莱菔子,郁久化热口燥、便干者加熟大黄、龙胆草。

27.2 健脾法

健脾法为肝病最常用的治法之一,这主要基于以下三个方面的原因。

首先,根据中医体质学说"脾旺则不受邪"的观点,肝病发病往往先有一个脾虚的内在条件,《灵枢》曾说:"脾者为主卫。"是强调肌腠强健与否及抵御外邪能力的强弱全赖于脾气健旺,故李东垣说:"况脾全借胃土平和,则有所受荣,周身四脏皆旺,十二神守职,皮毛固密,筋骨柔和,九窍通利,外邪不能侮也。"充分说明若脾土健旺,则正气外守,腠理致密,外邪不易侵入,即使侵入也不易发病,或虽发病而病情较轻,病势较缓,多呈良性转归。陈复正在《幼幼集成》中也说:"脾土强者,是以捍御湿热,必不生黄。惟其脾虚不运,所以湿热乘之。"可见,脾虚作为本虚的主要方面,在发病之初就已存在。湿邪停留,杂气、疫毒内外相合,成为发病的内在基础。

其次,木旺伐脾,导致木郁土壅。《难经》曾提到"见肝之病,则知肝当传之于脾,故先实其脾气",这段论述提示了肝病传脾的一般规律和肝病实脾的重要性,用以概括慢性肝炎肝病传脾的病机也是很恰当的。临床所见,在慢性肝炎病程中肝病首先传脾,木不疏土,终致肝郁脾虚而表现为胁痛、腹胀脘闷、纳呆、便溏、乏力甚为颜面及下肢虚浮等临床证候。肝郁脾虚作为慢性肝炎的重要病理机制,一是出现比较早;二是持续时间较长,在不少患者的整个病程中都存在肝郁脾虚的病理机制;三是发生极为广泛,临床观察表明,所有病例几乎都出现过肝郁脾虚的证候,有的贯穿始终,对慢性肝炎的转归与结局有着至关重要的影响,因而有人提出肝郁脾虚、肝脾同病是慢性肝炎的病机核心是有一定道理的。

其三是肝病急性期过用清利之法，过投苦寒之药，损伤脾胃，或肝病病情活动或发展，湿热、痰浊、瘀毒等病理产物蕴集中焦亦可损伤中气，使脾的运化功能进一步受到削弱，而出现周身乏力、纳呆腹胀、便溏，甚至颜面及下肢虚浮等临床证候。

临床上脾虚兼有肝气郁结者有之，兼胃气不和者有之，兼气虚者有之，兼血虚者亦有之。在临床表现上又有食少、腹胀、腹泻、浮肿等诸多不同表现。因此，健脾法又有益气健脾、健脾和胃、健脾祛湿、健脾助运、健脾利水、健脾升陷等不同层次。

一、健脾益气法

脾作为后天之本，气血生化之源，主运化水谷精微与一身之水湿，又主四肢肌肉，统血，其生物学基础几乎涵盖了消化系统的全部功能，同时涉及水液代谢、血液、免疫、神经、内分泌及运动等多系统的综合功能，脾虚证即是这些系统功能障碍的综合表现。临床所见，在大多数肝病特别是慢性肝病过程中，每可见到脾气虚弱之临床表现，如面色无华，纳呆食少，腹胀腹痛，便溏腹泻，四肢乏力，或见胁痛。如李东垣所说："若胁下痛或缩急，乃脾胃虚弱也。"又可见因脾气虚无力鼓动血行而致血瘀成积者。对肝病脾虚证的治疗，《医宗金鉴》认为："若时衰脾虚，则知肝必传脾，先补未病之脾，兼治已病之肝。"《医学衷中参西录》也说："欲治肝者，原当升降脾胃，培养中宫，俾中宫气化敦厚，以听肝木之自理。"这两句论述可尽得"肝病实脾"之要。

二、健脾和胃法

吴澄在《不居集》中说："故凡查病者，必先查脾胃强弱，治病必先顾脾胃勇怯，脾胃无损，诸可无虑。"这段话强调调理脾胃的重要性，对于最容易出现脾胃虚弱证候的慢性肝病而言具有更为深远的指导意义与参考价值。

慢性肝病每多见脾胃虚弱之候,正如唐容川所说:“木之性主疏泄,食气入胃,全赖肝木之气以疏泄,而水谷乃化。”纳食在胃而运化在脾,脾运胃纳之功能又全赖肝气的正常疏泄。肝病则疏泄失常,进而伐土犯胃,使脾失健运、胃失和降。肝病过程中过用辛散苦寒药物或香燥刚烈之品,也都可伤及脾胃,损其正常的纳运。凡此皆宜健脾和胃法治之,多宗“治脾从健,药用香燥;治胃以和,药用焦苦”的原则。

三、健脾消积法

慢性肝病之肝脾肿大多有发生,中医称之为“积证”,从微观病理性而言,肝纤维化作为主要的病理过程几乎轻重不同地存在于所有慢性肝病,成为从慢性肝炎发展到肝硬化的主要病理过渡,在这部分患者中,有的并不一定有肝脾肿大等明显体征,但生化、影像学或病理组织学都显示肝纤维化的存在,近年来有学者提出“微癥积学说”,将其与肝纤维化病变相对应,并以实验研究证实,认为对“微癥积”这一病变应按中医学积证论治。

《古今医统》曾云:“养正则积自除,此积之微者也。”此处所指正是这一类“微癥积”者,而所谓养正之法,健脾则是最重要的治法之一,所谓健脾即可以磨积。

四、健脾止泻法

李冠仙曾说:“肝气一动,即乘脾土,作痛作胀,甚则作泄。”叶天士也认为久患泄泻“阳明胃土已衰,厥阴肝风摇动”,创立泄木安土法,重用人参等健脾药,并伍以乌梅等酸味药以制肝,实践证明是非常符合临床实际的。临床所见,多种肝脏疾病,特别是慢性肝病,每可见到腹泻、腹胀等消化系统症状,健脾止泻即为正治之法,参苓白术散为其代表方。

五、健脾祛湿法

经云:“诸湿肿满,皆属于脾。”在慢性肝病过程中,木旺乘土,脾虚出现的机会最多,持续的时间也最长,而因脾虚水湿运化失常造成水湿停聚的临床证候也最常见,症如脘腹胀闷,肢体困重,纳呆食少,甚或呕恶、厌油;水湿积聚于腹内可形成腹水,或伴有双下肢浮肿,凡此种种证候,皆因脾虚所致,均宜健脾祛湿法治之。

27.3 滋肾法

肝为乙木,肾属癸水,肝与肾在生理上关系十分密切。一方面在五行上为相生关系,母实则子壮,水涵则木荣。肝正是依赖肾水的滋养才得以适其柔润之体,从而发挥其正常的生理功能。而肾藏精亦离不开肝的疏泄功能的相互协调、相互抑制。另一方面肝藏血、肾藏精,精血同源,肾精肝血,同盛同衰,休戚相关。同时肝肾水火相济,对人体之阴阳平衡起着重要的协调作用。肝病久必累及于肾。临床所见,肝病及肾除部分病人有素体肾虚的病理基础外,主要取决于肝经郁热、湿热互结及邪热滞留三个因素。这三者在慢性肝炎病程中虽然出现有先后、发生有轻重,但其核心为“热”则是共同的,因此,热盛伤阴是慢性肝炎中肾阴亏虚病机的关键所在。肾阴虚则肝木失养,终致肝肾阴虚而有肝区隐痛、口干咽燥、烦热、头晕耳鸣、失眠多梦、腰膝酸软、男子遗精及女子月经不调等诸症。肝肾同居下焦,肝肾阴虚一般出现较晚,病位较深,病情也较重些。明代李中梓根据《内经》医学理论结合自己的临床经验,在其《医宗必读》中提出著名的“乙癸同源,肾肝同治”的理论观点:“东方之木,无虚不可补,补肾即所以补肝;北方之水,无实不可泻,泻肝即所以泻肾……故曰:肝肾同治。”又说:“血不足者濡之,水之属也,壮水之源,木赖以荣……气有余伐之,木之属也,伐木之干,木赖以安。”具体地说明了肝肾的病理联系和肝肾同治的意义,对临床是有重要的指导作用的。

一、滋肾清肝法

临床上,大多数慢性肝病患者可出现肝肾阴虚、余热未清的病理过程,表现为五心烦热、腰膝酸软、口干舌燥、失眠多梦,肝区隐痛、头晕目眩、视物昏花或有低热、呕恶、厌食,舌红少苔,脉沉细数。这其实是虚实夹杂之证。

在治疗上《医宗已任编》创立滋水清肝散,成为滋肾清肝治法的代表方剂,方中以六味地黄丸为主,加柴胡、白芍、山栀、酸枣仁,共奏滋肾阴、清郁热、养肝阴、疏肝气兼能定悸安神之功。滋肾清肝法治疗慢性肝病还需根据疾病过程中的具体病变和指标异常,适当加入对其具有针对性的药物,以适应肝病治疗的实际需要。

二、滋肾柔肝法

“柔”有安抚、抚摸之意,能使受侵害的肝脏归于平静,使外邪不易侵入,肝脏恢复正常。“柔”还有以柔克刚之意,“柔”者缓也,柔能制刚,能缓肝之急。

肝为柔脏,在生理上常表现出柔态,在病理上多见于肝血虚和肝阴虚为主的肝虚证,故在治疗时应注意维护其阴柔之质。明·张景岳认识到肝病除泻法外,补法亦同样占居重要地位。“肝气逆则实,为有余。有余则泻,举世尽曰伐肝,故谓肝无补法。不知肝气有余不可补,补则气滞而不舒,非云血之不可补也。”又如张锡纯《医学衷中参西录》所云:“肝恶燥喜润。燥则肝体板硬,而肝火肝气即妄动;润则肝体柔和,而肝火肝气长宁静。是以方书有以润药柔肝之法。”林珮琴在《类证治裁》中亦提出治肝“用药不宜刚而宜柔,不宜伐而宜和”,则更加明确地指出肝恶刚燥,喜柔润,在肝病治疗时,不应动辄即用刚悍克伐之品,戕伤肝木生发之气,使脏气受损,而应注意维护其柔润之体,保持其柔顺之性,水涵则木荣,肝之柔润离不开肾水的滋养,因此,滋肾即柔肝。

近年来有报道,肝病阴虚型患者常表现细胞免疫功能低下,而养阴法能使体内抗体存在时间延长,实验研究证实,滋养肝肾法对损伤性肝损害不但能起到减轻肝细胞坏死及变性和抑制纤维组织增生的作用,而且有促进肝细胞再生的作用,这一点优于清热利湿、健脾益气、活血化瘀法。范宗滂等人的研究发现养阴方治疗 DMN 所诱导的大鼠肝纤维化模型,结果显示有明显抗肝纤维化的作用。

三、固肾收涩法

肝病日久,子病及母,子盗母气,每导致肾阴亏虚或阴损及阳致阴阳双亏,久之又可使肾精亏虚,精能化气,肾精所化之气谓之肾气,肾气化正常方能开阖有度,肾虚开阖失度则使水液代谢失常引起水肿或小便频数,或尿见混浊;肾虚失摄又可使精藏不固,发生遗精早泄,临床上慢性肝病每多见之,肝炎相关性肾炎则尿蛋白可呈阳性,治宜固肾收涩法,五子衍宗丸加桑螵蛸、煅牡蛎等为常用药。

四、滋肾明目法

经云:“肝受血而能视。”《灵枢》也说:“肝气通于目,肝和则能辨五色矣。”慢性肝病日久,导致肝血不足,精血同源,肾精又可为之亏耗。临床上多见目睛不明,视物昏花,眼干涩痛胀等症。在治疗上滋肾即可以养肝,养肝即可以明目。如张景岳所说:“补肝血莫如滋肾水。”杞菊地黄丸为代表方,茺蔚子、青葙子、蝉衣等亦为常用之药。

27.4 清利法

湿热毒邪或受之于外或结聚于内是多种急慢性肝病的主要病因病机之一。患者表现有一系列湿热证候,清利法应用机会亦最多。清即清解,凡清热、清营、泻火及解毒、凉血诸法概属其内;而利即通利,利湿、利胆及通腑等则均属于利的范畴。因此,清利法是一个大范畴的治法学概念。

湿热内蕴作为多种急慢性肝病重要的病理环节,其生成主要有两个因素:一是肝郁脾虚病机的存在,郁久则化火,脾虚则湿聚,湿热遂成。孔伯华说:"湿热之来乃木旺土衰,木气乘于土败而贼之所至也。"可谓一语中的。湿与热在其生成与发展过程中湿重热增,互相影响,最终造成湿热蕴结,而外邪附着于湿并为湿所困,使"杂气"等病邪具备了湿毒的性质,因而胶黏难祛,病易迁延。二是先有脾虚水聚的基础,复有毒邪外侵,相引而成湿热。薛生白曾谓:"湿邪停聚,客邪再至,内外相引,故病湿热。"这些认识是符合慢性肝炎湿热形成的实际的。湿热既成,一是结于肝胆形成肝胆湿热,症见肝区灼痛、目黄、身黄及尿黄,若痰热、痰湿互结,还可形成痞块而结于胁下;二是蕴于脾胃使清浊相混,症见恶心厌油、纳呆腹胀、肢体困重、大便黏腻不爽、舌红苔黄厚腻、脉弦滑等。临证所见,上述湿热证候每多兼而有之,肝胆湿热与中州湿热常同时并存,只是有时在轻重程度上有所差异而已。

从理论上讲,如果清解毒热之邪是治疗疾病的目的,而通利则可使邪有出路,清利并用对病因和病位则都有所作用。在实际应用上,清热药可以燥湿解毒,如栀子、黄芩、青黛;利湿药则多具有清热之效,如苍术、赤小豆、通草、竹叶、茯苓等;利胆药多兼有清热利湿之功,如龙胆草、茵陈、金钱草、海金沙、郁金等;解毒药多具备燥湿清热的功效，如连翘、板蓝根、黄连、败酱草、半枝莲、土贝母等；清营凉血之丹皮、赤芍等又可清解毒邪；至于通腑之大黄则兼备泻火、凉血、活血解毒、利胆等多种功用。可见，清利药物在功用上虽然各有侧重，但多数清解与通利并兼，二者相互为用，密不可分。临床上应根据湿热轻重、毒邪深浅等不同情况组方用药，才能收到预期的治疗效果。湿热毒邪既去，其临床证候即可得到缓解或解除。

大量临床与实验研究证实，清利药物多具有较好的抗炎护肝作用，能减轻肝实质炎症，促使被破坏的肝细胞修复，部分药物还具有较好的调控免疫的作用。

清利法适用于急慢性肝炎、酒精性肝损害、中毒性肝损害、胆管堵塞及部分活动性肝硬化，而临床表现为黄疸、腹胀、厌油、恶心、纳呆、便干或黏腻不爽、尿黄、低热、舌苔黄腻、脉见滑象等湿热证候者。

一、清热利湿法

热当清之，湿当利之，湿热相合，清利并用之，临床常用的清热利湿法即为清利并用之法。对于湿热的概念，秦伯未老先生曾有一段精辟的论述："湿与热合，叫做湿热。由于两者性质不同，一但结合以后，如油入面，极难分解，一面清热，一面化湿，并依湿和热的孰轻孰重，用药亦或多或少，称为清化。"验之临床，此论确为经验之谈。

对于湿热致病的广泛性，古人多有论述，《内经》论黄疸时说："溽暑湿热相搏，争于左之上，民病黄瘅而为胕肿。"朱丹溪也说："疸不用分其五，同是湿热……。"吴又可在《温疫论》中说："疫邪传里，移热下焦，小便不利，其传为疸，身黄如金。"从这些论述中足见湿热在黄疸等肝胆疾病发病中的重要性。

湿热作为阶段性病理产物在各种急、慢性肝病中存在极为广泛,叶永安检索国内外有关中医药治疗慢性乙型病毒性肝炎的文献,研究了中医证型情况,结果发现,将湿热中阻、肝胆湿热、湿热蕴结、湿热内蕴、湿热蕴脾以“湿热内阻”统括,发现在133 103例病例中,涉及证型299种、1 808次,在前20位证型中,湿热内阻共出现304次,占16.81%,出现频率占据各证型之首。常洁等通过研究慢性乙型肝炎中医辨证分型与客观检测指标及四诊信息的相关性发现,在慢性乙型肝炎证型中,肝胆湿热型占37.1%,列于各型首位,明显高于其他证型,因此清热利湿法理所当然地成为应用频率最高的治法。“热为阳邪易祛,湿为阴邪难除”,因此,清热利湿法在临床应用时多以利湿为先,使湿去热无所伏。

二、清热解毒法

热则清之,毒宜解之,热毒相合清解并用之。“毒”按其来源可分为外毒和内毒。外毒即是邪毒,是由外而来、侵袭机体,并造成毒害的一类病邪。《素问·五常政大论》王冰注:“夫毒者,皆五行标盛暴烈之气所为也。”说明毒是外邪内侵,久积不除,阴阳失调而产生的病理产物蕴积而成。尤在泾《金匮要略心典》:“毒,邪气蕴结不解之谓也。”

外来之毒主要包括外感“杂气”之毒,杂气作为特殊的传染性致病因子,具有物质性、致病性、传染性、致病的特异性及潜伏性等特点,与乙肝病毒的感染方式和特征极为相近。饮食不节(或不洁)所致之毒,进食污染变质之食物,过度酗酒之酒毒以及环境中存在的各种亲肝毒物如甲醛等化学毒素等;药物毒包括部分抗生素、抗肿瘤药、降糖药、抗结核药物、抗甲状腺药及某些损肝中药多可损害肝脏。

毒邪致病有以下特点:① 依附性:毒具有很强的依附性。在外,毒常依附于六淫,与其他邪气相夹侵害人体。邪毒侵袭人体后,以气血为载体,无所不及,壅滞气机,败伤血分,使机体发生不同病理损害。在内,毒往往依附于体内的病理产物,如痰饮、瘀血、积滞等,从而形成痰毒、瘀毒等,其中瘀毒即毒与瘀相搏结而成,在多种肝病中均可见到,临床表现为发斑、出血、神昏、黄疸等。② 秽浊性:毒具有秽浊之性,而秽浊常与湿痰有关,只是比湿痰更易阻遏气机,对人体的病理损害更严重。临床上肝病患者多面色污秽,分泌物臭秽,口中臭气难闻,湿痰疫毒蕴肝则肝臭难闻等,都属于秽浊。湿为阴邪,重浊难解,秽浊之毒所致疾病缠绵难愈。③ 从化性:毒的从化性是指毒具有以体质学说为根据发生变化的性质。肝病患者体质盛实,则其病多实证、热证、阳证;体质虚弱,则多虚证、寒证、阴证。从临床上看,疾病早期多为实证,而疾病后期多为虚,或虚实夹杂。

在多种急慢性肝脏病过程中,湿毒、热毒、瘀毒等均可广泛存在并影响疾病过程和预后,清热解毒法包括清营凉血、泻火解毒等治法的应用机会就特别多,应用的频率也特别高,从而成为肝病最重要的治法之一。

三、清营解毒法

本法适用于急性、亚急性重型肝炎而因之于邪毒炽盛、内陷营血者。

邪毒炽盛,致病力强;正气太虚,抗病力差,这两个因素导致内外合邪,引起黄疸发生。《诸病源候论》曾说:"……因为热毒所加,故卒然发黄,心满气喘,命在顷刻,故云急黄也。"《沈氏尊生书》亦说:"又有天行疫疠,以致发黄者,俗谓之瘟黄,杀人最急。"这些论述都说明邪毒内陷营血所致黄疸发病急骤,传染性强,病情较凶险,预后较差,与湿热及汗湿所致之阳黄和阴黄在发病缓急和轻重等临床特点上是有很大差别的,多用千金犀角散合黄连解毒汤加减治之。

四、清肝泻胆法

清肝泻胆法是指清除肝经郁热、通利胆道的一种治法,主要适用于急慢性肝炎、胆源性肝损害,症见肝胆湿热者。肝与胆生理上关系密切,病理上互相影响,肝病最易及胆,肝郁和肝火皆可使胆气不利,造成肝胆同病,最多见者为肝胆湿热之证,龙胆泻肝汤是为代表方。

27.5 活血法

肝脏是人体供血最为丰富的脏器之一,其血流量占心输出量的25%~30%,中医学谓之曰“肝藏血”,极言肝与血液循环的密切关系。当某些肝脏疾病特别是如慢性肝炎、肝硬化等慢性肝病时,由于炎症持续存在,纤维化产生及假小叶形成,使肝内血流阻力增加,肝脏血流量减少,形成产生血瘀的病理基础。

中医学认为肝主藏血,其贮藏和调节全身血量的作用是维持经脉血气正常运行的必要条件,故瘀血的产生与肝脏亦息息相关。正如清代吴澄所言:“积瘀凝滞,不问何经,总属于肝。盖肝主血也。故凡败血积聚,从其所属,必归于肝,故见胁肋小腹胀痛者,皆肝经之道也。”在大多数慢性肝病中,瘀血形成的原因归纳起来,主要反映在以下几个方面。

1. 湿热致瘀　盖本病多因湿热而发,并且体现于本病发展的多个环节。湿性黏滞,每易遏气阻络而成瘀,热邪入血,多能郁结煎熬而致积,终至瘀血内停,阻滞肝络。正如朱丹溪云:“血受湿热,久必凝浊。”

2. 疫毒致瘀　病毒性肝炎病原体为甲、乙、丙、丁、戊型等不同类型的肝炎病毒,其中医病因学属“杂气”“疫毒”之范畴,杂气伏匿，疫毒入血，内袭肝脏，滞留为害。一则壅塞气机，如《湿热经纬》云：“热毒壅内，络气阻遏。”则血为之停。一则煎熬阴血，如《医林改错》云：“温毒在内，烧灼其血，血受其炼，其血必凝。”一则还可与血相搏，结而滞络成瘀，如《重订广温热论》云：“血毒壅结，瘀热凝塞。”

3. 气滞痰浊而致瘀　大凡本病多有情志失畅之诱因，每致肝气郁结，则津液失布而痰浊为之生，营血不运而瘀血为之停。“气属阳，痰与血同属阳，易于胶结凝固，气血流畅则津液并行，无痰以生，气滞则血瘀痰结，气虚则血涩而痰凝。”痰瘀交结，邪毒附着，更使病势缠绵难祛。

4. 病久致瘀　中医学有“病久入络”之说，尤切本病之机。盖本病多病程日久，迁延不愈，《素问·痹论》篇云：“病久入深，营卫之行涩，经络时疏，故不通。”清代叶天士明确阐述：“初病在气，久必入血，以经脉主气，络脉主血也。”“大凡经主气，络主血，久病而瘀。”肝主藏血，邪郁日久，必壅塞肝络，瘀血内停。

5. 正虚致瘀　本虚标实是慢性肝病的基本病机特点，病之后期，正亏之象更显。脾气亏虚，后天失养；肾气不充，先天亦衰。土不荣木，水不涵木，正气益败。行血无能，生津乏源，而因虚致瘀。正如《诸病源候论》云：“阴阳伤损，血气凝涩，不能宣通经络，故积聚于内也。”极具见地。

上述诸多原因在导致肝病瘀血形成的过程中存在着一定的阶段性规律，表现为肝受病气先郁滞，继之络脉阻滞，久则成瘀，结于胁下而有肝脾肿大、肝区刺痛；停于肌表则有赤痕血痣、肝掌；若瘀血离经妄行则有齿衄、鼻衄，甚或吐衄并作。石寿堂说：“始也气结，继也血结……往往腹中有硬块成形之物患。”陈士铎亦认为肝气一郁则“日积月累，无形化为有形”。由气结到血瘀，由无形到有形是一个由浅到深、由轻到重的病理过程，这一发展规律是符合慢性肝炎气滞血瘀病机形成的临床实际的。当然，因病久气虚而致血瘀者亦偶或有之。气滞血瘀的形成是一个缓进过程,因此多提示肝病日久,临床多表现为正虚邪实,除瘀血证候外,多见形体消瘦、极度乏力等正气虚衰的表现。

近年来,有人提出“肝微循环障碍”是病毒性肝炎发病原理的病理生理基础,而所谓的“肝微循环障碍”结构变化如纤维化等与中医瘀血确有诸多相通之处,因此,活血法成为多种肝脏疾病最重要的治法之一。

活血化瘀的临床意义在于改善患者瘀血状态,有改善血液循环、增加肝脏血流量、改善血液理化性质及血管通透性,促进炎症病灶消退及增生性病变的软化和吸收、改善机体免疫功能。活血法良好的降酶、抑制胶原合成、促进其降解等效果与上述综合效能是分不开的,特别是肝脏血液循环的改善和血流量的增加可以携带更多的新鲜氧气,为被破坏细胞的尽快修复创造必不可少的条件。

活血法在临床应用时又因瘀血生成的原因有不同、程度有轻重,而又有行气活血、活血化瘀、活血通络、破血消积、益气活血等不同。

一、行气活血法

气为血之帅,血为气之母,气行则血行,气滞则血瘀。临床上气与血生理上关系密切,病理上密切相关。肝主疏泄,有周转气血之功,肝病时每见有肝气郁滞,久则导致血瘀之证。朱丹溪提出:“皮间有缕赤痕者,血肿也。”他还说:“胁痛者,肝气也,其脉沉涩。”《难经》则说:“肝之积,名曰肥气,在左胁下,如覆杯,有头足……”这些都是气滞血瘀证的真实反映,而这些表现又都是大多数肝病特别是慢性肝病最常见的症状与体征。临床多用血府逐瘀汤加减治之。

二、活血通络法

气滞血瘀，日久入络，使络脉阻塞，或痛或胀，或结为痞块，如叶天士所言："初为气结在经，久则血伤入络。"多见于慢性肝炎、肝硬化及酒精性脂肪肝等。证见胁肋胀痛，胃脘胀闷，胸部可见蟹爪络缕，肝掌，纳食减少，或有肝脾肿大，舌质暗或有瘀斑，脉沉涩者，皆宜活血通络法治之，以大瓜蒌散合水红花子汤加减为代表方。

三、活血软坚法

临床上慢性肝病之肝脾肿大、肝硬化、特发性门脉高压、脾功能亢进等病证，其病理基础为广泛的肝内纤维化，属中医"肝积"的范畴，其病机为血瘀阻络，结而成积，如唐容川所言："瘀在经络脏腑之间，则结为癥瘕"。活血化瘀法本为正治之法，但结块即成，常需加用软肝消积之法以增强其逐瘀散结之功效。代表方如水红花子汤等。

四、益气活血法

气为血帅，血随气行。气虚运血无力，以致血行不畅而形成瘀滞，甚或结为癥积，即成气虚血瘀之证，《读医随笔》明确指出："气虚不足以推血，则血必瘀。"临床上在多种慢性肝病的病程中多有气虚血瘀的存在，证见慌气短，倦怠乏力，面色萎黄或晦暗，或见消瘦，肝脾肿大，肝掌，皮肤瘀斑，牙衄鼻衄，舌紫暗，苔薄白或黄，脉细弱。肝功及凝血指标、肝纤维化生化指标可有异常，B 超示慢性肝病或肝硬化、脾大。治宜益气活血法治之，归脾汤是为代表方。

五、凉血清营法

杂气疫毒之邪侵入人体是乙肝、丙肝等多种肝病的主要原因，邪毒入侵,由表及里,由浅入深,及至慢性肝病,则多入营血,毒邪郁阻亦可引起血瘀之证。邪毒与湿相合,与热相结,则形成湿热毒邪同时存在的病理状态,临床上表现为胁下刺痛、痞块、瘀斑、牙衄,烦热口渴,甚为目黄、身黄、尿赤等症,或有血痣、肝掌,舌质绛,苔黄或黄腻,脉弦细数。《血证论》谓:“血痣初起,其形如痣,渐大如豆……此由肝经怒火、郁血凝聚而成。”吴克潜在《病源辞典》中也说:“血痣,由肝经素旺,郁血化热,或因怒张博血所致。”更有因毒热郁于营血,使胆汁不循常道而外溢发为黄疸者,即为瘀黄。故近人有重用凉血活血清营法而治瘀黄取得较好疗效者。

27.6 利水法

利水法是消除水湿在体内异常蓄积的一种治法,肝病水湿积聚,主要表现在水聚于腹部的鼓胀及双下肢浮肿。在生理状态下,水液代谢有赖于肺之宣降、脾之运化、肝之疏泄、肾之开阖、膀胱之气化及三焦水道之通调等众多脏腑功能的共同作用。肝病特别是终末期肝病如肝硬化失代偿期、肝癌等,可导致多脏器功能失调或衰竭,使体内水湿不得运化转输,形成水液的异常积聚,出现腹水或水肿,利水法就是通过健脾、温阳、宣肺、益肾等不同治疗途径,使水液排出于体外。

一、健脾利水法

脾主运化,脾气健旺则水液得以运化,保持正常代谢,从而不使水液停蓄而发病。若脾气虚弱,则无力运化水湿,水湿蕴结停聚中焦则出现腹大肿满。即经言:“诸湿肿满,皆属于脾。”气短乏力、纳呆便溏、面色萎黄、舌淡边有齿痕、脉沉细弱均为脾气虚弱之象。六君子汤为其代表方。

二、行气利水法

水液代谢与正常运行赖气机升降与条达,气行则湿亦随之而行,若肝气郁结,气滞而不行则清气不升,浊气不降,经脉受阻,则水湿因之受阻,停蓄于肠胃之间,渐成鼓胀之证,气滞则胀急,叩之如鼓,肝气郁滞则两胁胀痛、烦躁,嗳气或得失气后气机稍畅故稍感舒快。证见腹大胀急,叩之如鼓,两胁胀痛,嗳气或得矢气后稍舒,小便不利,烦躁易怒,舌淡红苔薄白,脉弦或弦滑。治宜行气利水,代表方为平胃散合逍遥散加减。

三、活血利水法

病初在气,病久入血,形成气滞血瘀,血瘀为病,久可化水,即所谓“先病血结而后水随蓄”。唐宗海曾提出“瘀血化水,亦发水肿”,《寓意草》也说:“癥瘕积块是胀病的根源。”瘀血化水即成血臌,除腹大坚满外,还表现有一派瘀血证候。证见腹大坚满,四肢消瘦,面色晦暗,胸腹壁可见脉络暴张,肌肤甲错,或见血缕赤痕、肝掌,甚或衄血吐血,唇青舌紫,苔燥、脉沉涩。治宜血利水法,代表方水红花子汤。

四、温阳利水法

阳气有温化水湿之功用,脾阳不振或肾阳衰微均无力温化水湿,导致水湿停积,停于腹中而发为鼓胀。脾阳根于肾阳,肾阳虚衰既失去推动蒸化水湿的作用,又可导致中阳不振,故临床除可产生水湿积聚发为鼓胀外,还可出现一系列脾肾阳虚的证候,如形寒肢冷,形寒肢冷,面色恍白,小便短少,舌胖质淡边有齿痕,苔薄白等,治宜温阳利水法,以附子理中汤合五苓散加减为代表方。

五、清热利水法

水湿内蓄,久而化热,或气血痰食诸郁久化热,与湿相合,留连难去,聚于中焦,发为鼓胀。湿热逆于上则见恶心厌油、烦热口苦;湿热注于下则见尿赤大便黏滞,湿邪重浊故肢体困重,湿热蕴于肝胆,迫使胆汁外溢故可见黄疸,舌红苔黄腻,脉弦滑或滑数系湿热之象。证见腹大肿胀,胸脘痞闷,肢体困重,恶心厌油,烦热口苦,小便短赤,大便黏滞不爽,或见面黄、目黄、身黄,舌红苔黄腻,脉弦滑或滑数。治宜清热利水法,代表方为中满分消丸。

六、养阴利水法

水湿郁久化热伤阴或久用利水之剂伤及阴液,均可导致阴津亏耗,以脏腑而论最易引起肝肾阴虚。临床所见,既有阴虚津亏征象,又有水湿结聚而为鼓胀的表现,在治疗上往往滋阴易恋湿邪,利水更易伤阴,用药颇感棘手,宜用养阴利水法,选淡渗清利而不伤阴的方药。证见阴虚湿阻,证见腹大肿满,脘腹撑胀,肝区隐痛,四肢消瘦,烦热口干,小便短赤,大便秘结,腰膝酸软,失眠多梦,头晕耳鸣,或见牙衄鼻衄,舌红无苔或舌干起芒刺,脉弦细数。治宜养阴利水,代表方为猪苓汤合三子养肝汤

七、宣肺利水法

肺主气化,为水之上源,通调水道,宣达三焦,下输津液,在水液代谢运行中发挥气化宣达的重要作用。肺气不利则水液不能宣发下达,故小便不利,水液停聚。肺与大肠相表里,肺气失宣故排便不畅,肺气上逆则见气逆喘满。利水不效则用宣达肺气,又称"提壶揭盖",肺气宣和,则水湿之邪或散之于体表,或可下达于膀胱,或出之于大肠。麻黄连翘赤豆汤、葶苈大枣泻肺汤等皆为宣肺利水之代表方剂。

八、攻逐水饮法

多用于腹大膨隆，坚满拒按，胀急不能安卧，转侧困难小便艰少，大便不畅，体质尚实，利水药未收显效者。此类鼓胀起病较急，发展较快，病程较短，正气未虚，体质尚实，水邪聚于腹内，一般利水之剂难能奏效，宜用攻逐水饮之法，以收速利之效，亦属治标之法。治宜攻逐水饮，代表方为十枣汤、舟车丸。

九、外治利水法

外治法是中医学治疗腹水的重要方法之一，临床上一是为加强疗效而对内服药物起辅助与协同作用，适应于腹水较多、病势较重、单用口服利水药物难能获效者；二是部分病人因各种原因而一时服药困难者。外治法是古人长期实践经验的结晶，用之得当，常可收到较好的效果。临床上最常用的外治法有两种，即敷脐法与放腹水法。

（一）敷脐法

敷脐法即用某些特定药物或作散、或制饼、或为糊、或捣泥，敷于脐部，外以纱布裹之，以药穿透之力达到消除腹水的目的。常用敷脐方如下。

1. 麝香方　麝香 0.6 克，灵仙 30 克，白鸽粪 30 克，细木通 9 克，白芷 9 克，细辛 9 克。上药共为细粉备用，白酒半斤。

将药粉及白酒装入猪脬内，将猪脬口扎紧，将脬口对准肚脐，以纱布固定，小便可在第 3 天后增加。

2. 甘遂法　甘遂 3 克（研末），生姜 9 克，捣泥，调匀摊于纱布之上，敷于脐部，以纱布裹之。

3. 消河饼　大田螺 4 个（去壳），大蒜 5 个（独头蒜），车前子末 9 克，共研为饼，贴脐中，以手帕缚之。

4. 麝甘法　麝香 0.3 克，甘遂 9 克，共为细末，生姜捣泥调匀，摊于纱布之上，以纱布裹之，每3日重复1次。

（二）放腹水法

中医学典籍中很早就有穿刺放水的记载，如《灵枢·四时气》说：徒水，先取环谷下三寸，以铍针针之，已刺而筒之，而内之，入而复之，以尽其水，必坚。来缓则烦悗，来急则安静，间日一刺之，水尽乃止。这段话说明早在几千年前，我们的祖先已经认识到穿刺放水是腹水治疗的一个重要方法，晋代医学家葛洪在《肘后备急方》一书中也提到："若唯腹大，下之不去，便针脐下二寸，入数分，令水出孔合，须臾腹减乃止。"这里对进针部位、进针深度都提出了明确的要求。

放腹水也是现代医学经常应用的治疗方法之一。放腹水虽能解除患者腹大胀急之苦，但有时会引起腹腔感染，还会因腹水大量排出而使大量蛋白丢失，甚或引起水电解质的紊乱，诱发肝昏迷等。对于穿刺放水的危害，古人也早有觉察与认识，如《备急千金要方》中说："凡水病忌腹上放水，水出者月死，大忌之。"可见古人一般是不主张放腹水的，这与现代医学的主张也是一致的。

十、应用利水法应注意的几个问题

从整体辨证上应首先辨明病程之久暂，体质之强弱，病情之缓急，偏气偏血偏水之不同，以及季节气候环境之影响等，需综合分析，而后施治，方能较好地掌握其要领。

对病期较短，体质好者，多以"中满者，泻之于内""下之则胀已"的原则，以祛除病邪为主，在利水药的选用上多以量大力专，如攻逐水饮诸药，此即为泻法。

久病体虚，腹大如鼓，四肢大肉消脱，骨瘦如柴，呈正虚邪实、本虚标实之候，当分清缓急，或扶正以祛邪，以补为主，兼顾祛邪；或祛邪为主，兼顾扶正，如此标本兼顾，方能收到较好的疗效。切勿一味攻逐，以求速效，犯"虚虚之戒"。总之，邪实者祛邪，正虚者扶正，正虚邪实则攻补兼施。

腹大如鼓，少腹重坠，下肢水肿，久用通利之剂不效者，多为脾肺气虚，脾气虚陷，斡旋无力，水气内聚，肺气虚闭，失其宣降，水道阻塞，可试用补中益气汤加苏叶、麻黄，在补中益气的基础上，取柴胡、升麻之升提，取苏叶、麻黄之开宣，仿古人的“欲降先升，欲升先降”和“表气通而里气亦通”的方法，在不少病例中取得意外效果，从而说明“病在下者取其上，病在上者取其下”以及表里上下分消法在腹水治疗中的重要意义。

亦有鼓胀病，大腹水肿，腹壁坚硬而拒按，病人苦于腹胀，皮肤黄疸可见，小便黄赤而少，大便偏干，脉沉弦滑，舌苔厚而燥等湿热交蒸的脉证，即“诸腹胀大，皆属于热”的一类，对这种水聚热伏的治法，多以清泄通腑、利水透热为法，湿去则热无所伏，多以二金汤或茵陈蒿汤加减。

另有腹水患者素有脾阳不充，寒湿内生，表现腹水如囊裹状，下肢水肿如泥，肢冷畏寒，腹胀便溏，脉迟舌淡，可用温阳健脾法治之，如决水汤加黄芪、附子等，以强土利水，温阳化气。

在腹水治疗过程中，逐水常暂用，调补可久服。寒湿温化，湿热清利，郁闭开宣。利水药多易伤阴，应时时顾及，同时，应时时顾护脾胃。腹水病程较长，在不同的临床阶段，应掌握不同的治疗环节，做到重点突出。

在腹水形成的过程中，腹水是多种病因经过复杂的病理机制而产生的后果，在治疗上要通盘考虑，做到因果兼顾，在利水的同时，掌握时机，针对病因病机施治，以求疗效巩固。

27.7　散结法

经云：“坚者削之，结者散之。”所谓削和散都是消散的意思，所谓结则多指肝病过程中所表现出来的肝内结节、肿块、肝硬化、肝癌及各种原因所致的肝脾肿大等，其中尤以肝脾肿大为病毒性肝炎、肝硬化、脂肪肝等常见肝脏疾病的最普遍的体征之一。有资料表明，黄疸型肝炎肝肿大者占53.2% ~90.7%，无黄疸型肝炎肝大者为66.3% ~99.42%；病毒性肝炎脾肿大者4.3% ~56.6%，文献报告多数为20% ~30%。同时，在疾病的某一阶段肝脾肿大有时还成为主要的临床表现而使患者深为所苦，因此，临床证治有时常将其作为主要的辨证依据和针对目标。

肝脾肿大、肝内结节及肿块等都属于中医“癥积”的范畴，临床上多用散结法治疗以使这些病变得到减轻、改善甚至消失。散结法主要包括软坚散结法、化痰散结法、活血散结法及健脾消积法等。

一、软坚散结法

肝病日久，肝脾肿大，质地坚硬，为一般活血或行气药力所不及，宜用攻坚消积法治之。软坚消癥药常用如鳖甲、龟板、山甲、生瓦楞子、生牡蛎、鸡内金、三棱、莪术、山慈菇等，都具有较好的软坚消积功效。动物实验研究证实，上述软坚药物具有防止假小叶形成、减轻肝细胞变形坏死，并有软化或抑制肝脏结缔组织增生的作用。

软坚消癥药在攻坚消积的同时又每易耗气伤血，久用必可伤正，故临床应用一是常伍以养血柔肝、健脾益气或益肾填精等扶正之药；二是“瘀去大半而止”，不宜大量长期应用；三是软坚药消积宜用丸散缓缓图之，方能做到有益无损。

二、化痰散结法

张景岳曾谓：“五脏之病，俱能生痰。”临床所见，肝病则气机失其条达疏布，遂使肺失肃降，脾失健运，肾失开阖，水道壅塞，水湿停滞，聚饮为痰，故肝病中痰湿生成的机会颇多，痰湿凝结，阻于血络又成为肝脾肿大等腹内积块发生的重要机制，所以古人之“自郁成积，自积成痰，痰挟瘀血”的论述是符合临床实际的。临床上每见于体胖之患者或痰湿壅盛之人，除肝脾肿大外，每兼有两胁胀痛、腹胀纳呆、呕恶，大便黏滞不爽等，治宜化痰散结法。

常用药如清半夏、象贝、蛤粉、射干、炒杏仁、橘红、夏枯草、桔梗、海藻、昆布、海浮石、全瓜蒌、苡米、生白术等，均有较好的化痰祛湿、散结消积作用，对痰湿素盛之体或因痰湿阻络所致的肝脾肿大均属适宜。

三、健脾磨积法

《活法机要》曾谓：“壮人无积，虚人则有之。”临床上肝脾肿大多见于慢性肝病患者，就整个病程而言多属本虚标实，除肿大的肝脾作为积块局部属实证外，每露正败之象，如形体消瘦、气短乏力、纳呆便溏等，此时正气衰败特别是脾气虚弱已成为主要矛盾，此时用药如仍一味攻伐，如仍行气破血，非但于消积无助，反使脾气更加虚弱，这对于疾病预后是极为不利的。古人曾有“健脾即可以磨积，脾健积自消”之说，认为此类患者宜从健脾立法，稍佐活血软坚之品，或进汤剂调补，或以丸散缓图，久必收效，这也是久病治本的一个方面。

健脾磨积法常用药物如生黄芪、党参、白术、茯苓、桂圆肉、莲子、芡实、扁豆、怀山药、苡米、石斛、木瓜、乌梅、太子参等，或具益气健脾之功，或有益脾护阴之效，脾气实则肝体有所养而适其柔润之性，则瘀易去，积易消。

四、行气散结法

在肝病中肝气郁滞的机会最多，疏肝行气法应用的频率亦最高。在急性无黄疸型肝炎和部分慢性迁延性肝炎，肝脾常可轻度肿大，质地尚软，同时多兼见胁肋胀痛、烦躁易怒等症，常无明显的瘀血征象，此类肝脾肿大多责之于肝气郁滞所致，在治法上则常用疏肝行气法。

疏肝行气法常用药如柴胡、枳实、香附、青皮、橘皮、川芎、佛手、香橼、苏梗、玉蝴蝶、郁金、木香、合欢花、橘叶等。上述药物多入肝经，具有良好的疏肝解郁、条达气机的功效，药理研究证实柴胡等疏达药具有抗炎、抗渗出、抗肝损伤、抑制肝纤维化及调节免疫等作用，临床应用不仅可以使肿大的肝脾得以回缩，还可改善其他伴随症状及恢复肝脏功能等。因疏达药质轻味薄，性多辛燥，故常配以白芍、木瓜等滋柔甘缓之品。

五、祛瘀散结法

瘀血停着，结于胁下，是形成肝脾肿大等腹内痞块的主要病因病机，王清任曾明确提出："气无形不能结块，结块者必有形之血也。"唐容川亦谓："瘀血在经络脏腑之间，则结为癥瘕。"在慢性肝病中瘀血痞块的形成多因之于肝气郁滞、湿热内羁，阻遏气机或气虚血运不畅等病理因素，正如石寿堂所言："始也气结，继也血结，结则隧道痉挛，往往腹中有鞭块成形之物患"，陈士铎也认为："肝气一郁……日积月累，无形化为有形。"临床所见，由气滞到血瘀、无形到有形是符合慢性肝病肝脾肿大的发生发展规律的。

瘀血既成，结于胁下，除可有肝脾肿大、质硬、肝区刺痛外，尚可见赤痕血痣、肝掌、胸腹壁青筋暴露甚或牙衄、鼻衄等瘀血征象。此肝脾肿大多见于慢活肝、肝硬化及脾功能亢进等，治用活血化瘀法。祛瘀散结法常用药物如丹参、赤芍、三七、水红花子、桃仁、鸡血藤、郁金、马鞭草、泽兰、当归、山楂、土鳖虫等，上述药物都具有很好的活血化瘀作用，大部分药物还同时具有养血柔肝功效。现代药理研究证实活血药可以改善肝脏血液循环，增加肝血流量，促进炎症灶消退及增生性病变的软化和吸收，从而收到软缩肝脾的作用。

27.8 芳化法

芳化法是指以芳香化浊药物祛除体内湿浊之邪的治法。肝周转斡旋一身之气机，在正常情况下，气机疏达流畅，清阳之气因之而升，浊阴之气随之而降，升降适度，土木无侮，燥湿协调，则湿浊无由所生。在急慢性肝炎、脂肪肝等肝脏疾病时，肝气郁滞、木邪横逆、犯胃伐脾，使升降失职、清浊相混，湿浊之气聚于中焦，弥漫周身，临床表现为呕恶、厌油、纳呆、腹胀、肢体困重、乏力等，ALT常有升高。因无明显热象，用清利恐苦寒更伤脾胃，用温化则惧其刚燥有违于肝体柔润之性，在治法上宜以芳香宣达、轻清透灵之药化除湿邪。湿浊既化，诸症即消，而ALT亦可随之而降。

芳化法常用药物如藿梗、半夏、赤苓、象贝、白蔻、杏仁、苡仁、连翘、佩兰、鸡内金、荷梗、豆卷、苍术、厚朴、玉蝴蝶、全瓜蒌、竹茹、白扁豆等，皆有较好的祛湿化浊功效。

在临床应用时常需适量加入解郁行气药如青皮、橘皮、枳壳、佛手、香橼、木香等，以使气机疏达，络脉通畅，以助于湿浊之祛除。如湿邪漫于周身，肢体困重，则需加入灵仙、木瓜、路路通及丝瓜络等通络药。

湿浊不化、壅塞中焦是许多急慢性肝病的重要病理过程和临床阶段，实践证明，芳化法对于改善和消除患者症状具有良好效果，其降酶疗效也是确切的。但近年来，国内有关肝病治法学研究中未将其作为重要内容，对大部分芳香化浊药除藿梗、佩兰已证实具有抑制病毒作用外，对其余大部分芳化药物降酶的作用机制亦未作专门探讨与阐述，这些都有待于在临床验证的基础上进行更深入的探索。

一、芳香化湿法

芳香化湿法适用于脂肪肝及各种急、慢性肝病湿浊不化、气机壅塞。证见恶心厌油，脘闷腹胀，纳呆食少，排便不爽，肢体困重，治宜芳香化湿法治之，临床上多以三仁汤为代表方。

二、化痰祛湿法

化痰祛湿法主要适用于肝病痰湿壅盛者，临床上以脂肪肝患者最为多见。

近年来脂肪肝发生率有逐渐增高的趋势，据有关资料表明，成人脂肪肝患病率为5%～9%，有20%～30%的肥胖儿童患有不同程度的脂肪肝，已引起医学界与国人的广泛关注。

引起脂肪肝的原因很多，如营养失调、大量饮酒、糖尿病、感染、药物性肝损害等，国内有人报道65例脂肪肝中，乙醇中毒为病因之首，占44.6%。肥胖是脂肪肝的主要原因之一，肥胖病人半数可有轻度脂肪肝，重度肥胖病人脂肪肝发生率可达61%～90%，肝内脂肪的堆积与体重成正比，说明肥胖病人体内脂肪蓄积是体内总脂质的一部分。

中医学认为，本病的主要病因病机为饮食不节、过食膏粱厚味或大量饮酒，使湿热内生，或湿聚成痰，引起痰湿互结；或感受疫毒湿热之邪，阻滞经络，使肝气郁滞不行，血瘀阻络，水湿停留，从而出现一系列相应的证候。

三、清宣化湿法

清宣化湿法适用于急慢性肝病过程中湿邪停聚或郁久化热使湿热相合，聚于中焦，壅塞脾胃，使升降失调者。

药当轻清宣化，不宜重浊厚味，正如薛生白所言：“湿热症，数日后脘中微闷，知饥不食，湿邪蒙绕三焦，宜藿香叶、薄荷叶、枇杷叶、佩兰叶、芦尖、冬瓜仁等味。”

27.9 养阴法

肝阴易亏以及脏腑间相互影响是慢性肝病阴虚证形成的内在基础。

肝以血为体属阴,以气为用属阳,故前贤用“体阴而用阳”来概括肝脏的生理功能。肝血充沛,肝体不燥,则疏泄有度;若肝血不足,肝气有余,则易横逆生变,所谓“肝体愈虚,肝用愈燥”。肝之为病,往往气火有余、阴血不足,盖肝为风木之脏,“相火内寄”,感邪易于从阳化热而伤阴耗血,或因肝气易郁,郁久化火伤阴而导致肝之阴血亏虚。《素问·藏气法时论》说:“肝病者……虚则目无所见,耳无所闻。”这里的虚即指肝阴虚而言。《笔花医镜》亦说:“肝之虚……其症为……头眩。”在一些肝病中,特别是慢性肝病后期,多可出现肝阴虚的证候,如胁隐痛、耳鸣、多梦、烦热等,而且肝阴虚日久常可累及肾阴,使肾水亏竭,形成肝肾阴虚的局面。

热盛伤阴与医源性伤阴是慢性肝病阴虚证形成的病理关键。

慢性肝病传变过程中,往往会产生肝经郁热、湿热蕴结、瘀热疫毒等病理因素,三者虽然出现分先后,表现有轻重,但其核心均为“热”,“热盛伤阴”是慢性肝病阴虚证形成的关键之一,正如《内经》所去:“肝热病者,小便发黄,而肝反受枯燥之害。”其一,急性期祛邪未尽或疏达失宣,造成肝气疏泄不利,气机郁滞,郁久则化火伤阴,另外,慢性肝病患者久治未愈之变;其二,湿热之邪留连中焦,久羁肝胆,必然耗伤阴津;其三,瘀血痰浊及邪热疫毒留滞不去,也易耗伤阴血而致阴虚。

治疗过程中用药失当,也极易造成医源性伤阴而导致阴虚证的发生。慢性肝病多由急性肝炎失治或误治迁延而致。病之早期，治疗多以祛邪为主，如清热利湿、疏肝行气等法，若过用清利、香燥或苦寒直折，往往耗伤阴津，使病情迁延不愈而致阴虚。及至慢性肝病已成，余邪未尽，肝阴已亏，若只重祛除余邪，特别是临证一见肝功能异常，动辄即用大剂清热解毒药以苦寒直折，或用辛温香燥药以疏肝行气，或用苦燥之品以除其湿，而忽视兼顾存阴护阴，必耗伤阴津。

古人有言："肝为五脏六腑之贼。"在慢性肝病过程中，肝阴亏虚是阴虚证的基础，累及肾阴，引起肾阴虚是"子病及母"；肝阴虚生热引起肺阴虚是为"木火刑金"；临床还每可见到胃阴虚、心阴虚甚至气阴双虚等证，因此，养阴法在慢性肝病治疗中应用十分广泛，其作用非常重要，临床上养阴法的应用主要体现在以下几个方面。

一、养阴柔肝法

养阴柔肝法适应于肝病日久，肝阴亏虚，体失柔者，正如叶天士所言："肝为刚脏，非柔润不能调和也。"在治疗上主张选用酸甘柔润为主，以适其柔润之体，驯其刚悍之气。临床多见肝区隐隐作痛，绵绵不休，低热，劳累后加重，眩晕，失眠多梦，乏力，双目干涩或视物不清，甚或肢体拘急痉挛，舌淡红，脉沉细弦或弦细数。肝功可轻度异常。治宜柔肝养阴之法。代表方归芍地黄汤加减。

二、养阴滋肾法

养阴滋肾法适用于肝病日久，肝阴亏虚，下汲肾水，导致肝肾亡阴并亏者。由于肝肾阴亏在慢性肝病中发生率甚高，因此滋肾养阴法的应用频率和机会亦最多。临床每见腰膝酸软无力，胁肋隐痛不休，头晕目眩，失眠多梦，耳鸣，心悸，时有五心烦热，口干舌燥，舌红少苔，脉沉弦细数。治宜滋肾养阴之法。代表方左归丸、六味地黄丸、桑麻丸等加减。

三、养阴护胃法

在慢性肝病过程中引起胃阴不足的因素多为木火偏盛，邪热伤阴，或因烦劳郁怒，五志过极，耗伤胃津；或过食温热辛辣之品；可过用辛散药物劫阴。燥热刚补药物助火均可导致胃阴不足。在治疗上，最详莫过于叶氏，他根据“脾宜升则健，胃宜降则和，盖太阴脾土，得阳始运，阳明燥土，得阴则安；以脾喜刚燥，胃喜柔润”的理论机制，创造性地提出了治疗胃阴不足、食欲不振等症的四大法则，即宜凉、宜润、宜降、宜通。在选药上多喜用沙参、麦冬、石斛、生地、扁豆、粳米、甘草等。多年临床实践证明，叶氏对病机的阐述与治疗原则的运用是符合实际的。作者在临床上根据“胃喜柔润，以通为用，得降则和”的特点，多以甘寒柔润、益胃养阴为总治则，在方药选用上以一贯煎为主，加柴胡根、麦芽、玉竹、山药等。以沙参、麦冬、玉竹、石斛甘寒养阴；以山药、枸杞健脾培土，填精益肾；加柴胡根、生麦芽、金铃子以疏肝解郁，调畅气机，和中消食。配伍于一派阴药中，动静结合，藉以鼓舞胃气，相得益彰。

对于胃阴不足一般对症治疗效不显著者，可遵东垣“胃之不足惟湿物能滋养”之说，用“酸甘化阴法”，多选用芍甘汤、生脉散等方，或在养阴基本方药中加乌梅、木瓜、焦楂、白芍、五味子等酸味药物。木瓜入肝脾，酸温气香，理肝醒脾和胃；乌梅、五味子酸敛生津益阴，对于胃酸缺乏之食欲不振尤为良好。从临床观察，不少慢性肝病病人长期胃纳迟呆，无食欲，多因胃酸缺乏，此法用之最为合理。

四、养阴清肺法

肺主气居于上焦，为阳中阴脏，其气肃降，肝藏血位于下焦，为阴中之阳脏，其气升发，如此阴阳升降，共同维持人体正常的气机运行。肝气疏畅顺达，肺气才能清肃畅顺，若肝气郁结或郁久化火，循经上行，阻碍肺气之肃降，甚至灼肺伤津，而出现咳逆、咳血、易怒及胁痛等症；若肺失清肃，也可移热下行，引起肝失条达，而在咳嗽、气短的同时兼有胸胁引痛、烦躁、头晕头痛等症。这一临床现象称为“木火刑金”，李冠仙曾说：“……又或上而侮肺，肺属金，原以制肝木，而肝木太旺，不受金制，反来侮金，致肺之清肃不行而呛咳不已，即所谓木击金鸣也。”在临床上肝火犯肺或肝气壅肺之呛咳等症，常以平肝凉肝为治疗原则，也叫做“清金制木法”。《西溪书屋夜话录》提及此法时说：“肝火上炎，清之不已，当制肝，乃清金以制木火之亢逆也。”可谓经验之谈。

五、养阴益脾法

本法适用于慢性肝病症见脾阴不足者。脾阴不足，脾失濡运，精微不布，肝阴无由以生而久久不复，宜用养阴益脾法治之。

六、酸甘化阴法

国内外大量研究结果证实，肝细胞的酸碱环境能影响肝细胞对酶的释放，如国外有学者观察到，肝细胞周围的 pH 越高，酶的释放就越多而且快；pH 越低，酶的释放就越少而且慢。以临床所见，肝病特别是慢性肝病，每久用疏达辛燥之品，易伤及肝阴，临床上表现为肝肾阴虚、胃阴不足等相应的证候。肝病本身就有肝阴易耗、肝血易亏的病理特点，病久亦容易导致肝阴亏耗，而出现一系列相应证候。

七、应用养阴法应注意的几个问题

养阴之法除上述七法外，尚有养血育阴、滋肾清肝等多种方法。临证具体应用时，应注意以下几点：① 从辨证论治角度出发，慢性肝病阴虚证虽可见肺胃津伤、脾阴肝血耗伤、肾精虚损等不同，但津液精血本是同源异出，相互化生，相互影响，故临床用药虽有侧重，但不能截然分开。② 阴虚一证，只要尚未出现较为明显的肾精亏虚的表现，选药均以平补、清补为原则，或甘平、甘凉以濡润，或酸甘以化阴。近年来有人报道：肝病阴虚型患者常表现为细胞免疫功能低下，而养阴法能使体内抗体存在时间延长，并优于滋阴法。③ 人身之阴血赖脾之资生，养（滋）阴药需经脾之运化方可被吸收，且前贤早有“阴药碍脾”的明训，故在养（滋）阴的同时应酌配健脾助运之品。④ 临证应充分认识到“回阳易，救阴难”的特点，不可急于求成，正如缪希雍所言：“难成易亏者阴也”，“阴无骤补之法，非多服药不效”。益阴之法，重要一个“守”字，所谓“养阴当不厌其烦也”。养阴固然重要，而在治疗上未虚先护，防患于未然则更具临床意义。存护之法，除及时消除导致阴虚的各个不同病理因素外，更重要的是杜绝医源性伤阴的发生，祛邪谨防伤阴。辨治用药时，注意尽量避免损害阴津或有意识加以卫护，亦即叶天士所谓“务在先安未受邪之地”。如清热利湿慎投苦燥，清热解毒勿过苦寒。肝为刚脏，宜柔不宜伐，理气药多辛温香燥，不可多用、久用，气滞轻者一般选苏梗、荷梗、桔梗、枳壳、郁金、佛手、香橼、砂仁、陈皮、八月札、白蒺藜等芳香舒气之品；气滞重者及有积滞或痞块者，方可用香附、青皮、枳实等辛宣破结之品，并酌配白芍、木瓜、沙参、当归、枸杞子等以柔肝养血。再加气虚者补气勿太过，应以清补为主，药如太子参、山药等，同时佐以陈皮、茯苓等疏利之品，勿使壅滞气机，以防“气余化火”。

27.10 温阳法

由于在生理上肝性刚烈，体阴用阳，在病理上又具有阴常不足、阳常有余的特性，因此，临床上肝病治法总以疏、柔、镇、平、润、清、泻、敛、缓等法应用为多。多数人在学术上对肝阳虚及温阳法似乎缺少足够的重视，相关的著述也相对较少，但是临床实际所见，在肝病过程中的许多阶段和环节，肝阳虚及与此相关的脾阳虚、肾阳虚甚至脾肾阳虚实非少见，温阳法的应用机会亦十分之多。

文献学习也使我们看到许多古代医家和先贤们对肝病阳虚之证和温阳之法早有关注并形成了系统的认识，《灵枢·天年》指出："五十岁，肝气始衰，肝叶始薄，胆汁始灭，目始不明。"气属阳，阳统乎气，气虚为阳虚之始，阳虚为气虚之渐，故肝气久虚，必致肝阳亦虚。孙思邈在《备急千金要方·肝虚实》中对肝阳虚的表现有详尽描述："左手关上脉阴虚者，足厥阴经也，病苦胁下坚，寒热，腹满不欲食，腹胀，悒悒不乐，妇人月经不利，腰腹痛，名曰肝虚寒也。"在治疗上，《伤寒论》创当归四逆汤专治厥阴伤寒，手足逆冷，脉微欲绝，系温肝祛寒，养血通脉之剂；《景岳全书》之暖肝煎用小茴、肉桂等药亦为温肝散寒之代表方剂；清代王旭高创立治肝十三法，已将温补肝阳作为重要治法之一，重用白术补肝气，用菟丝子、肉苁蓉补肝阳。

现代医家对肝阳虚亦有较为系统的认识与阐述，张伯臾老先生指出："临证中肝气虚、肝阳虚在肝炎、肝硬化病例中尤属多见，其症如胁肋隐痛，或胀痛绵绵，劳累则增剧，神疲乏力，腹胀纳呆，面色灰滞萎黄，悒悒不乐，或畏寒肢冷，舌多淡红胖，苔白或腻，脉虚细弦或沉细无力。"他提出肝阳虚治疗当以益气温阳、补肝健脾为原则，药用人参、黄芪、附子、白术、茯苓、细辛、白芍、酸枣仁、乌梅、木瓜之类。已故名医蒲辅周老先生认为五脏皆有"阳虚阴虚之别"，提出"肝炎阳虚者，亦可用附子汤"。

近年来，随着肝病中医临床研究的开展和深入，温阳法更引起肝病学界众多学者的重视，目前已成为重要的肝病治法，广泛地应用于临床，特别是在"湿为阴邪，非阳不化"理论指导下，用温阳实脾、温阳利水、温阳化湿等治法治疗黄疸、肝硬化腹水等肝脏疾病都取得了很好的临床疗效,积累了丰富的经验。

临床所见,肝病过程中阳虚证形成主要因素不外素为阳虚之体,或久病阴损及阳,或在肝病治疗中过用苦寒清利之剂,耗伤阳气所致。温阳法的临床应用主要体现在以下几个方面。

一、温阳化湿法

本法适用于黄疸证阴黄而因之于寒湿者。阴黄责之于寒湿,或寒湿外侵,或脾阳素虚,亦或阳黄过服寒凉泻下之剂,均为阴黄发生之条件。证见目黄身黄,晦暗不泽,状如烟熏,脘胀纳减,便溏,小便黄或不利,神倦无力,形体消瘦,舌暗或淡,苔黄或白厚腻,脉沉细涩或细弱。治宜温阳化湿法。代表方为《辨证奇闻》治脾疸方或茵陈附子干姜汤加减。

二、温阳实脾法

本法适用于肝硬化腹水脾阳不振者。肝病日久脾阳虚衰,运化失健,湿浊聚而为水,停聚腹内形成鼓胀。证见腹大膨隆,甚如蛙腹,按之如囊裹水,甚至下肢水肿如泥,按之没指,周身困倦乏力,或伴有肢冷畏寒,溲少便溏,舌淡苔薄白或腻,脉虚而缓。治宜温阳实脾法。代表方为实脾饮、决水汤、五苓散等加减。

三、温补肝肾法

本法适用于慢性肝病而见肝肾阳虚证。肝病过程中过用苦寒清利之剂,日久及肾导致肾阳衰微,形成肝肾阳虚之证。临床每见畏寒肢冷,神疲脉弱,面色质滞或淡白无华,爪甲干枯,少腹腰酸冷痛,食少便溏甚至飧泄,下肢水肿,阴囊湿冷或见阳痿,或见疝气奔豚,渴喜热饮,或饮不解渴,筋脉拘急,巅顶冷痛,舌淡苔少,脉沉弱。治宜温补肝肾法。代表方为四逆汤合吴茱萸汤加减。

四、温补脾肾法

本法适用于慢性肝炎、肝硬化患者而见脾肾阳虚者。

慢性肝病久不愈，脾阳受损，进而及肾，导致脾肾阳虚。脾肾阳气亏虚，则使水停聚于腹内，形成鼓胀。腹水形成除外在的致病因素外，在病机上主要是因之于脾阳虚不能运化，肾阳虚气化不及。证见腹大胀急，畏寒喜暖，面色晄白，纳少脘痞，下肢亦肿，大便溏薄，尿少而清长，腰膝冷痛，舌淡苔薄白或白腻，脉沉细或沉缓。治宜温补脾肾之法。临床多用附子理中汤合真武汤加减。

五、温胃散寒法

本法适用于慢性肝病、肝硬化门脉高压等疾病过程中所出现的门脉高压性胃病而表现为脾胃虚寒者。慢性肝病过程中过用苦寒清利之剂或素体阳虚体质等都是阳虚胃寒形成的原因。证见胃脘时痛，烧心泛酸，嘈杂不适，喜食热饮，进凉加重，四肢不温，倦怠乏力，大便溏薄，舌淡苔薄白，脉沉细。治用温胃散寒，方用良附丸合吴茱萸汤加减。

六、温阳止泻法

本法适用于慢性肝病腹泻而因之于中阳不振或肾阳亏虚者。

脾的阳气与肾中真阳密切相关，命门之火能助脾胃腐熟水谷，帮助肠胃的消化吸收。肝病日久，则可损伤及肾阳，肾阳亏虚，命火不足（命门火衰），则不能温煦脾土，运化失常而引起泄泻。同时，“肾为胃关”，若肾阳不足，关闭不密，则大便下泄。《景岳全书·泄泻》篇指出：“肾为胃之官，开窍于二阴，所以二便之开闭，皆肾脏之所主，今肾中阳气不足，则命门火衰……阴气盛极之时，即令人洞泄不止也。”证见腹泻不止，或有脐腹作痛，或黎明即泄，或肠鸣即泻，泻后则安，形寒肢冷，腰膝酸软，舌淡苔薄白，脉沉细。

治用温阳止泻法。代表方为理中汤合四神丸加减。

七、临床应用温阳法应注意的若干问题

1. 肝为刚脏，内寄相火，刚阳之性易于激发而升越上亢，故治肝之法宜清、宜舒、宜镇、宜柔，顺其性而为之治，而不宜用辛燥刚烈之品，如桂枝、附子、干姜、麻黄、细辛等，因而古人有“肝病忌桂，木得桂则枯”之说，提示大凡辛燥药物均应慎重。陈平伯曾说：“厥阴肝脏，藏营血而应木，胆火内寄，风火同源，苟非寒邪内忌，一阳之生气欲绝者，不得用辛热之品，以扰动风火。”可见其对肝病应用辛热药是十分慎重的。

这些观点和论述均源之于实践，实为经验之谈，提示我们在肝病治疗中应用温阳法时应审慎辨证，严格指征，严谨组方，慎重选药，坚持“有是证，用是药”的原则，决不可妄投辛燥之剂。

2. 大量临床经验证实，大剂量或长期应用辛燥热性药物有时确会对肝病产生一定负面影响，因此，临床应用温阳法，辛燥药物一般不宜用量过大，用时不宜过久。

3. 临床辨证为阳虚之证，温阳法为正治之法，在应用辛热方剂和药物时宜辨证佐用适宜的柔润之剂，刚柔相济，既可使阳虚之证清除，又可救偏补弊，适其柔润之体，从而最大限度地减少辛热药物的不良反应。